解除妇科病困扰

主　编
王黎明　孙玉国
主　审
郑其国
编著者
李淑范　孙玉国　王黎明　郑书翰

金盾出版社

内 容 提 要

本书以问答的形式，介绍了妇科经、带、胎、产后、杂症等常见妇科病的病因、病机、诊断和治疗妇科病的中西医方法及预防措施。其内容丰富，实用性强，既可供临床工作者参考，也适宜广大妇科病患者阅读。

图书在版编目(CIP)数据

解除妇科病困扰/王黎明，孙玉国主编．—北京：金盾出版社，2017.5

ISBN 978-7-5186-1056-3

Ⅰ.①解… Ⅱ.①王…②孙… Ⅲ.①妇科病—防治—问题解答 Ⅳ.①R711-44

中国版本图书馆 CIP 数据核字(2016)第 266167 号

金盾出版社出版、总发行

北京太平路 5 号(地铁万寿路站往南)

邮政编码:100036 电话:68214039 83219215

传真:68276683 网址:www.jdcbs.cn

北京四环科技印刷厂印刷、装订

各地新华书店经销

开本:850×1168 1/32 印张:11 字数:240 千字

2017 年 5 月第 1 版第 1 次印刷

印数:1～5 000 册 定价:33.00 元

前言

进入21世纪以来，由于社会的进步，人民生活水平的提高，广大群众特别是女性朋友越来越关注自身健康问题。现代社会生活节奏加快，工作压力大，夜生活较频繁，女性的应酬也逐步增多，进食大量辛辣煎炸之物，吸烟、酗酒者亦非少见。由于女性自身的生理特点，决定了其难以应对如此快速且复杂的生活节奏和环境，从而导致妇科疾病迅速增多，且疾病谱较之以往有了很大变化。上述原因使女性内分泌失调引起的月经失常比例明显增多，感染性疾病亦成倍增加。在临床工作中，面对越来越多的妇科疾病患者，如何能够帮助她们迅速恢复健康，是每一位临床工作者的愿望和责任。作为医务工作者，要随时掌握疾病变化的新动向，对疾病的变化有相应的对策。临床工作中经常会遇到患者提出：能否普及女性生理的基本知识，以及常见妇科病的简单防治措施。为此，我们编写了这本《解除妇科病困扰》一书，力求用简洁的语言让广大妇女了解自身的生理病理特点，帮助她们掌握常见妇科疾病的中西医治疗和饮食调养方法。

本书是防治妇科病的科普读物。书中以问答形式，介绍了妇科经、带、胎、产后及杂症等常见妇科病的病因病机与诊断，还重点介绍了适合家庭自我治疗及预防的中西医方法。其内容丰富，实用性强，既可供临床工作者参考，也适合广大妇科病患者阅读。

作者

目录

一、月经病

(一)月经量过少

1. 什么是月经量过少

月经周期基本正常,经量明显减少,甚则点滴即净者,称为“月经过少”,又称“经量过少”“经少”等。如果偶尔一次经量减少,或绝经期妇女出现渐次减少,可不做病论。进行性月经减少常常是闭经的先兆。

2. 现代医学认为月经量过少的原因有哪些

(1)内分泌功能失调。由于垂体功能低下,卵巢分泌雌激素不足,因而子宫内膜增生不足,内膜较薄,脱落时出血量少。长期服用避孕药,由于对垂体功能的抑制,某些患者也可出现月经过少。

(2)子宫本身病变。如子宫内膜发育不良,由于结核性病变破坏了部分子宫内膜,多次粗暴刮宫损伤了子宫内膜等,都可能引起月经量少。

(3)少数妇女初潮后一直月经量少,但其排卵生育功能均正常,可能系个体差异所致。

(4)某些患者偶然出现月经量少,或在正常月经周期,或在经间期出现,尚需除外先兆流产、宫外孕、因子宫蜕膜脱落而引起的不规则出血及有排卵型功能性子宫出血。

3. 月经量过少中医学的病因病机是什么

本病有虚实之分,虚者为血少精亏,无以充盈血海;实者为瘀血痰湿阻滞,经血不得畅行。

(1)血虚:素体血虚,或久病大病耗伤阴血;或饮食劳倦,思虑过度,损伤脾气,气血化源不足,以致血虚不能充盈胞脉而致。

(2)精亏:禀赋不足,肾气未充,或房劳多产,损伤肾精,不能充养胞脉,血海空虚而经来量少。

(3)瘀血:忧思恚怒,气机不利,气滞碍血畅行,致使瘀血为患;或寒邪客于胞宫,血被寒凝,形成瘀血,瘀血阻滞,故经来量少。

(4)痰湿:素体形丰多湿,或脾运失职,聚湿为痰,壅塞胞宫,阻滞经脉,致使血运受阻,经量过少。

(5)寒凝:素体脾肾阳虚,阴寒内盛,凝滞胞脉;或起居不慎,寒凝胞宫,血运不畅而形成本病。

4. 月经量过少可选用哪些中成药治疗

(1)人参养荣丸:适用于气血不足者。

(2)鹿胎膏:适用于肾虚精亏者。

(3)气血和胶囊:适用于瘀血阻滞者。

(4)六君子丸:适用于痰湿阻滞,脾气不足者。

(5)艾附暖宫丸:适用于寒湿凝滞者。

5. 月经量过少有哪些简便验方

(1)益母草 30 克,当归 10 克。以水 1 000 毫升,水煎 45～60 分钟,取汁 400 毫升,分早、晚饭后服用,每日 1 剂。适用于血瘀阻滞者。

(2)鸡血藤、熟地黄各 24 克,阿胶(烊化)10 克。以水 1 000 毫升,水煎 45～60 分钟,取汁 400 毫升,分早、晚饭后服用,每日 1 剂。适用于冲任血虚者。

(3)紫河车粉 10 克,水冲服,每日 3 次。适用于肾精亏虚者。

(4)小茴香、乌药、干姜各 10 克。以水 1 000 毫升,水煎 45～60 分钟,取汁 400 毫升,分早、晚饭后服用,每日 1 剂。适用于寒凝者。

(5)苍术、白术各 12 克,枳壳、泽兰、川牛膝各 10 克,炒薏苡仁 30 克。以水 1 000 毫升,水煎 45～60 分钟,取汁 400 毫升,分早、晚饭后服用,每日 1 剂。适用于痰湿者。

6. 月经量过少有哪些饮食疗法

(1)益母草 30 克,红糖适量。取沸水适量,浸泡半小时以上,每日不计次数,代茶饮。适用于血瘀者。

(2)鸡血藤 15 克,大枣 10 枚,红糖适量,或配生鸡肉 200 克。煮熟后食肉喝汤。适用于血虚者。

(3)鸡血藤、当归、大枣各 30 克,生鸡 1 只(常见大小)。

煮熟后食肉喝汤。适用于血虚、血瘀者。

(4)红花 10 克,黑豆 90 克,红糖 60 克。水煎 45～60 分钟后食豆喝汤。适用于肾虚血亏或寒凝血瘀者。

(5)枸杞子 30 克。取沸水适量,浸泡半小时以上,每日不计次数,代茶饮。适用于肾虚精亏者。

(6)薏苡仁、山药、芡实各 30 克,粳米 100 克。共为细末,煮粥食用。适用于痰湿内阻者。

(二)月经量过多

1. 月经量过多的概念

经量是指月经期间排出的经血量。正常情况下,一般每次行经排出的经血总量为 50～100 毫升。由于个人的体质、年龄和所处的地域、气候、环境及生活条件不同,经血排出量有时会略有增加或减少,均属正常生理范畴,可不作经量失常论。若经血排出过多或过少,则属病态。

月经周期与行经时间基本正常,而月经量较正常明显增多者,称为“月经量过多”。

2. 现代医学认为引起月经量过多的原因有哪些

(1)内分泌功能失调。由于卵巢雌激素分泌过多,或较长期刺激子宫内膜使其增生超过正常厚度,因而脱落时出血量增多。如某些无排卵型功能性子宫出血在一段时间闭经后，继之即会有阴道大出血。

(2)在月经量过多的患者中，有不少是由于妇科器质性疾病引起。常见有子宫肌瘤，特别是黏膜下子宫肌瘤、子宫内膜息肉等。

(3)全身性疾病如白血病、再生障碍性贫血、血小板减少性紫癜、严重贫血等血液病，以及肝病、高血压等。

(4)精神因素、劳累、产后、放环等亦可出现月经过多的现象。

(5)有少数患者自初潮后月经量一直多，但并无其他异常，可能是由于其子宫内膜螺旋小动脉血管较丰富，或血管脆性增加，易破裂或不易修复，以致出血量多。

3. 中医学认为引起月经量过多的原因有哪些

本病主要由气虚、血热、肾虚及血瘀内阻而致。此外，也有因痰湿所致者。

(1)气虚：素体虚弱，或劳倦内伤，饮食不节，损伤中气，经行之时其气易虚，气虚统摄无权，不能统血固冲，以致月经量过多。

(2)血热：素体阳盛，或情志内伤，五志化火；或过食辛烈助火之品；或外感热邪，或阴分素亏，阴虚无以制阳，使阳亢火动等，扰及冲任，迫血妄行，遂致经量过多。

(3)血瘀：情志所伤，使气滞血结；或经期产后将息不慎，使瘀血滞留，积于冲任、胞宫，瘀血不去，新血不得循经而妄行，以致月经量过多。

(4)痰湿:脾气虚弱,运化失职,水湿内聚为痰,痰湿阻滞胞脉,血不循经而致经行过多。

(5)肾虚:房劳损伤,或久病肾亏,或产育过多,损伤肾气,使封藏失职,冲任不固,故经来过多。

4. 月经量过多病人可选用哪些中成药

(1)人参归脾丸:适用于气血虚弱之月经量过多者。

(2)知柏地黄丸:适用于阴虚血热之月经量过多者。

(3)益母草膏:适用于血瘀之月经量过多者。

(4)乌鸡白凤丸:适用于肾虚不固月经量过多者。

(5)云南白药:适用于出血不止之月经量过多者,可配合其他中成药使用。

以上药按说明书服用。

5. 月经量过多的病人可选用哪些简便验方

(1)棉花根、仙鹤草各 30 克。以水 1 000 毫升,水煎 45～60 分钟,取汁 400 毫升,分早、晚饭后服用,每日 1 剂。适用于气虚不摄者。

(2)卷柏 30 克。以水 1 000 毫升,水煎 45～60 分钟,取汁 400 毫升,分早、晚饭后服用,每日 1 剂。适用于虚热者。

(3)黄芩、香附、牡丹皮各 10 克。以水 1 000 毫升,水煎 45～60 分钟,取汁 400 毫升,分早、晚饭后服用,每日 1 剂。适用于肝郁化热者。

(4)茜草、小蓟各30克。以水1 000毫升,水煎45~60分钟,取汁400毫升,分早、晚饭后服用,每日1剂。适用于血热或血瘀者。

(5)三七粉1克冲服,每日3次。

(6)益母草30克,茜草15克。以水1 000毫升,水煎45~60分钟,取汁400毫升,分早、晚饭后服用,每日1剂。适用于血瘀者。

6. 月经量过多的病人可选用哪些饮食疗法

(1)干芹菜、金针菜各30克。取沸水适量,浸泡半小时以上,每日不计次数,代茶饮。

(2)鲜生地黄30克,粳米60克。煮粥食用。

(3)乌骨鸡500克,黄芪50克,艾叶30克。煮熟后食肉喝汤。适用于气虚者。

(4)黑豆、红糖各30克,党参10克。以水1 000毫升,水煎45~60分钟,取汁400毫升,分早、晚饭后服用,每日1剂。适用于气虚者。

(5)益母草60克,鸡蛋6枚。煮透分次食用。适用于血瘀者。

7. 月经量过多时应注意什么

当月经量多,特别是出现头晕、心慌、面色苍白等贫血现象时,应去医院检查以排除器质性病变。因为只有彻底治疗这些疾病才能从根本上治好月经量过多。例如,①子宫肌瘤可予刮宫或手术切除子宫。②某些血液病应予以激素治疗。③未找到确切病因的患者，一般可用止血药物对症治疗以减少出血。④历来月经量过多或过多不显著患者，亦可观察随诊。

（三）月经先期

1. 什么是月经先期

月经来潮比正常周期提前7日以上，甚则一月两行，连续出现3个月经周期以上者，称为“月经先期”，亦称“经期超前”“经早”等。月经仅提前3～5日，或偶尔提前一次，又无任何不适者，不作月经先期论。

2. 现代医学分析引起月经先期的原因是什么

月经先期虽可见于卵巢黄体功能不足，黄体期缩短，但更常见于无排卵型功能性子宫出血。通常易发生在青春期少女卵巢排卵功能尚未成熟；更年期妇女卵巢功能趋于衰退时；少数可发生在产后、术后，或精神环境等因素影响其神经内分泌功能，使其有较大波动的时期。

3. 月经先期应与哪些疾病相鉴别

月经先期的特点是每次月经经期、经量均大致相同，须与以下情况相鉴别：

(1)与经间出血、卵巢卵泡或黄体破裂所引起的子宫内膜撤退出血相区别。

(2)与某些妇科器质性疾病,如黏膜下子宫肌瘤、息肉等不规则阴道出血相区别。

(3)有些患者常以月经不正常(如一月来2次)而就诊,经过医生仔细询问核对后,实际上该类患者常未将行经日期计算在周期内,或两次月经时间分别在一个月的月初及月底,周期间隔仍在20日以上,故周期仍属正常。

(4)有些妇女月经周期偏短,如21～22日,但卵巢排卵功能及生育功能均正常,属个体差异。

4. 现代医学对月经先期的治疗原则有哪些

(1)发生在青春期、生育期应予诱发排卵药物以诱发排卵或改善黄体功能。

(2)在更年期应给予一般对症治疗。

(3)若因月经先期所致贫血症状,应采取补血措施以纠正贫血。

5. 中医学分析月经先期的病因病机是什么

本病主要是由气虚和血热而致冲任不固,亦有少数因瘀血阻滞而致者。气虚则冲任不固,血热则迫血妄行,瘀血内阻则新血不安而妄行。主要的病因病机有:

(1)气虚不摄:饮食不节,劳累过度,思虑伤脾等,致使中气不足，统摄无权，冲任不固，月经先期而下。

（2）阳盛血热：素体阳盛，或过食辛烈助阳之品，热邪伏于冲任，迫血先期而下。

（3）肝经郁热：郁怒伤肝，郁久化火，下扰血海，迫血下行，致使月经先期而至。

（4）阴虚内热：素体阴虚或久病伤阴，失血过多，房劳损精，阴亏火旺，扰及冲任，血海不宁，经血先期而下。

（5）肾气不固：素体肾虚，或久病伤肾，房劳过度，屡屡堕胎，致肾气亏损，封藏失职，月经提前而行。

（6）瘀血阻滞：气机阻滞日久，或经期、产后不慎避忌，以致瘀血阻滞胞，新血不安而先期妄行。

6. 中医学怎样辨证月经先期

本病的辨证应根据月经的量、色、质及临床见证等情况，辨别证之所属。月经量多、色淡、质稀者，多属气虚；腰膝酸软，头晕目眩者，多属肾虚；经量多、色紫红、质稠者，多为血热；量或多或少，色或红或紫，胸胁小腹胀痛，嗳气频作，面红目赤者，属肝郁化火；量少色红，骨蒸潮热者，属阴虚火旺；经中多血块，并见腹痛者，多有瘀血。

月经先期的治疗以清热与补虚为基本大法。但清热不宜用大苦大寒之药，以防寒凝滞血；补虚须佐理气之品，以免骤补滞气。对于夹有瘀血者，只宜斟酌活血，而不可妄投破血之品。

7.哪些脐疗方法对月经先期有效

脐疗对月经病的治疗有其独特的疗效，对月经先期同样有较好的疗效。以下几则处方可供辨证选用。

(1)取当归 30 克，川芎 15 克，白芍、肉苁蓉、炒五灵脂、炒延胡索、白芷、苍术、白术、乌药、小茴香、陈皮各 9 克，柴胡、黄芩、牡丹皮、地骨皮各 6 克，炒黄连、炒吴茱萸各 3 克。各味混匀研为细末，用陈醋或米饭调和药末，放入锅中炒至极热，装入厚白布熨袋备用。患者仰卧床上暴露脐部，取药熨袋趁热于患者脐部上下熨之，熨后把药熨袋放于脐窝上，外用宽绷带布条固定，待袋内药冷却后，再炒热敷熨。每天敷熨 1 次，直至月经正常为度。本方清热凉血，主治月经不调及血热性月经先期、量多、色深红或紫，舌红，脉滑有力者。

(2)取党参、黄芪、白术各 12 克，干姜、甘草各 6 克。各味和匀研为细末，敷脐中，外用纱布覆盖，胶布固定。3 天换药 1 次，敷至月经正常为止。本方补气健脾，适用于气虚为主之月经先期、量多、色淡红、质稀薄、肢体倦怠，舌质淡，脉弱无力者。

(3)取当归 30 克，川芎 15 克，白芍、五灵脂、延胡索、肉苁蓉、苍术、白术、乌药、小茴香、陈皮、半夏、白芷各 9 克，柴胡、黄芩、地骨皮各 6 克，黄连同吴茱萸炒各 3 克。烘干，研为细末，贮瓶备用。每于月经临行前一周开始用药。用时取药粉 2 克，以黄酒或米醋调成稠膏，纱布包裹，敷脐部，每次 30 分钟，一日换 2 次。本方理气活血，适用于属气滞血瘀之月经先期，症见经行提前，经行腹痛，经色黯而有块者。

8. 月经先期病人可自选哪些简便处方

以下介绍的处方，都是经过临床实践证明有效的方药，患者可以根据前面介绍的有关月经先期的各型病状，自行选择治疗方法，如果条件方便的话，最好是在有临床经验的医生指导下，进行选择使用。

(1)生石膏 500 克，牡丹皮 400 克，生地黄 300 克，白芍 200 克，知母 100 克，冰片 10 克。先将石膏打碎，再将后 4 味烘干，研为粗末，兑入冰片，混匀后装入枕心，每月更换 1 次。适用于血热型患者。

(2)生牡蛎 30 克，白芍 15 克，地骨皮、女贞子、墨旱莲各 10 克，柴胡 5 克。以水 1 000 毫升，水煎 45～60 分钟，取汁 400 毫升，分早、晚饭后服用。每日 1 剂，月经干净后连服 5～7 剂。适用于阴虚血热者。

(3)黄芩、香附各 10 克，牡丹皮 6 克。以水 1 000 毫升，水煎 45～60 分钟，取汁 400 毫升，分早、晚饭后服用。每日 1 剂，经前连用 7 天。适用于肝郁化热者。

(4)黄芪 15 克，党参 12 克，炒白芍、香附各 9 克，炙甘草、川芎各 6 克，肉桂 3 克。以水 1 000 毫升，水煎 45～60 分钟，取汁 400 毫升，分早、晚饭后服用，每日 1 剂。适用于脾虚失摄者。

(5)鹿角霜、桑寄生各 15 克，续断、墨旱莲各 12 克。以水 1 000 毫升，水煎 45～60 分钟，取汁 400 毫升，分早、晚饭后服用，每日 1 剂。适用于肾虚不固者。

(6)丹参、益母草各 15 克，香附 10 克。以水 1 000 毫升，水煎45～60分钟，取汁400毫升，分早、晚饭后服用，每日1剂。适用于气滞血瘀者。

(7)党参、黄芪、白术、茯苓、龙骨各20克，当归、酸枣仁、桂圆肉各15克，远志、甘草各10克。以水1 000毫升，水煎45～60分钟，取汁400毫升，分早、晚饭后服用。每日1剂，连服数日。适用于气血不足者。

9. 月经先期有哪些饮食疗法

月经先期多数在家庭治疗，较为适宜用饮食疗法，以下方法可供患者自选。

(1)芹菜连根120克，粳米100克。煮粥食用。适用于血热型患者。

(2)鲜生地黄、枸杞子各30克，粳米100克，白糖适量。煮粥食用。适用于阴虚火旺者。

(3)泽兰、绿茶各10克。取沸水适量，浸泡半小时以上，每日不计次数，代茶饮。适用于肝郁化热者。

(4)山楂15克，红糖适量。取沸水适量，浸泡半小时以上，每日不计次数，代茶饮。适用于瘀血阻滞者。

(5)益母草60克，鸡蛋2枚。将鸡蛋煮熟后去壳，再与益母草同煮数沸，食蛋喝汤。适用于瘀血阻滞者。

(6)干芹菜30克。以水1 000毫升，水煎45～60分钟，取汁400毫升，分早、晚饭后服用。每日1剂，经前服用，连服1周。适用于实热月经先期。

(7)绿茶、红糖各适量。先煮浓茶1碗，去渣，放入红糖调化后饮服。月经前，每日2剂，可连用数天。适用于血热经量偏多者。

(8)韭菜150克,羊肝200克。韭菜洗净,切断;羊肝切片,与韭菜同放铁锅内急火炒熟后,佐餐食用。每日1剂,月经前可连服5～6剂。用于肝肾不足之月经先期。

(9)净乌骨鸡1只,党参20克,炙甘草10克,当归、熟地黄、桂圆肉、白芍各5克。各味洗净,装入鸡腹内,入瓷钵,放适量水大火蒸1.5小时,待鸡蒸烂熟即可,吃肉喝汤。月经前根据食量,每1～2天1剂,可连用3～5剂。适用于气血俱虚者。

(10)乌骨鸡1只,黄芪、当归、茯苓各9克。乌骨鸡活杀去毛及内脏,洗净,将药放入鸡腹内缝合,入砂锅内加水大火煮烂熟,去药渣后调味,食鸡肉喝汤。月经前,每天1剂,分2次服完,连服3～5剂。适用于气虚性月经先期。

(11)党参9克,黑豆、红糖各30克。3味一起加水煎汤,至豆烂饮服。月经前每天1剂,可连服6～7剂。适用于气血虚者。

(12)核桃肉60克,莲子30克,粳米100克。煮粥食用。适用于肾气不足者。

(四)月经后期

1. 什么是月经后期

月经来潮比正常周期延迟7日以上,或延后时间更长,连续出现3个月经周期以上者,称为“月经后期”,亦称“月经错后”“经迟”等。如果月经周期仅延迟 3～5 日，或偶尔一次周期较长，又无其他不适者，不属本病范围。

2. 现代医学分析月经后期是怎样引起的

月经周期的长短个体差异很大，不仅每个妇女不尽相同，就是同一妇女亦非任何时候都是一成不变的。环境、气候改变、精神紧张、分娩等因素都可使月经周期改变。

月经后期时间可以有规律，也可每个周期长短不定，其经期及经量一般正常。部分患者主要是卵泡期延长，而黄体期一般仍维持在 14～15 日，即仅月经周期延长，但卵巢排卵功能仍属正常，只是月经次数较正常稀少些而已。但亦有报道，月经稀发者其排卵无周期，黄体功能不足比例高于正常月经周期者。月经周期延长时间越不规律，或越长，上述可能所占比例则越高，进行性月经周期延长往往是闭经的先兆。引起本症的原因：①可能由于下丘脑-垂体-卵巢功能不足，使卵泡成熟期延长，或与排卵功能异常有关。②垂体肿瘤、多囊卵巢患者，由于垂体促性腺激素功能低落或比例失调，常常出现月经稀发或闭经。③甲状腺功能不足致新陈代谢缓慢，卵巢不能按时排卵。④近绝经期妇女常常由于卵巢功能衰退而逐渐出现月经稀发，直至闭经。⑤月经稀发或闭经同时合并有泌乳现象者应首先排除垂体肿瘤的可能，这是早期诊断垂体肿瘤的一个重要依据。

3. 月经后期需要治疗吗

月经后期而排卵功能正常者无太多临床意义，只是由于排卵日期不规律而不易受孕;或使需要避孕妇女不能很好地实施安全期避孕。对卵巢功能排卵不足的年轻患者,应予促排卵治疗;甲状腺功能减退患者,应补充甲状腺素治疗。

4. 中医学分析月经后期的病因病机是什么

本病主要是由于营血不足,或气血运行不畅而造成。常见的病因有以下几点。

(1)寒凝冲任:经产之期,过食生冷,或淋雨涉水,感受寒冷,寒邪乘虚客于冲任,血被寒凝,血运不畅而发病。

(2)阳虚内寒:禀赋素弱,阳气不足,或房劳过度,损伤阳气,虚寒内生,脏腑失于温养,血的生化与运行失常,血海不能如期而盈溢。

(3)血虚失盈:久病耗损,营血不足,或长期缓慢失血,产乳过多;或思虑过度,劳伤心脾,气血生化不足,冲任血亏,血海不能按时而满盈,以致经行后期。

(4)肾精不足:素体肾精亏虚,或房劳损伤肾精。阴亏则火旺,内生之火热又灼阴精,以致水亏血少,血海不能以时而满溢。

(5)气滞血瘀:情志抑郁,肝气不舒,气机不畅,血行不利,冲任受阻,经血不能以时而至。

(6)痰湿阻滞:素体肥胖,痰湿内盛,下注冲任,阻滞胞脉,经血排泄受阻,以致月经后期。

5. 月经后期病人可选用哪些简便方

可供月经后期病人自行选用的治疗方法很多,兹举以下数则。

(1)调经活血枕。香附、陈皮各300克,合欢皮、蒲黄、五灵脂、石菖蒲、皂角刺、白芥子各100克,冰片10克。将前8味一起烘干,研为粗末,兑入冰片,装入枕心。适用于气滞血瘀,痰阻型患者。

(2)小茴香、干姜、乌药各10克。以水1000毫升,水煎45~60分钟,取汁400毫升,分早、晚饭后服用,每日1剂。适用于寒凝冲任型月经后期者。

(3)吴茱萸、小茴香各12克,香附、乌药各10克。以水1000毫升,水煎45~60分钟,取汁400毫升,分早、晚饭后服用,每日1剂。适用于寒凝冲任型月经后期者。

(4)紫石英30克,仙茅、桂枝、益母草各10克,续断15克,以水1000毫升,水煎45~60分钟,取汁400毫升,分早、晚饭后服用,每日1剂。适用于阳虚寒凝型月经后期者。

(5)阿胶(烊化)12克,鸡血藤30克,泽兰10克。以水1000毫升,水煎45~60分钟,取汁400毫升,分早、晚饭后服用,每日1剂。适用于以血虚为主的月经后期者。

(6)鸡血藤30克,香附、佛手、川芎各12克。以水1000毫升,水煎45~60分钟,取汁400毫升,分早、晚饭后服用,每日1剂。适用于气滞血瘀型月经后期者。

(7)熟地黄24克,枸杞子24克,女贞子12克,鹿角胶10克,茺蔚子10克,以水1000毫升,水煎45~60分钟,取汁400毫升，分早、晚饭后服用，每日1剂。适用于肾虚精亏型月经后期者。

（8）苍术、白术、陈皮各12克，生薏苡仁30克。以水1000毫升，水煎45～60分钟，取汁400毫升，分早、晚饭后服用，每日1剂。适用于脾虚痰阻型月经后期者。

6. 月经后期病人可选用哪些饮食疗法

（1）艾叶、益母草、干姜各30克，鸡蛋5枚。将鸡蛋煮熟后去壳，再煮数沸，分2次食下。适用于寒凝冲任型月经后期者。

（2）小茴香15克，红糖30克。水煎取汁，代茶饮。适用于寒凝冲任型月经后期者。

（3）黄芪、党参、当归各30克，生姜50克，羊肉500克。小火煮至羊肉烂熟后，加入少量调味品，食肉喝汤。适用于气血不足型月经后期者。

（4）当归、阿胶各30克，黄酒1000毫升。将药与酒共置瓷器内，隔水加热，煮沸1小时后过滤去渣即成。每次30毫升，每日服2次。适用于以血虚为主的月经后期者。

（5）香附、川芎各15克，红糖60克。取沸水适量，浸泡半小时以上，每日不计次数，代茶饮。适用于气滞血瘀型月经后期者。

（6）淫羊藿、续断各30克，黄酒800毫升。将药放入黄酒加热，浸透取汁，每次20毫升，日服2次。适用于阳虚内寒型月经后期者。

(7)鳖1只,白鸽1只,枸杞子60克。煮熟后食肉喝汤。适用于肾精亏虚型月经后期者。

(8)鲜橘皮12克,取沸水适量,浸泡半小时以上,每日不计次数,代茶饮。适用于脾虚痰阻型月经后期者。

(9)薏苡仁、芡实各30克,粳米100克。煮粥食用。适用于痰湿阻滞型月经后期者。

(五)月经先后无定期

1. 什么是月经先后无定期

月经不按正常周期来潮,时或提前,时或延后在7日以上,且连续3个月经周期者,称为"月经先后无定期",亦称"经水先后无定期""经乱"等。如仅提前或错后3～5日,不作"月经先后无定期"论。本病主要是由于气血失调,冲任功能紊乱,血海蓄溢失常而致,多与肝、脾、肾有密切关系。

2. 中医学认为月经先后无定期的病因是什么

(1)肝郁:肝主疏泄而司血海。情志损伤,肝失疏泄,气血运行失调,血海蓄溢无常而成本病。

(2)肾虚:肾主封藏。若肾气不足,或房劳损伤,产育过多,久病失养等,以致肾气封藏失职,冲任功能紊乱,血海蓄溢失常,遂致经行前后不定。

(3)脾虚:脾为气血生化之源,又主统血摄血。若劳倦过度，或饮食失节，或思虑过度，使脾气受损，脾虚化源不足，血海过期不满，则可致月经延后；若统摄失职，血溢妄行，血海不及期而满，则可致月经提前；若时而生化不足，时而统摄失常，则出现月经先后无定期。

(4)瘀血：瘀血停留胞宫，脉络受阻，滞而不畅，血行迟缓而后延；若瘀血不去，新血不得归经，亦可提前，因而形成本病。

3. 用于治疗月经先后无定期的中成药有哪些

月经先后无定期患者一般自觉症状都比较轻微，没有过大的痛苦，较少能主动去检查治疗，掌握了可供自己选择的中成药后，病人可以根据病情而选用。

(1)逍遥丸：适用于肝郁气滞者。

(2)补中益气丸：适用于气虚明显而月经先后无定期者。

(3)人参归脾丸：适用于心脾两虚而月经先后无定期者。

(4)脾肾双补丸：适用于脾肾两虚而月经先后无定期者。

(5)金匮肾气丸：适用于肾气虚而月经先后无定期者。

(6)调经活血片：适用于气滞血瘀而月经先后无定期者。

4. 治疗月经先后无定的验方有哪些

(1)香附18克，丹参、麦芽各12克。以水1000毫升，水煎45～60分钟，取汁400毫升，分早、晚饭后服用，每日1剂。适用于肝郁气滞型月经先后无定期者。

(2)益母草 30 克，红花 10 克。以水 1 000 毫升，水煎 45～60 分钟，取汁 400 毫升，分早、晚饭后服用，每日 1 剂。适用于血瘀型月经先后无定期者。

(3)枸杞子 15 克，墨旱莲 10 克，巴戟天 12 克。以水 1 000毫升，水煎 45～60 分钟，取汁 400 毫升，分早、晚饭后服用，每日 1 剂。适用于肾虚型月经先后无定期者。

(4)解郁调经药枕。柴胡 300 克，香附 250 克，乌药 200 克，合欢花 150 克，川芎 100 克，木香 50 克。诸药烘干后研为粗末，装入枕芯即成。适用于因情志不遂致月经先后无定期者。

5. 月经先后无定期病人可自选哪些饮食疗法

(1)香附 50 克，黄酒 500 毫升。煮数沸后过滤去渣，每服 30 毫升，日服 3 次。补适用于各型月经先后无定期者。

(2)月季花 50 克，蒲黄(包)10 克。水与黄酒各半煎汁，一次服下，每日 1 剂。适用于肝郁型月经先后无定期者。

(3)当归 10 克，枸杞子 20 克，羊肉 100 克。炖煮后加少许调味品，食肉喝汤。补适用于各型月经先后无定期者。

(4)黑豆 60 克，苏木 30 克，红糖适量。煮熟后去苏木食用。适用于肾虚型月经先后无定期者。

(5)月季花 10 克，核桃仁 30 克，红糖 60 克。水与黄酒各半煎汁，一次服下。适用于肝郁肾虚型月经先后无定期者。

(6)韭菜 100 克，羊肝 150 克。炒菜食用。适用于肝郁血虚型月经先后无定期患者。

(7)山药、粳米各 60 克。煮粥食用。适用于脾肾两虚型月经先后无定期者。

(8)党参、黄芪、当归各 15 克,母鸡 1 只。煮熟后食用。适用于心脾两虚型月经先后无定期者。

(9)香附 10 克,益母草 30 克,红糖、黄酒各适量。同煮后服用。适用于气滞血瘀型月经先后无定期者。

6. 治疗月经先后无定期有哪些穴位刺激疗法

(1)体穴:三阴交、气海、足三里、血海、肾俞、膈俞、期门。每次取 2～3 穴针刺,也可以指代针,每天按摩以上穴位。

(2)耳穴:取子宫、卵巢、内分泌、肾、肝。每次取 2～3 穴针刺或用王不留行贴压。

(六)经间期出血

1. 什么是经间期出血

凡在两次月经中间,即 细缊乐育之时,有周期性的阴道出血, 称为“经间期出血”,又称“ 细缊期出血”。

2. 现代医学分析经间期出血的原因有哪些

于两次月经中期,即在周期 12～16 日时,有些妇女出现阴道少量出血，如连续测定基础体温，可看出此时正值排卵期，因而又被称为排卵期出血。出血量一般不多（偶有如月经量），持续 3～7 日。月经中期在垂体促性腺激素的作用下，卵巢内卵泡已经成熟，由于卵泡液本身的压力（酶的作用），卵泡发生破裂排卵，卵泡破裂后使雌激素水平有一短暂的急剧下降，不能维持子宫内膜生长而发生坏死脱落，以致出血。正常妇女亦可在排卵期出现少量阴道出血，只是因为量少肉眼不能看见而未引起注意而已。由于卵泡液刺激腹膜，有些女性同时会感到排卵期腹痛。排卵期出血并非每个妇女都出现，也不一定同一妇女每一月经周期均发生，常常只是在一段时间内发生。确定排卵期出血前应注意有无阴道、子宫等由于炎症、肿瘤而引起的不规则出血。

3. 中医学分析经间期出血的原因是什么

本病多为阳气内动，血络受损而致。

（1）肾气不足：素体不足，或房劳多产，损伤精血。肾阴不足，虚热内生，细缊之时，阳气内动，虚热更甚，损伤血络而出血。

（2）湿热蕴结：素体脾虚，或肝郁气滞，克伐脾土，运化失职，水湿内停，下注冲任，蕴久化热，细缊之期，阳气内动，引动湿热，损伤冲任，故而出血。

（3）血瘀阻滞：经产留瘀，或肝郁气滞，血行不畅，久而成瘀，阻滞胞络，细缊之期，阳气内动，扰动瘀血，血海不宁，胞络受损而出血。

4. 经间期出血可用哪些中成药治疗

(1)知柏地黄丸:适用于肾阴不足有热致经间期出血者。

(2)二至丸:适用于肾阴不足致经间期出血者。

(3)龙胆泻肝丸:适用于肝经湿热下注致经间期出血者。

(4)八正合剂:适用于湿热蕴结致经间期出血者。

(5)止血片:适用于血瘀阻滞致经间期出血者。

(6)云南白药:适用于各型患经间期出血者。

5. 适用于经间期出血的简便验方有哪些

(1)三七粉。每服 1 克,日服 3 次。各型经间期出血均可辨证后配合使用。

(2)马鞭草 30 克。以水 1 000 毫升,水煎 45~60 分钟,取汁 400 毫升,分早、晚饭后服用,每日 1 剂。适用于血瘀阻滞而经间期出血者。

(3)生地黄 30 克,茜草 15 克。以水 1 000 毫升,水煎 45~60 分钟,取汁 400 毫升,分早、晚饭后服用,每日 1 剂。适用于阴虚血热而经间期出血者。

(4)地锦草、薏苡仁各 30 克,黄柏 12 克。以水 1 000 毫升,水煎 45~60 分钟,取汁 400 毫升,分早、晚饭后服用,每日 1 剂。适用于湿热蕴结冲任而经间期出血者。

(5)白茅根 30 克,以水 1 000 毫升,水煎 45~60 分钟,取汁 400 毫升,分早、晚饭后服用,每日 1 剂。适用于湿热蕴结冲任而经间期出血者。

6. 经间期出血有哪些饮食疗法

(1)鲜生地黄 60 克,粳米 60 米。煮粥食用。

(2)枸杞子 30 克,女贞子、玄参各 15 克。取沸水适量,浸泡半小时以上,每日不计次数,代茶饮。适用于肾阴不足而经间期出血者。

(3)赤小豆、薏苡仁各 30 克,粳米 60 克。煮粥食用。适用于湿热蕴结而经间期出血者。

(4)益母草 60 克,鸡蛋 2 枚。同煮熟后吃蛋喝汤。适用于血瘀阻滞而经间期出血者。

(5)鲜小蓟 60 克。做汤服用。各型经间期出血均可使用。

7. 经间期出血有哪些针灸疗法

(1)体穴:血海、三阴交、阴陵泉、关元、肾俞、膀胱俞、太溪、气海、脾俞。每次取 3~4 穴针刺,也可以指代针,每天按摩以上穴位。

(2)耳穴:子宫、卵巢、内分泌、肾、膀胱。每次取 2~3 穴针刺,或王不留行贴压。

(七)功能性子宫出血

1. 什么是功能性子宫出血

功能性子宫出血是现代医学的病名,是指由于卵巢功能失调而引起的子宫出血，简称为“功血”。本病分为无排卵型功血和有排卵型功血两种，前者是排卵功能发生障碍，好发于青春期及更年期；后者系黄体功能失调，多见于育龄期妇女。主要症状为月经周期紊乱、经量增多、出血时间延长、淋漓不净等。现代医学认为，机体受内外因素，如精神过度紧张、环境和气候的改变、营养不良或代谢紊乱等影响，可通过大脑皮质，干扰下丘脑-垂体-卵巢轴的相互调节和制约。这种关系失常时，会突然地表现为卵巢功能的失调，从而影响子宫内膜，导致功能失调性子宫出血。中医学认为“肾主生殖”“肾为生命之源”“经本于肾”，功能失调性子宫出血多与肾有密切关系，并与脾及血瘀等也有一定联系。

2. 现代医学如何治疗无排卵型子宫出血

(1)器械刮宫法：刮宫一般在门诊进行，使用局部麻醉。在消毒情况下，医生用小刮匙伸入宫腔搔刮，用机械的方法让增殖的子宫内膜迅速脱落，从而达到止血的目的。这种方法虽有一定痛苦，但止血快、安全、效果一般可靠。更重要的是可收集刮出的子宫内膜送病理科检验，以了解有无息肉、肿瘤等其他疾病，有明确诊断的价值。因此，对于已婚，不规则出血病程较长的患者，尤其是 40 岁以上者，都应采用刮宫止血。但如果近期内已刮过宫，病理检验未见器质性疾病者，也不必多次反复刮宫。刮宫后一般出血立即减少，约 1 周内完全停止。一般需休息 7 日左右再上班。

(2)药物刮宫法：对未婚患者尽量不考虑刮宫，或改用药物刮宫的方法。“药物刮宫”是针对无排卵功血患者体内缺乏孕激素影响的病理生理改变，给患者肌内注射黄体酮，每日 20 毫克，共 3 日，使内膜转变为分泌相。然后停药，造成人为的血孕激素水平下降。这时内膜规则剥脱而出血，称为“撤退性出血”，这种出血与一次月经出血相仿，持续 7 天左右，有时量也很多，这是预料之中及不可避免的。因此，用黄体酮前必须向患者说明，止血效果要在撤退出血停止后才出现，以免患者误认为治疗失败而另找他处就医或改服其他激素而导致用药紊乱。

为了减少撤退性出血的量，可在肌内注射黄体酮的同时，注射丙酸睾酮(一种雄激素制剂)，每日 25～50 毫克，共 3 天。如果血量仍然很多，则应让患者卧床休息，口服或肌内注射维生素 K、酚磺乙胺(止血敏)、维生素 C、氨甲苯酸(止血芳酸)等一般止血药，甚者可以输葡萄糖液、输血。撤退出血时不应再用雌、孕激素制剂。

(3)雌激素止血法：如果年轻尚未结婚的功能性子宫出血患者失血过多，或由于其他问题造成了严重贫血(血红蛋白<70 克/升)，当时尚不能采用刮宫手术，又不能接受上面介绍的“药物刮宫”后引起的撤退性再失血，这时应怎样处理呢？

这样的患者应该住院治疗。上面介绍的一般止血药物及支持疗法皆应用上。医生给予肌内注射大剂量苯甲酸雌二醇(因剂量大，口服时易有恶心、呕吐反应)，每日 2～3 次。根据流血量的变化，可再增减剂量。患者或家属应将所用的会阴垫都保留在一个塑料袋里，让医生亲自过目后再扔掉。剂量恰当时，出血应渐减少，2～3 日起，医生要逐渐减少苯甲酸雌二醇的用量，约20日后，再次用黄体酮行药物刮宫止血。在用苯甲酸雌二醇的20日内，要积极地通过服铁剂加强营养，或输血，使血红蛋白上升至80～90克/升，能经受撤退性出血时的失血。

由此可见，先使内膜生长，然后使内膜脱落，仅是权宜之计。采用这种方法止血时，患者应严格按医嘱用药。若随便停用或忘记用1～2日，中途会造成再出血而导致治疗失败。

3. 中医学分析功能性子宫出血的病机是什么

（1）肝肾不足：素体肝肾不足，或早婚早育、房劳伤精，过多流产等，致使精血亏虚，肝肾阴虚。阴虚生内热，热灼冲任，迫血妄行而致功能性子宫出血。

（2）脾肾阳虚：素体脾肾阳虚，或房劳多产，久病损伤，饮食劳倦等脾肾受损。脾阳虚则统摄无权，肾阳虚则封藏失职，以致冲任不固，造成功能性子宫出血。

（3）瘀血阻滞：肝郁气滞，血行不畅；或寒凝血瘀，瘀血阻滞冲任胞宫，新血不得归经，故出现功能性子宫出血。若血瘀内滞日久化热，更灼血络而致出血不止。

4. 治疗功能性子宫出血有哪些中成药

（1）知柏地黄丸：适用于肝肾阴虚致功能性子宫出血者。

（2）苁蓉补肾丸：适用于脾肾阳虚致功能性子宫出血者。

（3）益母膏：适用于血虚瘀血者。

（4）震灵丸：适用于血瘀阻滞，血不归经而致功能性子宫出血者。

5. 功能性子宫出血有哪些简便验方

(1)仙鹤草、龙骨、牡蛎各50克。以水1 000毫升,水煎45～60分钟,取汁400毫升,分早、晚饭后服用,每日1剂。各型功能性子宫出血均可服用。

(2)鹿角霜、海螵蛸、陈棕炭各15克。以水1 000毫升,水煎45～60分钟,取汁400毫升,分早、晚饭后服用,每日1剂。适用于脾肾阳虚型功能性子宫出血者。

(3)墨旱莲、女贞子、生地黄各15克,贯众、茜草各12克。以水1 000毫升,水煎45～60分钟,取汁400毫升,分早、晚饭后服用,每日1剂。适用于肝肾不足型功能性子宫出血者。

(4)益母草30克,香附10克,三七粉(冲)3克。以水1 000毫升,水煎45～60分钟,取汁400毫升,分早、晚饭后服用,每日1剂。适用于血瘀阻滞型功能性子宫出血者。

6. 功能性子宫出血有哪些饮食疗法

(1)栗子、山药、粳米各50克。煮粥食用。适用于肝肾阴虚致功能子宫出血者。

(2)鲜生地黄50克,枸杞子30克,冰糖适量。以水1 000毫升,水煎45～60分钟,取汁400毫升,分早、晚饭后服用,每日1剂。适用于肝肾阴虚型功能性子宫出血者。

(3)桃仁6克,乌贼鱼1条。煮熟食用。适用于血瘀阻脉型功能性子宫出血。

(4)山楂30克,红糖适量。取沸水适量,浸泡半小时以上,每日不计次数,代茶饮。适用于血瘀阻脉型功能性子宫出血者。

(5)人参5克,核桃肉15克。取沸水适量,浸泡半小时以上,每日不计次数,代茶饮。适用于脾肾阳虚型功能性子宫出血。

(6)山药、莲子各50克,粳米100克。煮粥食用。适用于脾肾阳虚型功能性子宫出血者。

7. 功能性子宫出血有哪些针灸疗法

(1)体穴:脾俞、足三里、命门、肾俞、三阴交、血海、关元、断红、隐白、中极。每次取3～4穴针刺或合用艾灸,也可以指代针,每天按摩以上穴位。

(2)耳穴:子宫、卵巢、内分泌、脾、肾。每次取2～3穴针刺或用王不留行贴压。

8. 无排卵型子宫出血血止后怎样巩固疗效

无排卵型子宫出血是一种病程很长,疗效难以巩固的疾病。有的患者认为,本病的临床表现以不规则出血为主,只要血止了以后病也就好了。事实并非如此简单。这是因为无排卵的病因未纠正,下个月经周期还会出现不规则出血,所以血止后仍应按医生嘱咐,测量及记录基础体温(BBT),继续用药。

如何调整月经使之规律化?对未婚少女,一般在每次月经周期第23日起再肌内注射黄体酮3日，使子宫内膜定期规则脱落而出血。中年患者可在用黄体酮的同时加用丙酸睾酮，每次25～50毫克，使撤退出血量减少。已婚要求避孕的患者可在每次月经周期第五日起服短效避孕药22日，停药后月经会来潮。上述方法可重复使用。

已婚想生育的患者当然应服促排卵药，最常用的是克罗米酚，在月经周期第五日起，每日1片，连用5日，服药周期必须测量及记录BBT，以观察有无双相型体温曲线来判断疗效。一般地说，促排卵药只对本周期有效，故要反复使用。

生育后功血还可能复发，或时好时犯，还需要定期用黄体酮，使内膜规则脱落，控制周期。因此，完全治愈无排卵功血症不是一件易事，需长期随诊肯定无复发才能定论。正因为如此，患者应有长期治疗的思想准备，医生应将控制月经周期的方法向患者解释清楚，让她们自己懂得如何掌握用黄体酮的规律，医生再在适当时间随诊，进行指导或调整治疗方案。长期测BBT对了解排卵是否恢复，指导用药十分必要。虽然增加了一些麻烦，但养成习惯后也就自然了。

9. 排卵正常也会患功能性子宫出血吗

一般来说，排卵正常的育龄期妇女患功能性子宫出血的很少。在少数排卵正常而又患有功血的病人中，她们月经的表现有如下两种情况。

(1)月经量多，月经周期及持续时间皆正常。

(2)经间出血，即月经间隔期有少量血性分泌物，持续天数不等。若将出血时间与基础体温记录相对照，可发现这种经间出血可出现在月经后(即经期延长),月经前(即经前出血)及排卵前后(即围排卵期)。

10. 为什么规则排卵的妇女会出现月经量多

许多研究者从血内生殖激素的浓度,内膜生殖激素受体,内膜血管密度,凝血因子等方面进行了探索,皆未发现异常。最终发现这些患者子宫内膜局部前列腺素组分异常及纤维蛋白溶解系统功能过强。

前列腺素是一组脂肪酸化合物,它调节着血管的收缩与扩张及血小板的止血功能。前列腺素组分异常,血管易于扩张,血小板止血功能减弱,出血量即增多。

纤维蛋白溶解系统是防止血液在血管内凝固、形成血栓(会使血管堵塞、脏器缺血坏死的物质)的,但功能过强时,出血部位不易形成血块而止不住血。

11. 青春期女孩功能性子宫出血的病因是什么

青春期功血产生的原因是由于青春发育期该类患者下丘脑-垂体-卵巢这一内分泌系统的功能尚未成熟或发育延迟,以致不能产生规律的排卵周期。更年期由于卵巢功能衰退,卵泡不能发育成熟,同时子宫内膜对激素反应差,因而不能形成排卵。由于卵巢不能排卵,子宫内膜仅在雌激素的作用下增生,有以下两种表现:

(1)若雌激素维持在一定的水平,则子宫内膜无坏死脱落及出血，表现为出血前的闭经。

(2)当体内雌激素水平波动时，子宫内膜将会坏死脱落而引起出血。如雌激素下降幅度大、子宫内膜坏死及大片脱落，则出血量大。反之，则可引起少量血淋漓不尽，使出血期延长。

精神刺激、环境气候改变、营养不良等因素常常可诱发青春期功血。

12. 青春期女孩患功能性子宫出血怎么治疗

青春期少女患了功血后千万不要怕羞，认为这是脏血应该流出去，或认为多出点血没什么而不去诊治，这样将会延误病情，延误治疗。青春期少女就诊后医生会做全面检查以确定病因，并根据出血量多少、出血规律等进行相应治疗。主要治疗措施如下。

(1)如出血急剧，贫血明显，医生会采用迅速止血的办法，如肌内注射雌激素(己烯雌酚)，以及应用其他止血药物以尽快止血，同时适当输血以改善一般状况。

(2)如出血少，持续时间长，但无明显贫血，一般可用些维生素K、卡巴克络(安络血)、云南白药等止血药物止血。若无效还可用孕激素，如黄体酮、甲羟孕酮(安宫黄体酮)等口服或肌内注射，做“药物刮宫”以止血。

(3)血止后，医生会根据少女发育状况应用不同药物来促进内分泌功能成熟，促进排卵而达到彻底治愈的目的。由于治疗青春期功血经常需应用一些性激素，它的种类、药量、应用时间都应恰当，否则会产生相反作用，加重病情。因此，患者一定要配合医生认真治疗，按时按量用药，不要随意更改或停用。用药中发现问题应随时与医生联系解决。

13. 怎样预防青春期功能性子宫出血

(1)首先应普及青春期卫生知识，使青春期少女了解有关青春期正常生长发育过程，如月经是怎么回事，哪些因素会引起月经异常，应该怎么办等。少女在 13～16 岁多数会来月经。其中多数自初次行经后很快即建立了正常月经周期，按月行经，只有少数人由于其内分泌功能尚未完全成熟，可能出现月经紊乱现象。精神过度紧张、劳累、营养不良等可诱发此种现象发生。因此，青春期少女一定要安排好学习和生活，注意劳逸结合，锻炼身体，增强体质，不要挑食、偏食，要保证足够营养(蛋白质、维生素、铁)的摄入，避免生冷饮食。

(2)出血时子宫腔内外相通，细菌因有很好的生长环境将会迅速繁殖而致病。因此，出血时要注意外阴清洁，勤换内裤及月经垫等月经用品，千万不能因有出血而不清洗外阴。相反，一定要在经期每日清洗以去除血污，可以用一些外阴清洁剂，也可用温开水清洗，但应避免盆浴。已婚妇女在出血期要避免性生活。

(3)若出血量大，可致贫血及机体抵抗力降低。应加强止血措施及酌情抗感染，以防炎症及急性传染病的发生。

正确地认识青春期发育过程，合理地安排学习和生活，及时就诊治疗并预防并发症发生，青春期少女将会顺利地度过这段生理发育时期。

14. 哪些疾病可引起阴道出血

阴道出血是妇产科疾病中最常见的症状，可由许多疾病引起。本病除正常的月经出血外，可表现为月经过多，经期过长，不规则出血，接触性出血等；出血多时可出现贫血，严重时并发出血性休克而危及生命，但出血量少者可能为生殖道癌的一个早期症状。为此，对阴道出血必须予以重视，不可盲目对症治疗，以免延误病情，引起不良后果。

(1)老年性阴道炎、子宫颈糜烂及子宫颈息肉，多在妇科检查后或性生活后有少许新鲜出血，平时可能有血性白带(有时白带呈高粱米汤样或琥珀色)，子宫内膜炎、子宫内膜增殖症也能引起阴道出血。

(2)功能性子宫出血及服黄体酮、己烯雌酚、避孕药等激素药物停药后可引起阴道出血。

(3)子宫肌瘤、子宫肌腺症、宫颈癌、子宫体癌及卵巢的颗粒细胞瘤都会引起阴道出血并伴有赤白带。

(4)血小板减少性紫癜、白血病及肝功能损伤可致阴道流血，伴皮肤有出血点。

(5)停经后不规则出血，如发生在育龄妇女中，首先考虑为与妊娠有关的疾病，如流产、宫外孕、葡萄胎、恶性葡萄胎、绒毛膜上皮癌。

(6)经前或经后血染，如月经来潮前数天，或来潮后数日有少量血性分泌物，一般为卵巢功能不正常；上节育环后月经不调。

(7)妊娠晚期出血,可能产生前置胎盘、胎盘早剥、子宫破裂。

(8)产后出血可能为胎盘残留、子宫复旧不全、产褥感染所致。

(9)幼儿阴道出血,可能患阴道肉瘤。

(10)绝经期妇女阴道不规则出血,且量多,持续时间长,应排除子宫内膜癌及生殖恶性肿瘤。

妇女由于各年龄阶段的生理特点不同,所以年龄对诊断阴道出血有重要参考价值。如幼女与绝经期妇女的阴道出血应多考虑器质性病变,青春期妇女多考虑为功能失调性子宫出血,在育龄妇女应多考虑与妊娠有关的疾病,同时在临床上应详细追问病史,仔细查体,做必要的辅助检查,一般能够在早期得出正确诊断,并及早进行治疗。

(八)闭经

1. 什么是闭经

闭经即是月经闭止不行。凡女子年龄超过 18 周岁,仍不见月经来潮,或曾来过月经,但又连续闭止 3 个月以上,除妊娠、哺乳等生理性闭经外,均称之为“闭经”。

发育正常的妇女,多数在 14 岁月经即开始来潮,如果年逾 18 岁月经尚未初潮,称为“原发性闭经”;如已行经又中断达 3 个月以上者,称为“继发性闭经”。有的少女初潮后一段时间内的停经现象，更年期停经与绝经，以及妊娠期或哺乳期暂时性的停经等，都属生理现象，不作闭经论。

2. 现代医学是怎样对闭经进行分类的

闭经仅是在妇科临床上的一种常见症状表现。能造成闭经的原因很多，现代医学一般将闭经分为以下几类：

(1)按发生的原因，可分为生理性闭经和病理性闭经。前者见于妊娠期、哺乳期、青春期、绝经后；后者则由各种疾病引起。

(2)按发病的年龄，可分为原发性闭经与继发性闭经。前者由先天性疾病或童年期疾病引起，导致从无自然月经来潮(18 岁以后方可确定)；后者是在初潮出现若干时间后才得病而引起的月经停闭。

按疾病的部位可分为子宫性闭经、卵巢性闭经、垂体性闭经、下丘脑性闭经。

此外，下生殖道的畸形，如阴道横膈、处女膜闭锁，阻碍了来自子宫腔经血的流出，还可造成局部积血及假性闭经，病人有周期性下腹痛，下腹、阴道及外阴肿块、肛门坠胀、便秘、尿频、小便困难等。应及时到医院检查，确诊后在麻醉下做一个横膈或处女膜切开手术，经血流出后即可治愈。

综上所述，可看出对闭经患者的处理，首先要找到病因，然后再针对不同病因进行适当治疗。如果不搞清病因，一律给予雌、孕激素替代行人工周期治疗，虽然用药时多数患者能有人工月经来潮，但这只是一种假象，其潜在病因并未得到治疗，停药后仍然会闭经。

3. 中医学分析闭经的病因病机是什么

闭经的原因十分复杂,若按“辨证求因”的原则,可分为虚实两端。虚者多因先天不足,或后天损伤,以致肝肾不足,或气血虚弱,导致血虚精少,血海空虚,无余血可下,但也有阴虚血燥而致闭经者。实者多因邪气阻隔,如气滞血瘀,痰湿阻滞等因素,导致脉道不通,阻碍经血下行。

(1)肝肾不足:先天不足,精气未充,肝血虚少,冲任失于充养,无经血可下;或因多产、坠胎、房劳及久病伤肾,俾肾精亏耗,肝血亦亏,精血匮乏,泉源枯竭,胞宫无血可下而形成闭经。

(2)气血虚弱:素体脾虚,或忧思劳倦,损伤心脾,营血不足;或大病久病,失血过多,哺乳过长,耗伤阴血等,以致冲任血虚,胞宫不能满溢而经闭。

(3)阴虚血燥:本型系因阴虚而生热。虚多实少。多由素体阴虚;或久病失血伤阴,或过食辛热灼伤津血,或久病伤精耗阴,血海枯竭而致经闭。

(4)气滞血瘀:七情内伤,肝气郁结,血行不畅,瘀阻冲任,经水阻隔不行,故致经闭。

(5)寒气凝滞:经产之时,调摄不利,感受风冷寒邪;或内伤生冷,胞宫失温,血为寒凝运行不畅而致经闭不行。

(6)痰湿阻滞:肥胖之人,多痰多湿,痰湿壅阻经隧;或脾运失职,聚湿生痰,痰湿阻滞冲任,胞脉闭阻而经水不行。

(7)热灼冲任:本型系因热盛而阴伤,实多虚少。多由素体阳盛内热,或过食辛热动火之品,或感受邪热,热邪煎熬阴血，以致阴血亏虚，瘀热阻脉而成经闭。

(8)肾气不足：月经之潮汛必赖肾之阳气鼓动。肾气先天不足，或遇后天损伤，肾气鼓动无能，故经闭不行。本型常是年轻少女闭经的主要原因，其病机之关键在于肾气未盛，精气未裕，经血无以化生而为病，故在病因病机中单独强调，以兹与各年龄阶段妇女均易患肝肾不足型闭经相区别。

4. 闭经病人怎样选用中成药

中成药具有疗效可靠，服用方便，经济实惠等优点，但在中成药的选择上也要辨证施药。患者可以参考本节内有关条目介绍的内容，自行选用或在医生指导下使用中成药调治。常用市售治疗闭经的中成药有以下几种(按说明书服用)：

(1)人参养荣丸：适用于气血不足型闭经者。

(2)八珍益母丸：适用于气血不足型闭经者。

(3)人参归脾丸：适用于心脾不足型闭经者。

(4)七制香附丸：适用于气滞血瘀型闭经者。

(5)通经甘露丸：适用于瘀血阻滞型闭经者。

(6)当归丸：适用于血虚血瘀型闭经者。

(7)艾附暖宫丸：适用于阳虚寒凝型闭经者。

(8)知柏地黄丸：适用于阴虚火旺型闭经者。

(9)百合固金丸：适用于肺肾阴虚型闭经者。

(10)金匮肾气丸：适用于肾气不足型闭经者。

(11)香砂六君子丸：适用于痰湿阻滞型闭经者。

5. 治疗闭经的简便药方有哪些

(1)泽兰30克,当归、白芍各20克,甘草6克。共为细末,每服10克,日服2次,水冲服。

(2)当归15克,益母草30克。以水1 000毫升,水煎45～60分钟,取汁400毫升,分早、晚饭后服用,每日1剂。适用于血虚血瘀型闭经者。

(3)香附30克,丹参15克,茜草10克。以水1 000毫升,水煎45～60分钟,取汁400毫升,分早、晚饭后服用,每日1剂。适用于气滞血瘀型闭经者。

(4)川芎、三棱、莪术各等份,共为末,贮瓶备用。每次取15克,以黄酒调后敷脐,隔日换药1次。适用于瘀阻冲任型闭经者。

(5)车前子、茜草、香附各15克。以水1 000毫升,水煎45～60分钟,取汁400毫升,分早、晚饭后服用,每日1剂。适用于痰湿阻滞型闭经者。

(6)紫河车粉6克,开水冲服,每日2次。适用于精血不足型闭经者。

(7)百合30克,丹参15克,泽兰10克。以水1 000毫升,水煎45～60分钟,取汁400毫升,分早、晚饭后服用,每日1剂。适用于阴虚血枯型闭经者。

(8)淫羊藿、仙茅各10克,菟丝子、枸杞子各15克。以水1 000毫升,水煎45～60分钟,取汁400毫升,分早、晚饭后服用,每日1剂。适用于肾气不足型闭经者。

6. 如何用饮食疗法调治闭经

饮食疗法调治闭经的优势颇大，兹举出几则食疗处方，供闭经患者参考。

(1)鳖1只，鸡1只。煮熟食用。适用于肝肾不足型闭经者。

(2)枸杞子30克，兔肉250克。共煮汤，调味服食。适用于肝肾不足型闭经者。

(3)当归、黄芪各30克，生姜60克，羊肉250克。煮熟食用。适用于气血不足型闭经者。

(4)老母鸡1只，木耳30克，大枣15枚。用水煮熟后调味服食。适用于气血不足型闭经者。

(5)红花9克，黑豆90克，红糖60克。以水1000毫升，水煎45～60分钟，取汁400毫升，分早、晚饭后服用，每日1剂。适用于肾虚血瘀型闭经者。

(6)益母草30克，青皮、陈皮各15克，红糖适量。以水1000毫升，水煎45～60分钟，取汁400毫升，分早、晚饭后服用，每日1剂。适用于气滞血瘀型闭经者。

(7)益母草30克，红糖适量。以水1000毫升，水煎45～60分钟，取汁400毫升，分早、晚饭后服用，每日1剂。适用于血瘀型闭经者。

(8)艾叶15克，生姜、川芎各10克，鸡蛋2枚。煮熟食鸡蛋并服汤。适用于寒凝冲任型闭经者。

(9)薏苡仁30克，炒扁豆、山楂各15克，粳米60克。煮粥食用。适用于痰湿阻滞型闭经者。

(10)淫羊藿、巴戟天各50克,黄酒1 000毫升。同煮数沸,滤去渣,每服30毫升,日服2～3次。适用于肾阳不足型闭经者。

(九)月经稀发

1. 什么叫月经稀发,应如何对待

月经稀发是指月经周期后延,不能按期来潮,有学者认为月经周期在36日至6个月者为月经稀发。本病的形成原因可能是卵泡发育迟缓,以致迟迟不能达至成熟阶段。其中有些患者可以是稀发排卵,从基础体温(BBT)记录可发现每隔40余天或2～3个月排1次卵,这时月经仍有排卵性月经,月经虽稀,但其量及持续时间仍可正常。另外一种情况是卵泡发育受阻,未达充分成熟阶段前即退化闭锁,而引起无排卵月经,经量可多可少,也可淋漓不断,BBT记录显示为单相型。

稀发排卵引起的月经稀发常常会使怀孕的概率减少。如果患者希望生育,则应用促排卵药物治疗以促进生育。若不要求生育,周期时间不长于2个月者,可不必治疗,但仍需要避孕。如为无排卵性稀发月经则更需要应用促排卵药物促进生育,不要求生育者则每1～2个月肌内注射黄体酮3天,使子宫内膜脱落出血一次,以预防子宫内膜增生。由此可见,月经稀发患者应该到医院检查,然后根据不同情况进行治疗。

对于一贯月经按月来潮,突然有一次月经后延又有出血者,更应及时进行检查,因为有可能是异常妊娠所致,必须及早查明原因,以免延误病情。

2. 中医学分析月经稀发的病因病机是什么

本病应与闭经相鉴别,本病是在不用药物的情况下月经能够自至,而闭经则是在应用药物诱导后方可来潮。本病多责之于先天不足,肾虚精亏,或脾虚失养,或痰湿阻滞,寒凝冲任。

(1)肾虚精亏:肾为先天之本,月经之潮汛必赖肾气鼓动。先天不足,或房劳伤肾,久病损伤,肾精失充,胞脉失于充养,冲任之脉不能以时通盛,而致月经稀发。

(2)脾气亏虚:脾为后天之本,气血生化之源。素禀脾虚,或饮食劳倦,忧思伤脾,致气血生化不足,冲任失养,血海不能按时满盈,遂成月经稀发。

(3)痰湿阻滞:素体痰温内蕴,或饮食劳倦损伤脾气,脾虚失运,水温内停,湿聚为痰,阻滞胞脉,气血运行受阻,血海不能满溢而为病。

(4)寒凝冲任:经期过食生冷,或冒雨涉水,或因调摄不利等,寒邪侵袭胞宫,凝阻血脉,气血运行不利而发此病。

3. 治疗月经稀发有哪些中成药

(1)苁蓉补肾丸:适用于肾虚精亏型月经稀发者。

(2)六味地黄丸:适用于肾阴不足型月经稀发者。

(3)金匮肾气丸:适用于肾阳不足型月经稀发者。

(4)人参归脾丸:适用于脾虚气弱型月经稀发者。

(5)妇科养荣丸:适用于气血不足型月经稀发者。

(6)六君子丸:适用于痰湿阻滞型月经稀发者。

(7)女宝:适用于寒凝冲任而气血不足型月经稀发者。

(8)艾附暖宫丸:适用于寒凝冲任虚证月经稀发者。

(9)少腹逐瘀丸:适用于寒凝冲任实证月经稀发者。

4. 治疗月经稀发有哪些简便验方

(1)紫河车粉,每次 6 克,水冲服,日服 2～3 次。适用于肾虚精亏型月经稀发者。

(2)仙茅、淫羊藿、续断、肉苁蓉各 10 克。以水 1 000 毫升,水煎 45～60 分钟,取汁 400 毫升,分早、晚饭后服用,每日 1 剂。适用于肾阳不足型月经稀发者。

(3)女贞子、茺蔚子、枸杞子、墨旱莲各 15 克。以水 1 000毫升,水煎 45～60 分钟,取汁 400 毫升,分早、晚饭后服用,每日 1 剂。适用于肾阴不足型月经稀发者。

(4)苍术、白术各 12 克,陈皮、香附、山楂、羌活、川芎各 10 克。以水 1 000 毫升,水煎 45～60 分钟,取汁 400 毫升,分早、晚饭后服用,每日 1 剂。适用于痰湿阻滞型月经稀发者。

(5)黄芪 30 克,党参、龙眼肉各 15 克,鸡血藤、丹参各 20 克。以水 1 000 毫升,水煎 45～60 分钟,取汁 400 毫升,分早、晚饭后服用,每日 1 剂。适用于气血不足型月经稀发者。

（6）炮附子、红花各 6 克，小茴香、乌药各 12 克。以水 1 000毫升，水煎 45～60 分钟，取汁 400 毫升，分早、晚饭后服用，每日 1 剂。适用于寒凝冲任型月经稀发者。

5. 月经稀发有哪些饮食疗法

（1）枸杞子 15 克，覆盆子 10 克。水煎取汁，代茶饮。适用于肾虚精亏型月经稀发者。

（2）鳖 1 只，白鸽 1 只，枸杞子、核桃仁各 20 克。煮熟后食肉喝汤。适用于肾虚精亏型月经稀发者。

（3）人参 6 克，红花 3 克。取沸水适量，浸泡半小时以上，每日不计次数，代茶饮。适用于脾虚血瘀型月经稀发者。

（4）黄芪 30 克，当归、生姜各 10 克，羊肉 200 克。炖熟后食肉喝汤。适用于脾虚血亏型月经稀发者。

（5）小茴香、生姜各 15 克，红糖 60 克，黄酒 500 毫升。煮数沸后贮瓶备用，每服 30 毫升，日服 2～3 次。适用于寒凝冲任型月经稀发者。

（6）川芎、艾叶各 15 克。煮鸡蛋食用并喝汤。适用于寒凝冲任而有瘀之月经稀发者。

（7）陈皮 30 克，茯苓 12 克。取沸水适量，浸泡半小时以上，每日不计次数，代茶饮。适用于痰湿阻滞型月经稀发者。

（8）薏苡仁、山药、扁豆、山楂各 30 克，粳米 200 克。煮粥食用。适用于痰湿阻滞型月经稀发者。

（9）淫羊藿、仙茅、枸杞子各 15 克，黄酒 500 毫升。煮数沸后贮瓶备用，每服 30 毫升，日服 2～3 次。适用于肾阳不足型月经稀发者。

6. 月经稀发有哪些针灸疗法

(1)体穴：中极、关元、血海、三阴交、足三里、阳陵泉、命门、脾俞、肾俞、气海。每次取 3～4 穴针刺，或配用艾灸，也可以指代针，每天按摩以上穴位。

(2)耳穴：子宫、卵巢、内分泌、肾、脾、交感、肾上腺、脑、腹。每次取 2～3 穴埋针治疗。

(十)高泌乳素血症型闭经

1. 高泌乳素血症为何会引起闭经

泌乳素(PRL)是垂体分泌的一种激素，它的主要功能是参与促使乳房的发育及乳汁的生成。正常情况下，下丘脑生成一种多巴胺物质，它能抑制垂体 PRL 的分泌，使血 PRL 浓度不致过高。当某些情况引起多巴胺对垂体的抑制影响减弱时(如垂体 PRL 瘤)，服用甲氧氯普胺(灭吐灵)、多潘立酮(吗丁啉)、利舍平或氯丙嗪等镇静药时；或乳腺、胸壁的疾病及刺激时，垂体 PRL 分泌过度，即可引起高 PRL 血症。血内 PRL 过高时，卵泡的发育受到抑制，故出现闭经。但有时也可表现为其他类型的月经紊乱。

除此以外，患者还常常有乳汁分泌，哺乳期妇女断奶半年后泌乳仍不停止，未婚未孕的妇女也可在医生检查挤压乳房时，有乳汁流出。如果是垂体瘤引起，瘤体又较大时，还可出现视力下降、视野缺损、头痛等症状。

2. 怎样才能明确泌乳及高泌乳素血症的病因

首先是做头部蝶鞍区的影像学检查，如断层摄片、CT及MRI。根据这些检查，可了解是否有垂体瘤及瘤体的大小。当然，患者应将自己经常服用什么药，有无乳房、胸壁的疾病或手术史告诉医生。另外，甲状腺功能低减时也会出现本症，医生在查血PRL的同时，可能还要求做甲状腺功能的检查。

这些病因中最重要的当然是垂体PRL瘤。垂体PRL瘤是一种良性肿瘤。多数瘤体也很小，其生长发展极慢或几乎不长大。

3. 现代医学怎样治疗高泌乳素血症

在20世纪70年代，医生们曾希望通过开颅或经鼻手术切除肿瘤，甚至术后加放射治疗以根治之。但是，后来的观察发现，大多数患者手术后仍有高泌乳血症及闭经泌乳，并未能治愈。不仅如此，手术及放射治疗可能还损伤正常垂体组织，引起一些新的症状。目前的治疗趋势是采用溴隐亭治疗，不必手术。

近几年，有大量报道运用中医药治疗PRL血症及因此而引起的闭经，临床疗效尚属满意，而且还可以避免溴隐亭治疗的不良反应。

4. 高泌乳素血症所致闭经如何用溴隐亭治疗

溴隐亭是一种类多巴胺的麦角类制剂，它能抑制垂体分泌泌乳素(PRL)，并能抑制垂体 PRL 瘤细胞生长、增殖，使其退化，从而使瘤体缩小。服药后血 PRL 水平可下降至正常，CT 或 MRI 检查可见瘤体缩小，患者可感到白带增多，月经来潮，基础体温(BBT)出现双相体温。上述效果的出现可早至服药后 1 个月，也有出现较迟者。

至今为止，溴隐亭仍依靠国外进口，价格较贵。但对本症确有特效，仍值得服用。一般用量为每日 2～3 次，每次 1 片。此药可能对胃肠道有些刺激作用，少数患者在服药初期会感到恶心、便秘、呕吐等，还可能引起头晕、心慌，改变体位时血压降低等，但慢慢能自然适应，因此开始服药时必须从每日半片起始，随餐同服，2～3 日后若无不适，则再加半片，即早晚各半片，再观察 2～3 日，仍能耐受，则加至早、中、晚各半片。以此类推，每 2～3 日为一个台阶，逐步加足量，然后维持。若不良反应较大，可延缓加量的速度。仅约 3%的患者不能耐受而被迫停药。

服药期间，应测 BBT。按照医生嘱咐，定期复查血 PRL 水平，各种临床表现及蝶鞍 CT，以决定剂量的增减。服药不能间断，因为停药可使血 PRL 浓度又重新升高，疗效消失，在 BBT 上升期应及时性交，争取妊娠。一旦肯定怀孕后应停服溴隐亭，并按医生嘱咐定期复查，了解胚胎发育状况。

服溴隐亭后怀孕对胎儿有无不良影响是患者十分关心

的问题。从有关资料介绍和我们使用的情况看，本药对胎儿无不良影响，不仅流产率、畸胎率都不比正常人群高，而且胎儿生长、发育、智力也都正常。

服溴隐亭怀孕分娩后，高PRL血症或垂体瘤是否就痊愈了，这也是患者非常关心的一个问题。从临床实际来看，患者通过服用溴隐亭虽然已经怀孕并分娩，但是垂体瘤不一定能够消失。比较正确的方法是，当高泌乳素(PRL)血症性闭经患者产后，在孩子断奶后半年，应去医院复查。若血PRL仍高，仍然闭经，则应再次服溴隐亭，使月经恢复。此时应采取避孕措施(工具避孕较好，因为避孕药也有升高血PRL水平的作用，不宜选用)，以免再孕。

溴隐亭价格很贵，长期服用一般患者也许承受不起。就高PRL血症能否自然痊愈，不服药是否安全的问题在这里向患者作一个简单的解释。有研究资料报道，垂体PRL瘤中，7%～11%可自然痊愈，4%～11%瘤体会增大。因此，若在医生指导下每隔半年至一年复查一次，一旦出现瘤体增大再服药也未尝不可。如果有条件还应争取服药，因为长期闭经易使妇女骨骼中骨量丢失加速，而引起骨质疏松症。服药时也应按照医生嘱咐定期复查血PRL水平，若血PRL水平已正常，也有月经来潮，则可逐步将溴隐亭用量减少到最低维持量，甚至可试停用观察。这样既收到疗效，也节约了药费开支。在我们的经验中，有一些患者仅每日或隔日服药半片即足以维持月经来潮。

究竟需服多久，需视每人病情发展情况决定。溴隐亭使PRL瘤退化后，CT检查常表现为空泡蝶鞍。这种退化改变维持长时间后,也可能不再复生,此时即可停药而痊愈。但多数患者停药后又闭经,只能用小剂量溴隐亭维持。病人维持量的确定要因人而异,从我们治疗的病人当中看,有的人仅隔日服半片即能按时月经来潮,有的人每天服用 1 片也仍不能按时行经,这就需要医患之间密切合作,经常交流一下用药后的反应与表现,以作为正确使用溴隐亭提供一些参考依据。

5. 中医学是怎样认识溢乳闭经的

溢乳闭经即高泌乳素血症型闭经。闭经伴有溢乳及生殖系统萎缩者,称为“溢乳闭经”,又称为“闭经泌乳综合征”。溢出乳汁有的如清水,有的如浓乳,有的挤之方溢,有的不挤自出,月经往往是由稀发渐至闭经。

现代医学认为,本病是由于卵巢功能低下所引起,也可由药物或产后、断乳后内分泌紊乱及肿瘤而引起。中医学认为,本病多由肝肾不足,督脉空虚,气血两虚,阴虚胃燥,肝郁气逆所致。

(1)肝肾不足:素体肝肾不足,又因房劳产育,失血过多,长期哺乳等,致使肝肾愈加精亏血少,督脉空虚,冲任失养,上不能固摄乳汁,下不能充养胞宫而形成本病。

(2)气血两虚:素体脾虚气弱,产时又耗阴血,或因长期哺乳等,致使气血两虚,上不能固摄乳汁,下不能充养胞脉,血海不能满盈而为病。

(3)阴虚胃燥:素体阴虚内燥,胃阴不足,再加产后失血,哺乳等更耗阴津。阴虚生内热,乳房属阳明胃经,热迫阳明而乳汁外溢，阴津亏虚则冲任失养而致经闭不行。

（4）肝郁气逆：情志不遂，引起肝气郁结，肝失疏泄条达之性，则其经脉循行之处出现病变。乳头属肝，肝气上逆则溢乳；肝郁气滞则血脉阻滞而经闭。

6. 治疗溢乳闭经的中成药有哪些

（1）六味地黄丸：适用于肝肾阴虚型溢乳闭经者。

（2）八珍益母丸：适用于气血不足型溢乳闭经者。

（3）乌鸡白凤丸：适用于气血亏虚，阴精不足型溢乳闭经者。

（4）凉膈散：适用于阳明热盛型溢乳闭经者。

（5）四逆散：适用于肝郁气逆型溢乳闭经者。

（6）逍遥丸：适用于肝郁脾虚型溢乳闭经者。

7. 用于溢乳闭经的简便验方有哪些

（1）党参 60 克，鸡血藤 30 克。以水 1 000 毫升，水煎 45～60 分钟，取汁 400 毫升，分早、晚饭后服用，每日 1 剂。适用于气血不足者。

（2）黄芪、丹参各 30 克，川牛膝 15 克。以水 1 000 毫升，水煎 45～60 分钟，取汁 400 毫升，分早、晚饭后服用，每日 1 剂。适用于气血不足者。

（3）枸杞子、墨旱莲各 30 克，当归、泽兰各 15 克。以水 1 000 毫升，水煎 45～60 分钟，取汁 400 毫升，分早、晚饭后服用，每日 1 剂。适用于肝肾不足者。

（4）枸杞子 24 克，龟甲、玄参各 15 克，川牛膝 10 克。以水 1 000 毫升,水煎 45～60 分钟,取汁 400 毫升,分早、晚饭后服用,每日 1 剂。适用于肝肾不足者。

(5)石斛 24 克,天冬、麦冬各 15 克,地骨皮 10 克。以水 1 000 毫升,水煎 45～60 分钟,取汁 400 毫升,分早、晚饭后服用,每日 1 剂。适用于阴虚胃燥者。

(6)青皮、陈皮、莪术各 10 克,白芍 15 克,当归 12 克。以水 1 000 毫升,水煎 45～60 分钟,取汁 400 毫升,分早、晚饭后服用,每日 1 剂。适用于肝郁气逆者。

(7)丝瓜络、茜草、川芎各 60 克。共为细末,每服 6 克,每日服 3 次。适用于气血郁滞者。

8. 溢乳闭经有哪些饮食疗法

(1)黄芪 20 克,当归、生姜各 10 克,羊肉 150 克。做汤食用。适用于气血不足型溢乳闭经者。

(2)枸杞子 20 克,肉苁蓉、墨旱莲各 15 克,冰糖 60 克。以水 1 000 毫升,水煎 45～60 分钟,取汁 400 毫升,分早、晚饭后服用,每日 1 剂。适用肝肾不足型溢乳闭经者。

(3)补骨脂、鹿角霜、川牛膝、红花各 30 克,黄酒 2 000 毫升。煮数沸后去渣,每服 30 毫升,每日 2～3 次。适用于脾肾不足,肝血亏虚型溢乳闭经者。

(4)青皮、陈皮各 50 克。取沸水适量,浸泡半小时以上,每日不计次数,代茶饮。适用于肝郁气逆型溢乳闭经者。

(5)麦冬、玄参各 15 克,冰糖 30 克。取沸水适量,浸泡半小时以上,每日不计次数,代茶饮。适用于阴虚胃燥型溢乳闭经者。

(6)益母草 60 克,鸡蛋 6 枚。煮熟后鸡蛋去皮,再煮 30 分钟。每次吃鸡蛋 2 枚,并饮汤适量。适用于伴有血瘀溢乳型闭经者。

(十一)经行骤止

1. 经行骤止是怎样形成的

妇女在经行期间,大多在月经期的第一、二天,月经突然停止不行,或经量由多骤然减少至点滴而下者,称为"经行骤止"。有不少患者因此而成为"闭经"。

本病的发生多因经行之际生活起居不慎而致,与热、寒、瘀、气滞密切相关。

(1)热入血室:妇女行经期间感受外邪,邪热乘虚入侵血室,与经血相搏,致使经止不行。

(2)寒凝冲任:妇女经行期间,过食生冷或寒凉药物,或冒雨、涉水、居处寒湿等,寒邪乘虚侵入冲任,凝滞气血,使经血骤止。

(3)肝气郁结:情志不遂,肝气抑郁,气结血瘀,导致阴血不得下行而致经血骤止。

(4)瘀血阻脉:月经期起居不慎,寒凝胞宫,血凝阻脉,经血突止而不行。

2. 经行骤止可用哪些中成药治疗

发生本病以后,不必过于紧张,首先辨明病因而后可酌情选用下列简便易行的治疗方法。

(1)小柴胡丸:适用于热入血室型经行骤止者。

(2)温经丸:适用于寒凝冲任型经行骤止者。

(3)调经活血片:适用于气滞血瘀型经行骤止者。

(4)七制香附丸;适用于气郁血虚型经行骤止者。

(5)十二温经丸:适用于寒凝血瘀型经行骤止者。

3. 用于经行骤止的简便验方有哪些

(1)小茴香、艾叶各12克,香附、莪术、川牛膝、淫羊藿各10克,红花6克。以水1 000毫升,水煎45～60分钟,取汁400毫升,分早、晚饭后服用,每日1剂。适用于寒凝冲任经行骤止者。

(2)小茴香15克,生姜20克,鸡血藤12克。以水1 000毫升,水煎45～60分钟,取汁400毫升,分早、晚饭后服用,每日1剂。

(3)大青盐500克,川椒、小茴香、莪术各30克。炒热后熨小腹部。适用于寒凝血瘀经行骤止者。

(4)益母草30克,香附15克,荔枝核12克,川芎、当归、桃仁、红花、枳实各10克。以水1 000毫升,水煎45～60分钟,取汁400毫升,分早、晚饭后服用,每日1剂。适用于气滞血瘀经行骤止者。

(5)柴胡、香附、莪术、白芍各10克,青皮、陈皮各12克,甘草6克。以水1 000毫升,水煎45～60分钟,取汁400毫升,分早、晚饭后服用,每日1剂。适用于肝郁气滞经行骤止者。

4. 经行骤止有哪些饮食疗法

(1)益母草 60 克,红糖 30 克。取沸水适量,浸泡半小时以上,每日不计次数,代茶饮。适用于血瘀阻滞型经行骤止者。

(2)生姜 15 克,大枣 10 枚,红糖适量。取沸水适量,浸泡半小时以上,每日不计次数,代茶饮。适用于寒凝冲任型经行骤止者。

(3)当归 30 克,生姜 20 克,肉桂、大茴香各 3 克,羊肉 200 克。炖熟后食肉喝汤。适用于寒凝冲任型经行骤止者。

(4)小茴香 30 克,生姜 20 克,肉桂 15 克,黄酒 1 000 毫升。煮数沸后去渣,每服 20～30 毫升,日服 2～3 次。适用于寒凝冲任型经行骤止者。

(5)柴胡、郁金、青皮、陈皮各 10 克。煎煮后放入红糖适量,代茶饮。适用于肝郁气滞型经行骤止者。

(6)香附 20 克,川芎 15 克,黄酒 500 毫升。煮熟沸后去渣,每服 20～30 毫升,日服 2～3 次。适用于气滞血瘀型经行骤止者。

(十二)席汉综合征

1. 什么是席汉综合征

席汉综合征是因为产后大出血、休克,引起脑垂体缺血、坏死,以致卵巢功能减退,日后阴道分泌物减少而干涩,腋毛、阴毛脱落而稀少，乳房萎缩，泌乳不足或无乳，性欲减退，经闭不行；神疲乏力，记忆力减退，表情淡漠，喜静怕扰，畏寒肢冷，形体羸瘦，面色无泽；子宫萎缩，继发闭经等一系列极度衰弱的综合症状。中医学认为，本病多是由于产时失血过多，造成血虚失养，肾气亏损，肾主生殖功能衰退，以致任脉不通，太冲脉衰少而致闭经不行。

本病的病理实质乃气血虚极，肾气亏耗，故治疗须始终围绕益肾填精，补气养血的总原则。

2. 治疗席汉综合征有哪些中成药

(1)全鹿丸：适用于肾虚精亏者。

(2)参茸卫生丸：适用于肾虚精亏者。

(3)六味地黄丸：适用于肝肾不足者。

(4)五子衍宗丸：适用于肾阳不足者。

(5)胎盘片：适用于精血不足者。

(6)人参归脾丸：适用于气血不足者。

(7)薯蓣丸：适用于兼有风邪者。

3. 治疗席汉综合征有哪些简便验方

(1)紫河车粉 6 克，水冲服，每日 3 次。适用于肾精亏虚者。

(2)枸杞子、淫羊藿、肉苁蓉各 12 克。以水 1 000 毫升，水煎 45～60 分钟，取汁 400 毫升，分早、晚饭后服用，每日 1 剂。适用于肾气不足者。

(3)当归 20 克，益母草 30 克，丹参 15 克。以水 1 000 毫升，水煎45～60分钟，取汁400毫升，分早、晚饭后服用，每日1剂。适用于血虚而有瘀者。

(4)黄芪50克，当归30克，茜草20克，肉桂6克。以水1 000毫升，水煎45～60分钟，取汁400毫升，分早、晚饭后服用，每日1剂。适用于气血不足者。

4. 席汉综合征有哪些饮食疗法

(1)淫羊藿、肉苁蓉、熟地黄各50克，黄酒1 500毫升。煮数沸后去渣，每服30～50毫升，每日2～3次。适用于肾阳不足者。

(2)枸杞子30克，取沸水适量，浸泡半小时以上，每日不计次数，代茶饮。适用于肾精不足者。

(3)人参10克，取沸水适量，浸泡半小时以上，每日不计次数，代茶饮。适用于气虚明显者。

(4)黄芪、黑豆各50克，肉桂10克，生鸡1只。煮熟后食肉喝汤。适用于肾气虚者。

(5)鸡血藤15克，猪瘦肉150克。两味共炖，加入适量调味品，食肉喝汤，每日1次，5日为1个疗程。适用于血虚明显者。

(6)丹参50克，黄芪75克，母鸡1只。炖鸡时放入此两味中药。以喝汤为主。适用于气血俱虚者。

（十三）痛经

1. 什么是痛经

痛经是指妇女在月经前后或月经期，出现下腹部痉挛性或持续性疼痛、坠痛、腰背部酸痛及下腹及肛门不适等一系列症状。痛经表现轻者常被忽略，往往不能引起人们注意，但当痛经较为严重时，可以影响正常生活与工作，甚至除疼痛外，还常伴有恶心、呕吐、腹泻等症状，多数情况下，需要药物治疗控制症状，此时常引起人们重视。

2. 痛经有哪些类型

痛经一般分为原发性痛经与继发性痛经两类。

原发性痛经又称为功能性痛经，即未发现患者生殖器官有任何器质性病变，但因某些原因而造成痛经发生。最常见于 25 岁以下未婚未产的妇女，月经初潮排卵周期建立后才出现的痛经。

继发性痛经又称为器质性痛经，主要指因妇女生殖器官发生器质性病变而产生的痛经。最常引起继发性痛经发生的妇科疾病有：子宫内膜异位症、子宫肌腺症、子宫黏膜下肌瘤、子宫颈内口或宫腔粘连、颈管狭窄、生殖道畸形、放置避孕环及盆腔炎等。

原发性痛经与继发性痛经有时很难明确区分。如原发性痛经患者，数年后又因合并有生殖器官病变而使痛经加重，此时很难判定疼痛是由原发性痛经还是继发性痛经引起。也有另外一种情况，即原本诊为原发性痛经患者，实际患有较轻度的子宫内膜异位症，当以腹腔镜检查时，方明确了疾病而随即诊断为继发性痛经。

总之，原发性痛经与继发性痛经仅仅是痛经的两个类型，两者之间有时很难从临床做出准确的鉴别。

3. 原发性痛经与哪些因素有关

(1)月经初潮发生的早晚：有调查资料证实，原发性痛经程度与月经初潮年龄有明显的相关性。初潮年龄早者痛经发生率较高，同时痛经表现的程度也更为严重。

(2)婚姻及生育情况：到目前为止，对于原发性痛经与婚姻之间的关系，仍存在两种观点。大多数人的观点认为婚姻与原发性痛经发生并不存在相关性；但亦有少数人认为婚姻与原发性痛经之间存在一定关系，不少女患者在婚后痛经有所缓解。两种观点均需大量临床研究加以证实。

(3)其他：可能与经期过度劳累、紧张、寒冷及过敏体质有关。

4. 继发性痛经与哪些因素有关

(1)经期、孕期、产褥期自身卫生不够好；过早开始性生活；性伴侣人数多(性开放后)，引起炎症。

(2)反复的人工流产手术或宫腔操作，引起粘连炎症。

(3)继发性痛经与工具避孕间存在一定关系，尤其是宫内节育器——避孕环的安放，常常可以加重痛经的程度，这可能是宫内节育器放置后，子宫内膜组织前列腺素生成量增高，导致痛经加重。而避孕药内含有孕激素，孕激素有使子宫平滑肌松弛的作用，故可减轻因痉挛产生的疼痛症状。口服避孕药则会降低原发性痛经的发生率及痛经的程度。

(4)月经周期及经期长短的影响。一般痛经的严重程度并不受月经周期长短的影响，但由于痛经本身表现为经期腹痛，故若经期时间较长者往往疼痛持续的时间也长，这在子宫内膜异位症患者中表现最为突出。

(5)有人报道肥胖者可能较易发生痛经。也有报道吸烟者痛经程度往往较非吸烟者严重，而且痛经程度常随吸烟量的增加而增加，这可能是因为吸烟常会造成血管收缩而导致缺血产生疼痛的缘故。

5. 现代医学怎样治疗原发性痛经

(1)一般治疗：首先劝导患者消除恐惧心理、摒弃思想压力，积极去除病因，注意起居调摄，尤其是在月经期更要注意避免剧烈活动，饮食生冷、精神刺激、夫妻生活等。

(2)解痉镇痛药物治疗：这是临床上能够应急的见效迅速的治疗措施。对于一般疼痛较轻者，可适量选用吲哚美辛、索米痛片(去痛片)、颠茄片、元胡止痛片、阿托品等。对个别痛势严重者可考虑使用可待因、哌替啶等药。

(3)对抗前列腺素类药物治疗：随着现代医学对痛经研究的逐步深入，在痛经的治疗方面通过使用对前列腺素有对抗作用的药物，取得了可喜的效果。常用的药物有吲哚美辛、苄达明(炎痛静)，以及邻氨苯甲酸类药物(如氟芬那酸、甲芬那酸等)。以上这些药物能阻止前列腺的合成,并有拮抗前列腺素的作用。另外,有人利用口服避孕药治疗痛经,也有较好的治疗效果。

(4)内分泌激素治疗

①雌激素。雌激素制剂的种类很多,有天然雌激素(甾体类激素)和非甾体类激素,有长效、短效等。常被临床使用的主要是人工合成雌激素——己烯雌酚,可自月经来潮后第五日开始,每天服用0.5～1毫克,20日为1个疗程。连用2～3个月经周期。主要适用于子宫发育不良的痛经患者。

②孕激素。妇女在不同的生理时期,孕激素的来源也不同。在月经前半期主要来自肾上腺,排卵后黄体产生较多的孕激素,妊娠期除黄体继续产生孕激素外,更主要的来源于胎盘。一般每日口服炔孕酮(妊娠素)60毫克,分2～3次服。从经前第五日开始服药,至行经后1～2日停药;也可在月经来潮后的第21日开始肌内注射黄体酮,每日20毫克,连用5日。通过补充孕激素,使雌激素与孕激素重新恢复平衡,使月经期的子宫内膜得以按正常变成碎片状剥脱。此类激素主要适用于治疗膜样痛经。

③避孕药。避孕药可使体内激素水平发生变化,导致抑制排卵,改变子宫颈黏液性状及子宫内膜的周期。可于月经周期的第五日开始,每日一次口服短效避孕药,连服20～22天,服用2～3个月经周期后可考虑停药。

(5)手术治疗:

①扩张宫颈及刮宫术。对于宫颈管狭窄的患者,用器械扩大以后可有利于经血顺利排出,以减轻或缓解疼痛。这一

手术特别适用于已婚不孕的痛经患者，因同时可将所取子宫内膜进行病理检查，借以了解卵巢功能情况及内膜有无器质性病变。据统计约有 1/4 的病例可获痊愈。

②子宫悬吊手术。子宫后倾后屈，经采取一些治疗措施而效果不满意者，可行子宫悬吊术。纠正子宫位置后，有利于经血流通，从而缓解疼痛。特别是一些婚后不孕的子宫后倾后屈患者，采用子宫悬吊术，有助于怀孕。

③骶前神经切除术。本手术的有效率不是很高，而且术后容易引起月经过多，故很少有采用本法治疗者。

6. 现代医学怎样治疗器质性痛经

器质性痛经绝大多数是继发性痛经，能导致器质性痛经的常见因素是慢性盆腔炎、盆腔结核、子宫内膜异位症等。

(1)慢性盆腔炎：慢性盆腔炎所致痛经的治疗，首先要注意休息，讲究卫生，改善营养，加强锻炼，树立彻底治疗疾病的信心。常采用的治疗措施有：

①全身用药。主要的是使用抗生素，在使用抗生素的同时加用肾上腺皮质激素可增强疗效。还可以用胎盘组织液或胎盘球蛋白等肌内注射，以提高机体抗病能力，促进局部炎症吸收。另外，使用孕激素（如黄体酮、甲羟孕酮等药）也有一定疗效。

②局部用药。慢性盆腔炎由于长期炎症刺激，器官周围易于出现粘连，抗菌药物不易进入病变组织，而局部用药则可有效地弥补全身用药的这一不足，可以将已选定的药物进行侧穹隆封闭、宫腔注射等。

③物理治疗。理疗的方法与种类很多,如超短波、远红外、音频等,这些治疗措施可促进血液循环,缓解组织粘连,改善局部营养,有利于炎症消散。

④手术治疗。手术治疗应根据具体情况,严格掌握适应证,酌情实行子宫及双侧附件切除术。本治疗方法主要适用于年龄在40岁以上,已无生育要求,并且病程迁延,久治不愈,严重影响工作与学习,妇科检查有较大的炎块或积水,其肿块直径在6厘米以上者。

(2)盆腔结核:盆腔结核亦属于炎性反应,但有它的特异性,治疗一般采用以下措施。

①一般治疗。生殖器官结核与其他器官结核一样,机体抵抗力的强弱对控制疾病的发展,促进病灶的愈合,防止日后复发等,均起着重要作用。所以,患者要注意饮食起居的自我调摄,对因生殖器官结核而引起不孕者,更要注意精神情绪的调节,以提高机体对疾病的抗御能力。

②抗结核药物治疗。抗结核药多为抗生素或合成药,其作用主要在于破坏或干扰结核杆菌的代谢过程,从而抑制其生长、繁殖及毒素的形成。最常用的异烟肼、链霉素、利福霉素类及吡嗪酰胺为杀菌剂,其他如对氨水杨酸、乙胺丁醇等皆属抑菌药。临床上一般坚持联合、规则和全程用药。现在多数主张分强化(1～3个月)和巩固两个阶段治疗。总疗程一般不少于1年。由于生殖器官结核病变具有慢性和复发性倾向,治疗效果随机体反应性、细菌毒力和化学药物作用而异。治疗时间过短,复发率很高,治疗时间过长,结核杆菌就易于形成耐药菌株。为了推迟耐药菌株的产生,提高治疗

效果，在治疗初期可以将链霉素、异烟肼和对氨水杨酸三药联合应用，一般情况下即使有耐药菌株存在，联合用药的办法也会有治疗作用。倘若常用的抗结核药物已产生耐药时，则可应用无耐药性的药物，如利福平、卡那霉素、乙胺丁醇等药物继续治疗。

③手术治疗。手术治疗不是首选的治疗措施，但对于由结核因素造成的急性输卵管积脓、卵巢脓肿等经抗结核药物治疗无效或治疗后又复发者；更年期或更年期以后生殖器结核，但无其他活动性结核者；有继发性感染、盆腔炎症反复发作，盆腔脏器严重受累者；月经血细菌持续阳性或月经过多，久治不愈的结核性子宫内膜炎；久治不愈的结核性瘘管等，可以考虑子宫及附件全部切除术。需要注意的是，术前必须进行抗结核药物治疗，以免因手术致使结核活动及扩散。

(3)子宫内膜异位症：详见子宫内膜异位症章节。

另外，还有不少疾病也可继发形成器质性痛经，其治疗的关键就在于治疗原发疾病，只要治愈了导致诱发痛经的原发病症，其痛经自然会缓解或消失。

7. 中医学分析痛经的病因病机是什么

凡与月经周期有关而出现的以明显下腹部疼痛为主，不论痛在经期、经前、经后，或两次月经之间，有规律的发作，以致影响工作及生活者，均属于“痛经”的范畴。由于子宫内膜异位症，常以月经来潮时出现下腹部胀痛为主要临床表现，故亦将其附于此处介绍。

痛经以青年女性发病率最高，但也有部分中年妇女患痛经者。如果月经刚刚来潮就有周期性腹痛者，称为原发性痛经。如果月经来潮后数月或数年以上，由于种种因素而引起痛经者，称为继发性痛经。倘若在月经来潮的头1～2日，或经行期间有轻微的小腹部坠胀作痛，对工作与生活无任何影响者，可视为生理现象。

痛经的发生常由情志所伤，起居不慎，或六淫为害，或先天禀赋不足等因素，致使冲任、胞宫气血运行不畅，因不通而痛；或致冲任、胞宫失于濡养，因不荣而痛。

(1)气滞血瘀：素多抑郁，或恚怒伤肝，气机郁滞，血行不畅，冲任气血运行受阻，影响经血的正常排泄，故而发生痛经。

(2)阳虚内寒：素禀阳虚，阴寒内生，冲任、胞宫失于温养而凝滞，不得畅通而痛经。

(3)寒湿凝滞：过于贪凉，或生活于潮湿之地，或外伤风冷寒湿，寒湿客于冲任胞宫，以致气血运行不畅而引起痛经。

(4)湿热下注：素有湿热内蕴，湿热流注冲任，阻滞气血运行；或经期、产后感受湿热之邪，稽留于冲任或客居胞中，与经血相搏结而致痛经。

(5)气血亏损：脾虚胃弱，气血化生不足；或大病久病损伤气血，经行气血更虚，冲任、胞宫失于濡养，故而产生痛经。

(6)肝肾虚损：素体肝肾亏虚，或因多产、房劳等损伤肝肾，精亏血少，冲任不足，胞脉失养，经行之后更损精血，冲任胞脉失于濡养而致痛经。

8. 怎样用膳食疗法治疗痛经

膳食治疗,简单地说就是痛经病人应该吃什么饭菜和不适宜吃什么饭菜。痛经病人有不同的证型,食物有四气五味之性,病人在日常生活当中,特别是月经期及其前后,能够科学进食,利用食物的属性来纠正机体的阴阳偏颇,协调脏腑功能,可促进痛经康复。

月经是妇女特殊的生理现象,在这期间要特别注意饮食调节。对痛经病人来说,要避免吃生冷食物,以及大辛大热的食物。否则,经血运行不畅的现象就会更趋向加重,不仅不利于疾病恢复,反而会加重疼痛。可多吃一些具有温通之性的食物,根据不同的证型选用不同气味和属性的饭菜。

(1)气滞血瘀型:可多吃一些具有行气活血作用的食物,如大萝卜、橘子、山楂、丝瓜、桃仁、鸡内金、芹菜、油菜、鲮鱼、墨鱼、花生、茴香等。

(2)寒湿凝滞型:可多吃一些具有祛寒除湿,温经通脉作用的食物,如生姜、大葱、茴香、八角、花椒、高梁、扁豆、韭菜、芥菜、辣椒、荔枝、桃子、栗子、羊肉、鹿肉、鸡肉、狗肉、鲤鱼、鲫鱼、黄鳝、海蛇、胡椒等。

(3)阳虚内寒型:可多吃一些具有温补脾肾,益阳散寒作用的食物,如豆油、胡椒、八角、茴香、韭菜、羊肉、牛肉、狗肉、动物肾、鸽肉、麻雀、草鱼、虾、海马等。

(4)湿热下注型:可多吃一些具有清利下焦湿热作用的食物,如苦瓜、苦菜、马齿苋、车前子、黄瓜、冬瓜、油菜、菠菜、绿豆、苹果、梨、薏苡仁、茶叶、紫菜、赤小豆、黄花菜、蚬等。

(5)气血不足型:可多吃一些具有补气生血作用的食物,如海参、鸡肉、大麦、黑豆、香蕉、枸杞子、龙眼肉、奶、蛋、葡萄、动物肝、章鱼、泥鳅、黄花鱼等。

(6)肝肾亏损型:可多吃一些具有补肝肾作用的食物,如枸杞子、银耳、木耳、椰子、核桃、动物肾、猪髓、牛髓、羊肝、牛筋、鹿尾、鸡肝、鹌鹑、带鱼、甲鱼、干贝、鲍鱼、胎盘、鸭蛋、乌龟等。

9. 怎样用药膳治疗痛经

药膳是用食物辅佐药物而制成的食品,它借助了食物的营养之性,以及药物的性味和治疗作用,起到了进食充饥和治疗疾病的双重作用。药膳治疗痛经就是食物与治疗痛经的药物相配,构成佳美的食品或菜肴供患者食用,从而起到治疗痛经的作用。

痛经患者在用药膳治病时应注意几点:首先,要根据患者的具体证型合理选用药膳,方能起到治疗作用,不然的话反而会加重病情,不利于康复。其次,要掌握用膳的剂量,如果不顾病情变化一味用膳,并以越多越好,过食猛吃,反而会受其害。再次,要根据月经生理特点,分阶段合理安排和制作不同的药膳食用,既体现了中医治病特点,又能使病人不至于吃一种药膳,造成乏味和过量为害。

(1)气滞血瘀型

方1　益母草煮鸡蛋:益母草 60 克,延胡索 20 克,鸡蛋 2 枚。用水同煮,蛋熟后吃蛋喝汤。月经前 3～5 日开始,连用 7 天。

方2　萝卜陈皮粥:白萝卜200克,陈皮20克,面粉及调味品适量。作粥食用。

方3　益母草粥:益母草(鲜品)100克,粳米50克,红糖适量。煮粥食用。

方4　酒糟蛋:鸡蛋6枚,酒糟50克,香附、桃仁、川芎各12克。鸡蛋煮熟后去壳同药一起煮约1小时。月经前3天开始用,早晚各吃鸡蛋1枚,并饮少量汤。

方5　桃仁饼:桃仁50克、鸡内金、陈皮、延胡索各20克。共为细末,同适量面粉烙饼食用。

(2)寒湿凝滞型

方1　当归羊肉汤:当归30克、肉桂、茴香、川椒各10克、羊肉200克。加水同煮,肉熟后加适量调味品,食肉喝汤。经前3～5日开始食用,连用7日。

方2　艾叶茴香蛋:艾叶、大茴香、小茴香各30克,鸡蛋2枚。加水煮,蛋熟后去壳再煮,食蛋。月经前3～5日开始食用,连用1周。

方3　三椒鸡:胡椒、八角、川椒各10克,鸡肉200克,调味品适量。煮熟鸡肉后吃肉喝汤。

(3)阳虚内寒型

方1　桂花猪腰汤:肉桂、花椒各10克,巴戟天6克,猪腰1对,调味品适量。加水同煮,待肉熟后食肉喝汤。

方2　茴香麻雀汤:大茴香、小茴香、砂仁各10克,麻雀2只,调味品适量。加水共同炖汤,食肉喝汤。

方3　附桂乌鸡蛋汤:附子10克,肉桂6克,胡椒5克,乌鸡蛋2枚,葱姜少许。将药煎汤后打入鸡蛋,放盐调味后食用。

(4)湿热下注型

方1　马齿苋粥:干马齿苋30克,大米适量。共煮粥食用。

方2　玉米赤豆粥:薏苡仁、赤小豆各50克,砂仁6克。共煮粥后食用。

方3　鲜藕丝瓜汤:鲜藕、丝瓜、鲜蒲公英、调味品各适量。做汤食用。

方4　鲜肉冬瓜汤:冬瓜500克,河蚌肉250克,黄酒、葱、姜、食盐、味精各适量。炖汤食用。

方5　二草粥:败酱草、车前草(鲜品)各30克,面粉适量。做粥食用。

(5)气血不足型

方1　黄芪桂圆鸡:黄芪、桂圆各60克,延胡索20克,母鸡1只,加水同煮,肉熟后放调料,食肉喝汤。

方2　银耳汤:银耳30克,大枣20枚,猪瘦肉适量。加水煮汤,放调料后食用。

方3　鸡肉炖黄芪阿胶:鸡肉250克,黄芪30克,阿胶15克,葱、姜、食盐各适量,共做汤食用。

方4　归芪羊肉汤:羊肉500克,当归60克,黄芪30克,调味品适量。共作汤食用。

方5　香菇鸽肉汤:香菇30克,鸽子1只,共煮熟后放调味品食用。

(6)肝肾亏损型

方1　枸杞桑葚鸡肉汤:枸杞子、桑葚各20克,鸡肉100

克，调味品适量，共做汤食用。

方 2　女贞炖甲鱼：女贞子 10 克，甲鱼 1 只，调味品适量。女贞子用布包，同甲鱼一同煮，然后放调味品食用。

方 3　白鸽甲鱼汤：白鸽 1 只，甲鱼 50 克，调味品适量，共做汤食用。

10. 怎样用药酒治疗痛经

中医用药酒治疗疾病具有悠久的历史，在《五十二病方》中就有记载。近年来，药酒在临床上的应用更趋广泛，应用药酒治疗痛经也取得了满意疗效。随着社会的发展和中药剂型的改革，药酒将会更被人们所青睐。

(1)病人自己制药酒

①药酒的加工处理。一般来讲，从药店买来的药材大多都已加工成了饮片，将其适当粉碎一下即可。对于较大的皮、根、茎、矿石类、果实类等捣成粗颗粒；叶、草等剪成 2 厘米长的草段即可。

②酒的选择。制取药酒大多宜用 50 度以上的白酒，这个度数的酒便于将药物的有效成分浸出。然而，大多数妇女不喜欢用高度酒，这样的话就可选用黄酒，能胜用白酒者可选用白酒。

③药酒的制取。这里介绍两种制取药酒的方法：一是冷浸法，适用于以白酒制取药酒。将加工好的药材浸入白酒中密封，每日摇动 2 次，3 周后过滤去渣，或再加入适当调味品(如蜂蜜、白糖)即可。二是热浸法，适用于以黄酒制取药酒。将加工好的药材浸入黄酒中，待 2 小时后再隔水加热约 20

分钟，取下后密封浸泡 24 小时，过滤去渣，或再加调味品后即可服用。

(2)药酒治疗痛经的临床运用

[气滞血瘀型]

方 1　丹参祛痛酒：丹参、延胡索各 30 克，川牛膝、红花、郁金各 15 克，酒 500 毫升。冷浸或热浸法制取。月经前 3 日开始服，每日 3 次，每次服 15～20 毫升。

方 2　当归元胡酒：当归、延胡索、没药、红花各 15 克，白酒 1 000 毫升。冷浸法制取。每日 3 次，每次 10～15 毫升，月经前 3 日开始服。

方 3　田七丹参酒：田七 30 克，丹参 60 克，黄酒 500 毫升。热浸法制取。每日 2 次，每次服 20～30 毫升，月经前 3 日开始用。

方 4　山楂荔枝酒：山楂、荔枝核各 50 克，酒 600 毫升。冷浸或热浸法制取。每日 2～3 次，每次 15～20 毫升，经前 3 日开始用。

[寒湿凝滞型]

方 1　茴桂酒：小茴香 30 克，桂枝 15 克，白酒 300 毫升。冷浸法制取。每日 3 次，每次服 15～25 毫升，月经前 3～5 日开始服。

方 2　红糖醴：红糖 10 克，黄酒 50 毫升。小火煮沸后顿服，每日 1 剂。

方 3　调经酒：当归、川芎、吴茱萸各 12 克，炒白芍、茯苓、陈皮、延胡索、牡丹皮各 9 克，熟地黄、香附各 18 克，小茴香、砂仁各 6 克，白酒 1 500 毫升，黄酒 1 000 毫升。热浸法制取。每日 2 次，每次 15～25 毫升，月经前 5 日开始服。

［阳虚内寒型］

方 1　少腹逐瘀酒：小茴香、干姜、肉桂、五灵脂、蒲黄各 20 克，延胡索、当归、川芎、赤芍各 30 克，没药 10 克，白酒 1 500毫升。冷浸法制取。每日 2～3 次，每次 10～15 毫升，月经前 3 日开始服用。

方 2　乌药温经酒：乌药 30 克，肉桂、川芎、干姜各 15 克，白酒 500 毫升。冷浸法制取。每日 2 次，每次 15～20 毫升，月经前 1 周开始服。

方 3　胡桃酒：胡桃仁 120 克，小茴香、杜仲、补骨脂各 60 克，白酒 2 000 毫升。冷浸法制取。每日 2 次，每次 20～30 毫升，月经前 1 周开始用。

［湿热下注型］

方 1　公英薏仁酒：蒲公英 50 克，薏苡仁 30 克，黄酒 1 000毫升。热浸法制取。每日 2 次，每次 20～30 毫升，月经前 1 周开始服。

方 2　龙胆泻肝酒：龙胆草、黄芩各 30 克，栀子 20 克，柴胡、泽泻各 10 克，车前子、木通各 6 克，生地黄、当归各 5 克，黄酒 1 000 毫升。热浸法制取。每日 3 次，每次 20～25 毫升，月经前 1 周开始服。

［气血不足型］

方 1　归芩酒：当归、黄芩各 150 克，大枣 100 克，黄酒 1 500毫升。热浸法制取。每日 3 次，每次 15～25 毫升。

方 2　十全大补酒：党参、黄芪、熟地黄、当归各 30 克，茯苓、白术、白芍、川芎各 20 克，肉桂、甘草各 10 克，黄酒

1 500毫升。热浸法制取。每日3次,每次15~25毫升。

方3　人参白芍酒:生晒参、参须、白芍各30克,白酒1 000毫升。每日3次,每次10~15毫升。

[肝肾亏损型]

方1　固本酒:人参、麦冬、天冬、熟地黄、生地黄各15克,黄酒1 000毫升。热浸法制取。每日3次,每次15~30毫升。

方2　固精酒:枸杞子60克,当归30克,熟地黄90克,黄酒1 500毫升。热浸法制取。每日2~3次,每次服15~20毫升。

方3　滋阴止痛酒:女贞子、枸杞子、生地黄各30克,龟甲、川楝子、延胡索各20克,黄酒1 000毫升。热浸法制取。每日3次,每次20~30毫升,月经前3~5日开始服用。

11. 痛经合并不孕症怎样治疗

痛经与不孕的关系十分密切,据临床观察,不孕患者中约有50%以上伴有轻重程度不同的痛经。江苏省中医研究所孙宁铨主任医师,通过大量临床资料的分析后提出,不孕症中伴有痛经者占56%,并且发现痛经一旦消除,患者也随即受孕。由此可见,痛经与不孕的关系确实是非常密切的,同时也表明古人所谓"种子先调经,经调孕自成"的观点正确。

痛经伴不孕者,在临床上首先要探寻病因,进行详细的检查,只要排除器质因素外,按着痛经的证型所属,先予调治痛经,分别对肾阳不足者,予以温肾助阳,调补冲任,方用《景岳全书》毓麟珠或《妇科玉尺》温肾丸；肾阴不足者，予以滋阴养血，调冲益精，方用《傅青主女科》养精种玉汤或清骨滋肾汤；肝郁气滞者，予以疏肝解郁，养血理脾，方用《傅青主女科》开郁种玉汤；痰湿内阻者，予以燥温化痰，调理冲任，方用《千金方》温胆汤或《傅青主女科》加味补中益气汤；瘀血内阻者，予以活血化瘀，调理冲任，方用《医林改错》少腹逐瘀汤或膈下逐瘀汤等。

通过我们近年的临床实践观察后认识到，经行腹痛是不孕症的常见症状之一，痛经多伴有不孕，不孕亦常诱发痛经。无论任何证型的不孕症，多数都有气滞血瘀的转归。内有瘀血阻滞，经行势必腹痛。"痛则不通"，其经行腹痛也是内有瘀血的主要诊断依据。在治疗不孕症或痛经不孕时，凡在方中参入理气活血药物，可大大提高治疗效果。即使虚证，在扶正固本方中加入理气活血药，多数也能收到显著疗效。回顾我们积累的数百例不孕症病案，凡疗效满意者，多在"求本"方中加入了理气活血药，尤其是痛经不孕者，我们运用以理气活血为主，并有温肾暖宫之力的自拟"蠲痛种子汤"，收效更为满意。

蠲痛种子汤由下列药物组成：丹参、当归各 30 克，香附、白芍各 15 克，补骨脂、桃仁、延胡索、川楝子、川芎、川牛膝、五灵脂各 10 克，制没药、木香、炮姜各 6 克。经行乳胀重者，加橘核叶各 15 克；经行腰痛者，加桑寄生、续断各 15 克；输卵管不通者，加皂角刺 15 克，猪蹄甲 10 克；黄体功能不健者，加淫羊藿 15 克，巴戟天 10 克。于月经来潮前 3～5 日开始服药，每日 1 剂，连用 3～5 剂。痛经程度较重，而又月经量偏少者，可于经前服药8剂。翌月守方重复。

12. 痛经合并乳腺增生怎样治疗

乳腺增生中医学称之为“乳癖”。其临床特点是单侧或双侧乳房内生肿块，平时轻微作痛或不痛，一般在月经将来潮时有肿块增大并作痛或加重，多发生在20～40岁的妇女。从临床观察来看，乳腺增生病和痛经的关系较为密切。本病的形成虽然病机比较复杂，但绝大多数系气滞血瘀和痰湿互结所致。在月经将要来潮时，相火内动，气火上升，冲激癖块，所以乳房内肿块出现增大并作痛；经行之后，气火有外泄之机，故乳房内肿块就有所缩小，疼痛亦渐减轻或不痛。

对于痛经伴有乳腺增生者，两种病证要联系起来加以综合分析。治疗须以辨证为立法遣药之先导，多能收到较好的疗效。一般来说，乳腺增生病的病机多为气滞血瘀和痰湿互结，所以在立法方面当然离不了疏解行气以化瘀，温化痰湿以消块。宗此旨我们在临床上运用自拟“蠲痛消癖汤”治疗，取得了满意疗效。

蠲痛消癖汤由以下药物组成：玄参、夏枯草、牡蛎各30克，清半夏、橘核、昆布各15克，海藻12克，三棱、莪术、柴胡各6克。以水1000毫升，水煎45～60分钟，取汁400毫升，分早、晚饭后服用，每日1剂，于月经后第八天开始服药，每日1剂，连续服6～8剂。适用于经行或前或后，经量多少不一，经前心烦易怒，癖块胀痛明显等。

有肝郁气滞表现者，可用蠲痛消癖汤与柴胡疏肝散合用；以经行错后，或前后不定，量多，色暗有块，平时带下量多，四肢困倦沉重等脾胃气虚，运化失常，痰湿互结为患者，宜同时合用苍附导痰丸；对经行错后，量少色淡质稀，腰膝酸软等偏于肝肾亏损者，宜合用调肝汤并酌加菟丝子、淫羊藿、仙茅等补益肝肾之品。

痛经伴有乳癖者，部分病例会影响受孕，应考虑有否器质性病变，诸如输卵管不通，或通而不畅等，对于如此病例，治应调冲任，理气血为主，只要经脉通调，乳癖渐消以后则可随之受孕结胎。还有个别痛经合并乳腺增生的病人，会有转向恶变的可能，应有足够重视，尤其是位于乳房外上象限，经久不消的肿块，更需高度重视，在治疗痛经合并乳癖时，煎药后所剩药渣可用布袋包裹，趁热烫熨乳房有癖块处，能明显提高疗效。

13. 怎样预防痛经

妇女由于经、带、胎、产的特殊生理现象，易于导致病邪的侵害而发生痛经。所以，平素注意个人卫生保健，是预防痛经的有效措施。

(1)学习掌握月经卫生知识：月经的来临，是女子进入青春期的标志，然而有些女青年由于对月经出血现象缺乏了解，会产生不必要的恐惧、紧张与害羞等心理变化。这些不良的心理变化过度持久的刺激，则易造成气机紊乱，血行不畅而诱发痛经。因而女青年多学习一些有关的生理卫生知识，解除对月经产生的误解，消除或改善不良的心理变化，是预防痛经的首要问题。正如《素问·上古天真论》中所说：“恬淡虚无，真气从之，精神内守，病安从来。”

(2)生活起居要有一定规律:《素问·上古天真论》中说:"其知道者,法于阴阳,和于术数,饮食有节,起居有常,不妄作劳,故能形与神俱,而尽终其天年,度百岁乃去。"就是说要保持身体健康,就要遵守一定的法度,适应自然环境的变化,饮食、起居、劳逸等要有节制并科学安排,方不致生病。妇女由于特殊的生理现象,在生活与起居、劳作方面必须要合理安排,有一定的规律。不宜过食生冷,不宜久居寒湿之地,不宜过劳或过逸等,尤其是月经期更需要避免寒冷刺激、淋雨涉水、剧烈运动和过度精神刺激等。

(3)积极做好五期卫生保健:五期卫生保健是指妇女月经期、妊娠期、产褥期、哺乳期、更年期的卫生保健。在这5个时期,妇女抗御病邪的能力降低,易于导致病邪的侵害而发病。认真做好五期卫生保健,对于预防痛经有着重要意义,特别是一些继发性痛经患者,往往是由于五期卫生保健不周而造成的。在这五期,无论是个人卫生,还是饮食起居,情志调养,劳动锻炼等,都要恪守一定的保护措施,方不致引起妇女病,从而保证身体健康。

(4)锻炼身体提高健康水平:经常锻炼身体,能增强体质,减少和防止疾病的发生。如汉代医学家华佗就早已认识到体育锻炼能促进血脉流通,关节流利,气机调畅,可防治疾病,从而创立了"五禽戏",供世人健身运用。妇女经常参加一些体育锻炼,对于预防和治疗月经期腹痛也是有好处的。

(5)妇科病的诊治:积极正确地检查和治疗妇科病,是预防痛经的一项重要措施。首先,月经期应尽量避免做不必要的妇科检查及各种手术。若行放环、通液术,以及妇科检查等,均应在月经干净后3～7日进行,这样可防止细菌上行感染。其次,在行剖宫产、子宫切开术时,缝合肌层,缝线不要穿过子宫内膜,避免造成子宫内膜异位。关键是发现患有妇科疾病,要做到积极治疗,以祛除引起痛经的隐患。

总之,预防痛经,须从月经初潮之前开始积极进行,直至绝经之后,方可避免痛经的发生。特别是中年妇女,不要错误地认为自己没有痛经病就放松警惕,这一阶段多是继发性痛经的高发病阶段,必须注意个人卫生,正确采取预防措施,倘若发生痛经病就要积极进行检查和治疗,以保证自己的身体健康。

14. 患痛经后应如何调养

调养是指痛经病人根据自己的实际情况,为了配合治疗所采取的一系列自我调养方法,以促进疾病康复。

(1)悦心畅志,安定情志:痛经病人大多具有精神紧张、恐惧的心理变化,每于月经来临而加剧精神负担。这一类病人,要自己调摄精神,保持心情舒畅,摒除不良的心理变化,特别是月经来临之时更要维持良好的心境,否则精神过度紧张、恐惧、抑郁等,会直接影响脏腑气机,加重病情,不利康复。即如《素问·汤液醪醴论》所说:“精神不进,志意不治,故病不可愈。”尤其是青春期妇女,由于对自身生理知识,月经的来潮等不了解而易造成精神负担,可通过学习了解有关的月经生理知识,解除疑惑,以消除精神负担。对于精神负担过重者,可采取移情易性、自我暗示、动形怡神、怡情畅神等方法进行自我调养。

(2)注意卫生,驱除病邪:某些痛经是由于不注意个人卫生所造成的。如经期性交、外阴不洁、细菌上行感染等引起的子宫内膜炎、宫颈炎、子宫内膜结核等。因而讲究个人卫生,特别是月经期的卫生,对于痛经的康复有着很大的帮助。一是要绝对禁止经期性交、坐浴等。二是勤洗外阴,平时注意冲洗阴道,勤换洗内衣、月经垫要清洁、消毒,以杜绝细菌上行感染。

(3)饮食有节,识病用膳:俗话说"十分病,七分养"。在这七分调养中,饮食调养是重要的一个方面。合理的饮食,不但能增强体质,补充机体所需要的各种营养,而且能促进疾病的恢复,痛经病人在调养过程中,要针对自己的病情选用和调配饮食。一般来讲,痛经病人不宜食用寒凉、酸涩的食物,可多食用一些温热、行滞的食物,如牛羊肉、荔枝、生姜、橘子、萝卜、茴香、川椒、山楂等。再则要依据痛经病的证型合理选用和调配食物。气滞血瘀型痛经,可食用行气活血的食物,如橘子、丝瓜、大萝卜、山楂、荔枝等;寒湿凝滞型痛经可食用温经散寒的食物,如生姜、茴香、肉桂、牛羊肉、核桃等;气血不足型痛经,可多食用补气养血的食物,如大枣、鸡肉、胡桃、黑豆、动物肝脏、龙眼肉、山药、海参等;肝肾不足型痛经,可多食用补益肝肾的食物,如枸杞子、桑葚、海参、莲子、大虾、鳖等;阳虚内寒型痛经,可多食用补肾助阳散寒的食物,如麻雀、韭菜、肉桂、茴香、狗肉、动物肾等。

(4)劳逸适度,起居有常:劳逸适度是说痛经病人不要过度劳累,也不宜久逸不劳,不做运动,主要是掌握适度。适度活动的本身,就能帮助气血运行,缓解疼痛。可是月经期要适当多休息，保持体力，以增强抗御疼痛的能力，但也不宜久卧不起，反而耗伤正气，不利于经血的顺利排出。起居有常是说痛经时的生活规律，不要因为疼痛而卧床不起，进食无定时，终日无精打采，昏昏沉沉地过日子。痛经病人必须养成良好的生活规律，适当的活动，以调动本身的积极因素，提高战胜病邪的能力，促进机体早日康复。

15. 怎样护理痛经病人

这里所说的护理，主要是指痛经病人的家属对病人的护理、照顾，以帮助病人度过月经期，促使病人尽早康复和减轻病人的痛苦。致于专业医护人员对痛经病人的护理，在此不作详述。

(1)避免精神刺激：喜怒忧愁，人皆有之。然而，痛经病人由于疾病的原因，其情绪易于激动，稍遇外界刺激，就常常出现烦躁、发怒、恐惧、紧张、忧思等情志变化。所以，病人家属应当给病人创造一个良好环境，避免对病人造成精神刺激，再者，要善于观察病人的心理变化情况，对其进行劝说开导，以保持良好的心理状态。特别是对初潮痛经的青春期少女，更要给予介绍有关的月经生理卫生知识，使其知道这一生理现象，消除思想上的顾虑和恐惧、羞涩等不良心理活动。还要针对病人的具体情况，配合采取一些必要的心理治疗措施，如以情胜情、暗示解惑、顺情从欲等。

(2)合理安排饮食：合理安排饮食是病人家属应当着重进行的护理方法之一。由于女性特殊的生理现象，以及痛经的发病机制所决定，进食不合理，特别是过食生冷等，往往是造成寒凝胞宫,引起和加重痛经的原因之一。因此,在护理过程中,一定要科学安排饮食,以促进病情康复。有关饮食的忌宜可参阅调养一节。

(3)防止寒湿为患:护理痛经病人,要结合四季气候变化的特点进行。月经期间抗御寒湿的能力减弱,在气候寒冷的季节要注意保暖,室内温度要尽量提高些,穿着衣装适当增加些。在痛经发作时,有的病人往往感到小腹部发凉,周身寒冷,可给予热水袋,热熨小腹部。在气候炎热潮湿的夏季,要为病人勤换洗衣服,勤晒被褥,更不要让病人居于潮湿之地。并要防止淋雨涉水,用冷水洗澡等。

(4)督促配合诊治:由于传统封建意识的影响,有很多女青年患病之后,羞于启齿,不愿去医院诊治,有的中年妇女,认为痛经不是什么大病,也懒得去医院检查治疗。在这种情况下,作为病人的亲人要督促、劝说,或陪伴病人尽早去医院检查治疗,以早日减轻或解除痛苦。另外,有些继发性痛经,往往是肿瘤最先出现的一个症状之一,如果不能及时检查确诊,及早进行治疗,会延误病情。例如,宫颈癌、子宫癌患者,有的会首先出现痛经的表现,这时得不到及时的确诊治疗,就会贻害终生。再者,病人在治疗过程中,有的会因见效慢,服药周期长而不愿继续服药,这时也要劝说病人,树立信心,坚持治疗。在护理过程中还要谨遵医嘱,有的放矢地进行观察和护理,以互相配合,提高治疗效果。

(十四)子宫内膜异位症

1. 现代医学如何诊治子宫内膜异位症

本症是育龄期妇女的常见病,好发于31～45岁的妇女。典型的临床表现为:从月经前甚至月经周期的后半期开始即有腹痛,并持续整个月经期,到月经干净后逐渐消失,随着时间的推移,痛经往往进行性加重。痛经较重时,往往还伴有恶心、呕吐、腹泻等症状。异位的内膜及腹腔液内前列腺素含量过度升高是造成痛经发生的根本原因,但有约20%的患者可无痛经。此外,还可有性交痛、经间期出血、不生育等。子宫内膜异位生长于卵巢内,可形成子宫内膜异位囊肿或"巧克力囊肿",有时这种囊肿会破裂,引起急性腹痛,这是需要与痛经相区别的。

妇科检查时,医生会发现子宫常常后倾,活动受限;子宫颈、子宫体的后方常可扪及大小不等的痛性结节,有时子宫两侧还可发现肿块。最后诊断须靠腹腔镜检查。

子宫内膜异位症的治疗原则是根据患者的症状、病灶的部位、范围、年龄、对生育的要求,以及是否并发其他妇科疾病而定。现代医学的具体治疗方法如下。

(1)合成孕激素:可用炔异诺酮、炔诺酮、甲地孕酮、氯地孕酮、甲羟孕酮等药物作周期治疗,使异位的子宫内膜退化。一般从月经周期第六日开始至第25日,每日1次口服上述药物当中的一种5～10毫克,疗程视治疗效果而定,此法可抑制排卵。若希望生育者，可以从月经第16日开始服至第25日，用炔异诺酮或炔诺酮10毫克，每日1次。这样既可控制子宫内膜异位症造成的痛经，又不至于影响排卵。

此外，还有人主张应用大剂量合成孕激素3～10个月，造成假孕状态，使异位的子宫内膜组织产生脱膜反应，继之坏死，最后被吸收而消失。应用剂量应由小逐渐加大，在预计月经来潮前一周开始，服甲地孕酮1次4毫克，每日2次，连服1周；第二周1次4毫克，每日3次；第三周1次8毫克，每日2次；第四周以后逐渐增加剂量至20毫克，每日1次。或服炔异诺酮或炔诺酮5毫克，每日1次；第二周继之10毫克，每日1次；第三、四周15毫克，每日1次；第五、六周20毫克，每日1次；第七、八周30毫克，每日1次；第九、十周40毫克，每日1次，直至症状及体征改善或缓解为止。假孕疗法至少应持续3个月，最长可达2年，这种疗法约有80%的患者确能显著改善其症状及体征，但也有约20%的患者在治疗后半年又有复发。

(2)睾酮：对子宫内膜异位症也有一定疗效。剂量应随着耐受量而定，开始剂量可为10毫克，每日2次。于月经周期后2周开始，口含化内服，这一剂量很少有影响周期及发生男性化的不良反应。但要达到镇痛目的，常需持续几个周期。此后可减少用量，再持续治疗一个时期后，停药观察。如能妊娠则本病即可治愈。也有每日1次口服甲睾酮10毫克，或肌内注射丙酸睾酮25毫克，每周2次，6～8周为1个疗程。两疗程之间，至少停药4周。这一治疗方法，可以引起月经延迟，月经量减少甚至闭经，但停止治疗后均可以恢复。

(3)手术治疗:手术治疗是有效的治疗方法。对药物有反应或药物治疗无效者可实施手术治疗。

如为内在性子宫内膜异位症,年龄接近40岁,或已有子女,不伴有外在性子宫内膜异位者,可行全子宫切除术,保留双侧附件。但有外在性子宫内膜异位症而病灶不能清除者,则应将附件切除。如年轻人要求保留生育能力而子宫内膜异位症仅局限在子宫一处,可行病变区域剜除术。

(4)放射治疗:病灶位于肠道、泌尿道或盆腔结缔组织等处不易进行手术,或内分泌治疗效果不好,或接近绝经期的复发病例,或患者身体情况差,或其他原因如过于肥胖,对手术有很大顾虑等,也可采取放射治疗,造成人工绝经。一般用宫腔镭疗或钴60放射治疗,能破坏卵巢功能,使异位内膜萎缩。

2. 子宫内膜异位症为什么会出现痛经

子宫内膜异位症是指子宫内膜细胞异位生长于子宫肌层以外的组织或器官,如卵巢、盆腔腹膜,直肠阴道隔等处。由于异位内膜亦受月经周期中卵巢激素的影响而增厚、出血,但不能引流而刺激周围组织,从而引起子宫收缩,导致痛经。

3. 中医学分析子宫内膜异位症的病因病机是什么

中医学认为,本症多由于情志不畅,肝气不舒,或感受寒邪,气滞或寒凝,均可形成血瘀,经血积滞于胞宫、胞络,不通则痛。主要有以下两种原因：

(1)气滞血瘀：情志内伤，肝郁气滞，冲任气血运行不利而瘀滞不行，以致形成本病。

(2)寒凝血瘀：经期或产后将息失宜，阴寒之邪乘虚侵入，经血凝滞不行，或经期性交，或妇科手术等损伤，以致瘀血内结，瘀阻胞络而形成本病。

(十五)经行鼻出血

1. 中医学认为经行鼻出血的病因是什么

经行鼻出血是指妇女每遇经前、经后或月经来潮期间，出现有规律的鼻腔出血。本病又称“逆经”“倒经”等。

本病多由血热与气逆所致。血热则迫血妄行，气逆则夹血自鼻而出。但也有少数病人系因气滞血瘀或脾不统血所致。

(1)肝经郁火：素体情志抑郁，或大怒伤肝，肝失条达，郁而化火；或素体肝火旺盛，适值经行时冲气旺盛，夹火上逆，损伤血络，迫血自鼻而出。

(2)肺肾阴虚：素体肺肾阴虚，虚火内动。经行时冲脉较盛，冲气上逆，气火相煽，迫血自鼻窍而溢。

(3)气滞血瘀：平素常情怀不畅，郁怒伤肝，以致肝气郁滞，血行不畅，气血瘀滞。经行时冲任脉盛，经血因瘀滞而不循其正道，以致引起鼻出血。

(4)脾不统血：饮食劳倦，损伤脾胃，中气不足，脾失统血之权，故经血倒行。

2. 治疗经行鼻出血有哪些中成药

(1)荷叶丸：适用于阴虚血热型经行鼻出血者。

(2)石灰散：适用于血热妄行型经行鼻出血者。

(3)百合固金丸：适用于肺肾阴虚型经行鼻出血者。

(4)三七片：适用于经行鼻出血不止者。

(5)云南白药：适用于血瘀型经行鼻出血者。

(6)归脾丸：适用于脾不统血型经行鼻出血者。

3. 治疗经行鼻出血的简便验方有哪些

(1)黄芩、菊花各 10 克，白茅根 30 克。以水 1 000 毫升，水煎 45～60 分钟，取汁 400 毫升，分早、晚饭后服用，每日 1 剂。适用于肺热型经行鼻出血者。

(2)藕节 60 克。以水 1 000 毫升，水煎 45～60 分钟，取汁 400 毫升，分早、晚饭后服用，每日 1 剂。适用于血热型经行鼻出血者。

(3)倒经汤。当归、黄芩各 10 克，红花 6 克，白茅根、赤芍、香附、益母草、川牛膝各 12 克，代赭石、珍珠母各 20 克，玄参、生地黄各 15 克。以水 1 000 毫升，水煎 45～60 分钟，取汁 400 毫升，分早、晚饭后 2 次服，每日 1 剂。适用于各型经行鼻出血者。

(4)紫草 30 克。以水 1 000 毫升，水煎 45～60 分钟，取汁 400 毫升，分早、晚饭后 2 次服，每日 1 剂。适用于各型经行鼻出血者。

(5)白茅根30克,川牛膝25克。以水1 000毫升,水煎45～60分钟,取汁400毫升,分早、晚饭后服用,每日1剂。适用于各型经行鼻出血患者。

4. 经行鼻出血的外治法有哪些

(1)用冷毛巾湿敷前额印堂穴处。

(2)血余炭研为细末,吹鼻。

(3)鲜小蓟揉软,塞鼻孔。

(4)云南白药吹鼻(适用于各型患者)。

5. 经行鼻出血有哪些饮食疗法

(1)鲜生地黄60克,粳米100克。煮粥食用。适用于各型经行鼻出血者。

(2)鸡蛋1枚,玉竹、百合各9克,白及3克。用3药煎汤冲鸡蛋服食。适用于阴虚血热型经行鼻出血者。

(3)泽兰、绿茶各10克。取沸水适量,浸泡半小时以上,每日不计次数,代茶饮。适用于肝火旺型经行鼻出血者。

(4)黄花菜30克,藕60克。做菜吃。适用于各型经行鼻出血者。

(5)鲜藕、白糖拌食。适用于血热型经行鼻出血者。

(6)鲜小蓟适量,做汤食用。适用于各型经行鼻出血者。

(十六)更年期经乱

1. 中医学如何认识更年期经乱

临界绝经期妇女,出现月经周期紊乱,经量或多或少,经期或长或短者,称为"更年期经乱"或"绝经前经乱"。当出现经乱表现后,如果没有明显不适症状,而且出血量也不很多,可作生理现象论,经过一段时间后月经即可闭止。如果出血量过多,或伴有身体不适者,就应积极进行调治。绝经期妇女机体生理功能的改变,是肾气不足,气血虚衰的结果。因而妇女经乱多责之于肾虚、心脾两虚,以及肝郁脾虚。

(1)肾虚:素体肾虚,或房劳多产损伤冲任。七七之年,肾气衰,天癸竭,其闭藏失职,冲任功能失调,故而造成血海蓄溢无常而经乱。

(2)心脾两虚:心主血,脾统血。素体气血不足,或久病损伤,劳累过度,思虑太过等,以致气血不足。经界临绝,脏腑功能衰退,气血益虚,心脾功能失调,统摄气血无力而造成经乱。

(3)肝郁脾虚:素体情志不舒,肝气郁结,冲任气机失调,或劳倦饮食损伤,脾气不足。绝经之年,脏腑功能衰退,脾气益虚,易致肝木乘脾,脾失统血,故致经行紊乱。

2. 治疗更年期经乱有哪些中成药

(1)金匮肾气丸:适用于肾气不足型更年期经乱者。

(2)参茸卫生丸:适用于肾虚精亏型更年期经乱者。

(3)龟鹿八珍丸:适用于肝肾不足、气血双亏型更年期经乱者。

(4)归脾丸:适用于心脾两虚型更年期经乱者。

(5)补中益气丸:适用于脾虚气陷型更年期经乱者。

(6)逍遥丸:适用于肝郁脾虚型更年期经乱者。

3. 治疗更年期经乱的简便验方有哪些

(1)菟丝子、桑寄生、续断各15克,白芍12克,泽兰、枳实各6克。以水1 000毫升,水煎45～60分钟,取汁400毫升,分早、晚饭后服用,每日1剂。适用于肾虚不固型更年期经乱者。

(2)当归、白芍各12克,乌药、巴戟天、川楝子各10克。以水1 000毫升,水煎45～60分钟,取汁400毫升,分早、晚饭后服用,每日1剂。适用于肝郁肾虚不固型更年期经乱者。

(3)鳖甲、鸡血藤各12克,枸杞子18克,山茱萸、墨旱莲各15克。以水1 000毫升,水煎45～60分钟,取汁400毫升,分早、晚饭后服用,每日1剂。适用于肝肾阴虚型更年期经乱者。

(4)丹参20克,党参24,五味子15克。以水1 000毫升,水煎45～60分钟,取汁400毫升,分早、晚饭后服用,每日1剂。适用于心脾两虚型更年期经乱者。

(5)香附末3克,水冲服,每日3次。适用于肝郁气滞型更年期经乱者。

4. 更年期经乱有哪些饮食疗法

(1)鹿角霜 30 克,菟丝子 50 克,茺蔚子 30 克,黄酒 1 000毫升。同煮数沸后再浸泡 1 周,过滤去渣,每服 30 毫升,每日 2 次。适用于肾虚型更年期经乱者。

(2)鳖、白鸽各 1 只,枸杞子、核桃仁各 30 克,煮熟食用。适用于肾虚精亏者。

(3)人参 6 克,枸杞子 10 克。取沸水适量,浸泡半小时以上,每日不计次数,代茶饮。适用于脾虚血亏型更年期经乱者。

(4)香附 30 克,黄酒 500 毫升。同煮数沸去渣,每服 30 毫升,每日 3 次。适用于肝郁气滞型更年期经乱者。

(5)合欢花、柏子仁、丹参各 30 克,黄精 20 克,黄酒 2 000毫升。同煮数沸后去渣,每服 30 毫升,每日 3 次。适用于气血不足而有肝郁不舒更年期经乱者。

(6)丹参、党参、黑豆各 30 克,红糖 100 克。以水 1 000 毫升,水煎 45～60 分钟,取汁 400 毫升,分早、晚饭后服用,每日 1 剂。适用于气血不足型更年期经乱者。

(十七)经断复行

1. 中医学分析经断复行的病因病机有哪些

经断复行即老年妇女月经闭止一年以上,月经又复来潮者，也称“老妇行经”。对于本病应该高度重视，首先要排除生殖器肿瘤，以免延误病情。

本病多因虚、火所致。虚者固摄不利，火者灼伤血络，迫血妄行。

(1)阴虚火旺：素体阴虚，或房劳损伤，阴精益亏，阴虚相火妄动，迫血外泄而致经断复行。

(2)肝郁化火：素体肝气偏旺，又加郁怒损伤，肝郁气滞，郁久化热，迫血妄行而经断后复又来潮。

(3)脾虚失摄：素体脾虚，又因饮食不节或忧思过度，或肝气乘脾，或肾虚而致脾土亏虚等，致使脾虚气陷失其固摄。

(4)湿毒蕴结：多由个人卫生保健不利，湿毒之邪侵袭胞宫，损伤冲任，迫血妄行而致经断复行。

2. 老妇行经可用哪些中成药调治

按说明书服用。

(1)人参归脾丸：适用于脾虚失摄型经断复行者。

(2)补中益气丸：适用于脾虚气陷型经断复行者。

(3)金匮肾气丸：适用于肾阳虚型经断复行者。

(4)右归丸：适用于肾气不足型经断复行者。

(5)龟鹿八珍丸：适用于真元虚损，精血不足型经断复行者。

(6)补肾益气丸：适用于脾肾不足型经断复行者。

(7)妇科养荣丸：适用于气血不足型经断复行者。

3. 治疗经断复行的简便验方有哪些

(1)黄芪 18 克,党参 12 克,白芍、泽兰各 10 克,香附 6 克。以水 1 000 毫升,水煎 45～60 分钟,取汁 400 毫升,分早、晚饭后服用,每日 1 剂。适用于各型经断复行者。

(2)黄芪 60 克,炒升麻 10 克,海螵蛸 15 克。以水 1 000 毫升,水煎 45～60 分钟,取汁 400 毫升,分早、晚饭后服用,每日 1 剂。适用于脾气不足型经断复行者。

(3)墨旱莲、山茱萸、续断各 15 克,桑寄生、补骨脂各 20 克。以水 1 000 毫升,水煎 45～60 分钟,取汁 400 毫升,分早、晚饭后服用,每日 1 剂。适用于各型经断复行者。

(4)鹿角霜、覆盆子各 12 克,续断、菟丝子各 15 克。以水 1 000 毫升,水煎 45～60 分钟,取汁 400 毫升,分早、晚饭后服用,每日 1 剂。适用于肾气不固,血失闭藏型经断复行者。

4. 老妇行经有哪些饮食疗法

(1)黄芪 30 克,当归、生姜各 10 克,羊肉 200 克。做汤食用。适用于脾气不足型经断复行者。

(2)枸杞子 30 克,墨旱莲 10 克。取沸水适量,浸泡半小时以上,每日不计次数,代茶饮。适用于肾阴不足型经断复行者。

(3)黑豆、白果、莲子各 30 克,核桃仁 20 克,粳米 100 克。煮粥食用。适用于肾虚不固型经断复行者。

二、妊娠病

(一)先兆流产

1. 什么是先兆流产

先兆流产是指妊振28周前,妊娠物尚留在子宫腔内,但有少量阴道出血或仅有暗褐色血迹,有轻微的阵发性腹痛或如月经痛,有时伴有腰痛、腰酸或仅有腰部症状,检查时可见阴道、宫颈着色,柔软,宫颈口未开,羊膜囊未破裂,子宫柔软,大小与停经时间相符。B超监测如胎儿存活,胎盘剥离面尚小,尚有希望继续妊娠者,经休息及治疗后,如出血停止或腹痛消失,妊娠可继续进行;若出血增多或腹痛加剧,则可能发展为难免流产。

2. 先兆流产可分为几种类型

先兆流产可分为普通型、胎盘低置型、炎症型。

(1)普通型:最为多见,主要症状有阴道出血,腹痛腰酸。先兆流产的出血一般较月经量少,呈鲜红色,若积于阴道较久,则呈褐色,阴道出血早期,先兆流产为绒毛与蜕膜有部分分离,致血窦开放;晚期提示有胎盘割离可能,要常规B超监测胎盘有否剥离及剥离面大小。腹痛系子宫收缩所致。

(2)胎盘低置型:妊娠早期胎盘低置是先兆流产的特殊类型,也是流产过程的一种表现。因为随着胚胎发育及孕囊增长,胎盘可能升移而转向正常位置。但有部分不能转归正常位置,特别是中央性或部分性前置胎盘。因此,胎盘低置具有双向转归的可能性。

(3)炎症型:本型除具有普通型症状外,常伴有阴道脓血性分泌物,或检测到子宫颈管分泌物提示有衣原体或支原体感染,而局部有蜕膜炎,甚至因炎症水肿而引起蜕膜脱垂。

3. 流产患者测量基础体温有何意义

基础体温是指于休息6～8小时后,尚未起床、进食或谈话前所测得的体温(以测量口腔内温度为宜)。它可以间接反映妇女卵巢的功能,及时发现早孕,并可以帮助诊断流产类疾病,有一定的参考价值。

人体温度的平衡调节,是通过神经体液控制全身代谢活动所维持的,基础体温是机体在静息的情况下所产生的温度,故亦称为静息体温。成年妇女卵巢排卵后黄体产生孕酮,有致热作用,作用于丘脑的体温调节中枢而使基础体温升高。一般认为,当血液中孕酮浓度达到 4×10^{-3} 毫克/毫升时,即可出现基础体温升高的现象,而且开始上升的时间基本上和排卵的时间相一致。因此,在整个月经周期中,呈现出卵泡期体温较低而黄体期体温升高的双相曲线变化。但亦有少数病例,体温中枢对孕酮的反应不敏感,虽有排卵及黄体形成,基础体温却无后期升高(单相型曲线)。

测定方法是于每日清晨醒来后(值夜班工作者于休息6～8小时后),尚未起床及参加任何活动之前,将体温表置口腔内5分钟,记录于基础体温单上,如有性生活、感冒发热或用药治疗等情况,亦在单上注明,以便诊疗时参考。

具有正常卵巢功能的育龄妇女,基础体温有其特有的曲线规律,在月经周期的前半期(即卵泡期),基础体温波动于低水平线上(36.5℃左右),在排卵期则稍下降,然后上升进入后半期(黄体期),一般上升0.4℃～0.6℃后,在37℃左右,维持到月经来潮,体温再下降。排卵期的体温下降,有时不明显,也不是每个周期均出现。

黄体期多恒定在14日左右,如高温相不足12日,是由于黄体过早萎缩。体温上升幅度不足0.4℃,但持续时间正常,提示有黄体发育不良,孕激素分泌不足;黄体期延长超过16日,预示可能早孕,如超过20日,诊断早孕的准确率达100%。

流产类疾病患者,有相当一部分是由于孕酮不足而引起,基础体温值往往会偏低。通过基础体温测量,在怀孕早期,温度偏低,或由高转低,这就提示有发生流产的可能,应及时去接受医生的指导。

4. 怎样认识和理解染色体异常引起的流产

人类染色体异常包括数目和结构异常,至今世界上已报道的染色体数目异常和结构畸变有2万余种,其中包括我国所报道的729种。通过对流产、死产、新生儿和一般人群的调查表明，染色体异常占流产胚胎的60%，占产婴的0.8%，占新生儿死亡者的0.6%，占新生活婴的1%，占一般人群的0.5%。在一般人群中，平衡易位占0.19%（其中约有15%生育力降低），不平衡易位占0.05%。不平衡易位通常引起严重疾患而夭折，平衡易位由于没有遗传的物质丢失，本人虽不表现畸形，但可以遗传，而且生育染色体异常患者的概率高达50%～100%，给后代带来严重灾难。据此，比较正确的认识是：流产是人类在进化中自然选择的一种方式。它既能淘汰劣者，保证群体繁衍，促进家庭幸福，又是我们在临床中检出染色体异常携带者的一个主要的指征。总之，去劣存优的自然流产是一种极好的选择方法，在这种情况下保胎治疗往往十分困难。

自1961年国外报道自然流产胚具有三倍体异常以来，随着人类细胞遗传学技术的发展，人们不断加深了对流产胚染色体异常的认识。据估计，人类的全部妊娠中约75%以自然流产而告终，由于大部分胚胎在着床前或着床后很快就停止发育，故在临床上常常仅见到婚后月经紊乱。而在临床可确认的妊娠中至少有15%发生自然流产，其中由于染色体异常所致者高达61.5%，即占人类全部妊娠的5%～8%。流产对胚胎本身来说是一件不幸的事，但对育龄夫妻和人类来说，是一种自然选择机制。

染色体异常与母亲生育年龄明显较高、口服避孕药、父亲有额外的单倍染色体组等原因也有一定关系。自1962年国外发现习惯性流产夫妇与染色体异常有关以来，染色体异常与流产夫妇的关系就引起人们高度的注意。根据1984年马赛对1975年以来17篇用显带染色体技术所做的资料统计，15对自然流产夫妇中就有一人是染色体异常携带者，是群体发生率(1/200对夫妇)的13倍。早期的研究认为，自然流产的次数与染色体异常似有关联，但近来的研究证明，不但有1次或2次自然流产的夫妇其染色体异常的发生率十分接近，而且有3次自然流产的夫妇其染色体异常的检出率往往有所降低。为了检出人群中携带者，在染色体病的遗传咨询中，对于具有一次流产史或家系中有流产史的夫妇，均应予以高度重视并进行染色体分析。如已怀孕则应进行宫内诊断，以防染色体病患儿的出生。

通过以上所述不难知道，早期流产中属于染色体异常的发生概率非常高，从优生学的观点看，有50%以上的早期流产是由于染色体异常引起的，这是人类非常重要的自然筛选现象，不必为此而惋惜。

5. 母血HCG检测对流产诊断有何意义

HCG是人绒毛膜促性腺激素的缩写。人线毛膜促性腺激素在母血中于精卵结合后的第8～9日即可测定出(即月经周期第23日左右)。孕卵种植后，HCG水平在母血中按一定的指数很快上升。正常妊娠HCG增长的速度，一般是以48小时内上升的百分比来衡量的，但也有以HCG浓度倍增所需的天数来计算的。据统计，倍增时间的范围为1.2～3.5日，在受精后的最初3周内，倍增时间为1.2～1.4日，在4～5周内则为3.3～3.5日。另有报道，在末次月经后23～35日平均为1.4日；在35～42日为2日；在33～49

日则为2.5日。

HCG由合体滋养细胞分泌，在妊娠8～10周达高峰。在孕30日正常的β-HCG＞100国际单位/升；孕40日β-HCG＞2 000国际单位/升；孕10周β-HCG＞5 000国际单位/升；14～16周后逐渐下降，如早期HCG出于低水平或有下降趋势，提示有流产的倾向。但有时胚胎发育不良或死亡后，滋养细胞的功能却一定立即停止，HCG水平不一定下降，故须结合临床做出判断。

6. 宫外孕与先兆流产应如何区别

宫外孕以输卵管妊娠为最多。输卵管妊娠的早期，在流产或破裂以前，与早期先兆流产的症状体征相似，如月经过期未来、子宫略大而软、少量阴道出血、妊娠试验阳性等，故需鉴别。

(1)停经：输卵管妊娠在出现流血以前，多有停经史，长短不定，一般为6～8周，间质部妊娠则停经的时间较长，一般为3～5个月。有的无明显停经史，应该再仔细追询所谓的末次月经量的多少、时间的长短与以前的行经有否不同，往往发现两者不完全相同，实质上将蜕膜组织部分剥脱而致的出血作为末次月经，真正的末次月经应该是前一次月经。

(2)不规则阴道出血：输卵管妊娠胎儿死亡后，随着性激素水平的下降，出现不规则阴道出血，此型的血量少、淋漓不止，少数病人有似月经量的出血，并伴有腹痛，这种出血乃蜕膜组织退行性变后剥离引起，在血液中有蜕膜的碎片，少数病例可能有整片蜕膜组织排出，所谓“蜕膜管型”酷似胎盘，不应随意弃去，应做病理切片检查。先兆流产也可有蜕膜排出，但无整片蜕膜组织排出，有时有孕囊排出。

(3)腹痛：当妊娠物在管腔内增大压迫输卵管时，可产生下腹一侧性的隐隐胀痛，痛不剧烈，病人常可耐受，此乃输卵管扩张，牵扯输卵管浆膜所致；有时为阵发性绞痛，此乃由于输卵管阵发性收缩欲将其内容物排出所致。先兆流产的腹痛在下腹正中，为隐痛，若发展成为难免流产则腹痛可加剧。

输卵管妊娠时，当妊娠物与管壁剥离而出血较多，血流入腹腔可产生腹腔刺激性疼痛，不限于一侧，而常为下腹部疼痛，可反复发作，每次发作，提示有新的出血。当血液积聚于子宫直肠陷凹内，并可产生肛门坠胀感和排便感。随着病情发展，内出血较多时，可产生全腹痛，刺激膈肌而引起肩腹部放射性疼痛，尤其在输卵管妊娠破裂时，产生犹如刀割或撕裂样疼痛。但每人的痛觉不同，有的虽然内出血很多，而却仅有酸感亦应引起重视。先兆流产一般没有内出血。

(4)妇科检查：内出血不多时，后穹隆不饱满，仅有触痛，内出血多时，则穹隆饱满，有触痛，并有宫颈举痛，后穹隆穿刺，可见暗红色不凝固血液。先兆流产除并发感染外，无后穹隆触痛。

7. 男方因素也可导致妻子流产吗

一般认为，只要妻子能怀上身孕，就意味着男方没有任何异常，以致过去很少注意这方面的问题。近年来的研究发现，无症状的菌精症可导致自然流产，10％～15％的男性生殖道内存在着无症状的感染，即精液中含有一定量的细菌，这种感染可以影响受孕的妇女，使胚胎流产。活动的精子可以传送细菌，干扰精卵结合与着床，细菌的种类有：粪链球菌、白色葡萄球菌、大肠埃希菌、a链球菌及厌氧性细菌等。

此外，男方职业性接触有害因素，如热、放射线、某些化学物质和金属均能引起精子损害，现已证实诱发精子基因突变是早期流产的原因之一。

睾丸每天产生数以百万计的精子，最终在附睾中成熟。精子生成约需74日，细胞均处于分裂过程中，极易受到公害因素的损伤，特别是化学物质，虽然存在血生精小管屏障，它选择性地调节着体液成分和曲细精管上皮之间化学物质的通透，但仍有不少物质可以通过，引起精子损害，致受精卵发育不良。这些物质如二溴氯丙烷、十氯酮、乙二醇醚、二硫化碳、二溴乙烷等。工业生产中还广泛存在着可致基因突变的化学物质，如消毒剂中的环氧乙烷，塑料工业中的氯乙烯，某些溶剂如甲代氧丙环、二氯甲烷等。

观察来自男方的影响，能充分说明妊娠前生殖细胞遭受有害因素作用时对胚胎发育的影响。有人发现氯乙烯作业工人的妻子、人造丝厂接触二硫化碳工人的妻子自然流产率，以及子女的出生缺陷发生率，都高于非接触者，说明丈夫的生殖细胞受到污染物的损伤后，受精时有缺陷的生殖细胞（精子）将其缺陷遗传给胎体，影响了胚胎的发育而导致自然流产的发生。

父亲吸烟能影响精子运动能力，降低精子数量，增加精子形态异常，引起生殖功能障碍，从而影响胎儿正常发育，导致流产或子代先天性缺陷，甚至死亡。

乙醇对男性生殖系统也有一定的影响,男性酗酒者精子形态发生变化,活动能力降低,以及无精子,导致流产或不育。此外,酗酒男性常产生高雌激素状态,还易并发维生素A和锌缺乏,导致睾丸萎缩。

以上介绍均表明导致流产的原因,不一定全在女方,男方也应做相关的检查,亦应进行积极的治疗。

8. 先兆流产如何饮食调理

由于母体与胎儿两方面因素,导致冲任气血不调,胎元失固。在妊娠期间阴道少量出血时下时止者称“胎漏”。若妊娠期间仅有腰酸腹部胀坠作痛,或伴有少量出血者,称“胎动不安”,相当于先兆流产。临床分为肾气不足型、气血亏虚、血热内扰和外伤损络等证型。

(1)肾气不足:妊娠期阴道少量出血,色淡暗,腰酸腹坠痛,或伴头晕耳鸣,小便频数,夜尿多甚至失禁。或有流产史,舌淡苔白,脉沉滑尺弱。治则固肾安胎,佐以益气。以下是食疗方与用法。

方1　寿胎粥:桑寄生20克,续断20克,菟丝子30克,阿胶12克,粳米60克,红糖适量。将桑寄生等前3味药,水煎取汁,阿胶烊化待用。粳米洗净,和药汁一起煮粥,将熟时加入阿胶汁,煮沸,食用时加红糖。每日1剂,连用7~10剂。本方对肾气不足型先兆流产疗效确切。

方2　蛋黄羹:鸡蛋黄5个,胡桃仁30克,黄酒50毫升,食盐、调味品适量。将蛋黄打入碗内,加黄酒、水和食盐拌匀;胡桃仁切碎,入蛋黄内,再入锅蒸熟,加入调味品食用。

每日1～2剂，连用20剂。本方对肾虚伴腰痛者有效。

方3　杜仲煮鸡蛋：杜仲20克，续断20克，紫苏梗10克，艾叶10克，鸡蛋2枚，红糖适量。将杜仲等前4味药和鸡蛋一起煮，将熟时鸡蛋去壳放入汤内煮熟，熟后捞出鸡蛋，去药渣，汤内加红糖，吃蛋喝汤。每日1剂，连用本方对妊娠反应较重者有效。

(2)气血亏虚：妊娠期阴道少量流血，色淡红，质稀薄，或腰腹坠胀，伴神疲肢倦，面色㿠白，心悸气短，舌质淡，苔薄白，脉细滑。治则补养气血，固肾安胎。以下是食疗方与用法。

方1　人参炖母鸡：人参10克，母鸡1只(约2000克)，调味品适量。将母鸡宰杀，洗净，切块，放砂锅内同人参一起炖熟，加入调味品，食肉喝汤。每3日1剂，连用5～7剂。

方2　参芪保胎粥：党参15克，黄芪20克，生地黄20克，阿胶20克，粳米60克，红糖适量。将党参等前3味药水煎取汁，阿胶烊化待用，粳米洗净入药汁煮粥，将熟时加入阿胶汁，加入红糖服食。每日1剂，连用5～20剂。

方3　黄酒炖鸡蛋：黄酒60毫升，阿胶12克，鸡蛋2枚，白糖适量。将黄酒加水适量入锅内烧开，打入鸡蛋，熟后入阿胶块(砸成碎块)、白糖溶化，吃鸡蛋喝汤。每日1剂，连用7～10剂。

方4　养血安胎粥：桑寄生12克，艾叶10克，阿胶10克，粳米60克，红糖适量。将桑寄生、艾叶水煎取汁，加入洗净的粳米煮粥，熟后入阿胶(砸成碎块)、红糖化后食用。每日1剂，分2次服用，连用20剂。

(3)血热内扰：妊娠期间阴道下血，色鲜红，或腰腹坠胀作痛，伴心烦不安，手心灼热，口干咽燥，大便秘结，舌红，苔黄而干，脉弦滑或滑数。治宜滋阴清热，养血安胎。以下是食疗方与用法。

方1　苎麻鸡蛋汤：苎麻根15克，阿胶12克，鸡蛋2枚，调味品适量。将苎麻根水煎取汁，将药汁再煮开打入鸡蛋，阿胶烊化后拌适量粉芡入汤内，熟后加调味品食用。每日1剂，连用20剂。

方2　糯米苎麻粥：苎麻根50克，墨旱莲15克，糯米60克，大枣10枚。将苎麻根、墨旱莲水煎取汁，加入洗净的糯米、大枣煮粥食服。每日1剂，连用7～20剂。

方3　鲜藕芦根饮：鲜藕250克，鲜芦根200克，白糖适量。将藕洗净后去皮榨汁，芦根水煎取汁，两汁混合，加白糖饮用。每日1剂，连用7～20剂。

(4)外伤损络：妊娠外伤，腰酸，腹胀坠，或阴道出血。舌淡红，脉细滑无力。治则补气、和血、安胎。以下是食疗方与用法。

方1　山药糯米粥：山药20克，续断20克，白术20克，莲子30克，龙眼肉20克，糯米60克，红糖适量。将山药等前3味药水煎取汁，加入莲子、龙眼肉、糯米一起煮粥，熟后加入红糖服食。每日1剂，连用7～20剂。

方2　阿胶蒸鸡蛋：阿胶20克，艾叶10克，鸡蛋2枚，调味品适量。将阿胶烊化，艾叶水煎取汁，鸡蛋打入碗内，加阿胶汁和艾叶汁，隔水蒸熟，加入调味品食用。每日1剂，连服5～7剂。

方3　葡萄枣茶：葡萄干30克，大枣10枚，茶叶3克。

将葡萄干、大枣水煎取汁，泡茶饮用。每日1剂，连续服用20剂。

9. 宫外孕手术后要如何调理身体

接受宫外孕手术的女性，无论生理上还是心理上都受到很大程度的创伤，要使患者得到身心康复，仅靠先进的医疗设备及得力的治疗手段是不够的，加强对宫外孕的术后护理显得尤为重要。

(1)生活作息方面

①保持生活的规律性。即使手术做得很成功，但若手术后的生活没有规律，也会加重出血或留下后遗症。手术后可在医院休息一天或回家保证充分休息。宫外孕腹腔镜手术后2周内，女性应适当休息，不做重体力劳动。一般术后1周可参加重体力劳动以外的工作。

②衣物"合"身。由于术后女性抵抗力较低，注意出入室内外时，注意保暖预防感冒。同时服装应保持宽松，不要穿过于紧身的。

③不要过早用凉水。未经医生许可也不要洗澡，禁忌用冷水洗头，擦澡，洗手及洗衣物与蔬菜等，否则冷水刺激可诱发关节炎，留下受冷部位关节、肌肉疼痛的毛病。

(2)日常保健方面

①术后一年方可怀孕。为了保证母体的健康，不要在手术后马上妊娠，如果怀孕要在一年后。因为手术过程中子宫受到损伤，此时妊娠是很危险的，为此必须采取安全的避孕措施，1个月内禁止性生活，以防生殖器官感染。同时，由于

宫外孕患者再次宫外孕的可能性相对较高，因此对于有生育要求的患者，术后的几天还要去医院接受观察和治疗，此后应定期门诊随访。

②预防感染。注意保护输卵管，女性的生殖器官内外相通，一些致病微生物很容易经阴道口侵入输卵管，甚至腹腔。如果有发热、腹痛或阴道分泌物有异常气味，要及时就诊。

(3)饮食调理方面：做完宫外孕手术的女性，失血较多，身体是比较虚弱的。所以，注意日常饮食和营养均衡是调理身体的重要辅助因素。营养专家建议均衡的饮食，可以补充基础营养蛋白质粉、B族维生素、钙镁片、维生素C和铁质、叶酸片。

还要注意不可立即服补酒，如麻油鸡酒、人参当归药酒，都宜在一周后才能服用，因为可能出现影响子宫收缩，增加出血的问题。人工流产后仍然必须对各种食物在数量上、质量上，以及相互搭配上做出合理安排，以满足机体对蛋白质、糖类、脂肪、维生素、无机盐、水和纤维素的需要。为了促进人工流产后的康复，饮食调理应注重以下几点。

①保证优质蛋白质。蛋白质是抗体的重要组成成分，如摄入不足，则机体抵抗力降低。因此，尤其要摄取富含蛋白质及铁质的食品。人工流产后半个月之内，蛋白质每千克体重应给1.5～2克，每日量为100～150克。因此，可多吃些鸡肉、猪瘦肉、猪肝、蛋类、奶类、豆类及豆类制品等。

②充足的维生素和无机盐的供给。人工流产手术后，由于身体较虚弱，常易出汗。因此，补充水分应少量多次，减少水分蒸发量。汗液中排出水溶性维生素较多，尤其是维生素

C、维生素 B_1、维生素 B_2，因此应多吃新鲜蔬菜、水果。如此，也有利于防止便秘。

③补充足够的铁质，以预防贫血的发生。营养专家表示，适当补充酸性食物有利于铁质的吸取。

④食物选择既要讲究营养，又要容易消化吸收。可供给鲜鱼、嫩鸡、鸡蛋、动物肝、动物血、瘦肉、大豆制品、乳类、大枣、莲子、新鲜水果和蔬菜。

⑤应多吃易于消化食物，不吃或少吃油腻生冷食物。不宜食萝卜、山楂、苦瓜、橘子等理气、活血、寒凉性食物。

补养的时间以半月为宜，平时身体虚弱、体质差、失血多者，可酌情适当延长补养时间。

(二)习惯性流产

1. 什么是习惯性流产

习惯性流产为自然流产连续3次以上者，每次流产往往发生在同一妊娠月份。中医称为“滑胎”。习惯性流产的原因大多为孕妇黄体功能不全、甲状腺功能低下、先天性子宫畸形、子宫发育异常、宫腔粘连、子宫肌瘤、染色体异常、自身免疫等。

2. 习惯性流产的临床表现有哪些

(1)早期症状

①阴道少许出血。女性患有习惯性流产后早期的症状

和一般流产的情况是一样的，其阴道出血情况可能会延续几天，也有可能会连续几周，但是血量一般比较少。如果女性朋友们阴道出血量增多，则说明可能会发生流产。

②下腹疼痛。女性朋友们在患有习惯性流产后会有下腹部位隐隐的疼痛感觉，一般是伴随有女性阴道内少量出血的情况，如果出现了下腹部隐隐作痛的感觉，并出现了阴道出血的症状，则需要引起注意。

③妊娠物排出。当部分妊娠物排出时称流产为不完全流产；如果子宫内的妊娠物完全排出女性体外，称之为完全流产。女性出现这种情况时，应及时去医院做相应的清宫处理，避免妊娠物在体内引发感染的发生。

(2)晚期症状：阴道的出血量增加，腹部的疼痛加重。这时检查宫颈，可以发现扩张，或者已经看到胎囊在宫颈口形成堵塞，那么习惯性流产就不可避免地出现了。

3. 习惯性流产分哪几个阶段

习惯性流产的临床表现与一般流产相同，也是经历先兆流产、难免流产、不全或完全流产几个阶段。早期仅可表现为阴道少许出血，或有轻微下腹隐痛，出血时间可持续数天或数周，血量较少。一旦阴道出血增多，腹痛加重，检查宫颈口已有扩张，甚至可见胎囊堵塞颈口时，流产已不可避免。如妊娠物全部排出，称为完全流产；仅部分妊娠物排出，尚有部分残留在子宫腔内时，称为不全流产，需立即清宫处理。

根据习惯性流产发生的时间可将流产分为早期习惯性流产及晚期流产。早期习惯性流产系指流产发生在妊娠12

周以前，一般多与遗传因素，孕妇内分泌失调及免疫学因素等有关；晚期习惯性流产多指流产发生在妊娠12周以后，多与子宫畸形、宫颈发育不良、血型不合及孕妇患疾病等因素有关。

4. 习惯性流产有哪些危害性

(1)容易造成感染：多次出现习惯性流产可因子宫颈口扩张太过而为细菌侵入大开方便之门，轻者会导致子宫内膜炎或输卵管炎。就算孕卵着床也会因子宫内膜频繁吸刮而受到损伤，进而影响胎盘的种植和使胎盘血液循环出现障碍，导致缺氧而生长迟缓，使早产儿及新生儿死亡率上升。

(2)容易形成自然流产：多次人工流产有造成自然流产的危险。因多次流产给女性的神经内分泌和生殖功能带来很大的影响，特别是对未产妇可增加妊娠早期、中期的自然流产率。还增加宫外孕、前置胎盘和产后出血的发病率。

(3)容易损伤子宫内膜：多次人工流产易损害子宫内膜，因吸刮时最易损伤子宫内膜基底层组织，因此致使子宫穿孔的也有很多。在子宫内膜与功能层、基底层组织之间的正常组织被破坏以后，子宫内膜很容易向基底层或肌层组织内生长，产生子宫肌腺症或腺肌瘤，致使不孕、腹痛等症。

5. 是不是出现先兆流产都需要保胎治疗

发生在12周以前的习惯性流产叫作早期习惯性流产，晚期习惯性流产是指妊娠12～28周以前。部分有过自然流产经历的患者在妊娠期间出现阴道出血或其他流产先兆时，都会慌乱无主,想尽办法保胎。

其实有些流产是不可避免的。绝大部分自然流产是胚胎不健全所致,这类流产恰恰起着一种自然淘汰作用,帮助把不健康的胎儿淘汰掉。而本身属于习惯性流产的患者,在出现流产先兆时又很想要这个孩子,在开始保胎治疗前,一定要进行B超及其他辅助检查,以明确胚胎或胎儿是否存活。

另外,还要找出这次先兆流产的原因,如阴道出血、轻微腹痛等。再就是既往有流产史的患者不要在怀孕后进行保胎,最好在怀孕前就找到既往流产的原因,提前进行调理。

6. 引起习惯性流产的病因有哪些

引起习惯性流产的病因复杂,临床上有40多种疾病最终可导致习惯性流产的发生,有免疫性因素、遗传性因素、感染性因素、内分泌性因素、解剖因素等,而其中免疫性因素导致的流产占习惯性流产的67%之多,解剖因素占14%,内分泌因素占11%,遗传因素占5%,其他因素占3%。

一般来说,习惯性流产的病因主要有以下几个方面。

(1)遗传基因缺陷:染色体异常的胚胎多数结局为流产,极少数可能继续发育成胎儿,但出生后也会发生某些功能异常或合并畸形。

(2)环境因素:过多接触某些有害的化学物质(如砷、铅、苯、甲醛、氯丁二烯、氧化乙烯等)和物理因素(如放射线、噪声及高温等),均可引起流产。

(3)母体因素:妊娠期患急性病、高热、细菌毒素或病毒

（单纯疱疹病毒、巨细胞病毒等），严重贫血或心力衰竭，慢性肾炎或高血压，生殖器官疾病（如子宫畸形、双子宫、纵隔子宫及子宫发育不良等），盆腔肿瘤（如子宫肌瘤等），甲状腺功能减退症，严重糖尿病未能控制及胎盘内分泌功能不足，均可导致流产。

（4）免疫因素：若母儿双方免疫不适应，则可引起母体对胚胎的排斥而致流产。

7. 习惯性流产后夫妻双方应进行哪些检查

建议一次中期妊娠自然流产或两次早期妊娠流产后，可考虑开始做全面、顺序的评估。应重视夫妇双方的病史和体格检查，这是不孕不育症诊治的第一步。包括：血常规、尿常规、血沉、尿糖、胸透等。习惯性流产夫妇的重点检查内容包括以下几方面。

（1）精子和卵子质量的检查：针对可能精子、卵子先天性缺陷或受精卵异常的检查和试验

①精液特殊分析，尤其注意畸形、活力、脓精率（每高倍视野脓细胞≥5 个者必须治疗）。

②夫妇染色体检查，如平衡易位等。

③间接评估卵子成熟度（女性生育周期监测和治疗）。

④IVF 试验和人工显微生殖技术实验。

（2）生殖器的检查：针对评估有否生殖器异常，主要是子宫因素及其类型。

①HSG、盆腔气腹造影等。

②B超，经腹壁或经阴道途径。

③宫腔镜检查，必要时结合腹腔镜检查术。

(3)性激素测定：主要是β绒毛膜促性腺激素(β-HCG)测定，雌、孕激素测定。测定β-HCG可了解孕妇的黄体功能情况，如果发现β-HCG低下，则表明妊娠期黄体功能不全，孕激素分泌不足，容易导致流产。对于雌激素、孕激素的测定，也可作为一种诊断参考，据报道早期上升缓慢容易发生流产。

(4)评估内分泌因素

①BBT用于初筛和监测。

②黄体中期(预期月经前4～5日或BBT上升第8～9日)血孕酮和PRL值测定，必要时加测FSH、LH、E2、皮质醇、睾酮及24小时尿17-OH、17-KS等。

③黄体中晚期(同②时间)子宫内膜活检术(与标准内膜变化相差3日者谓异常)。

④血孕酮值测定结合内膜活检以鉴别孕酮分泌不足抑或子宫内膜分泌发育不良。

⑤甲状腺功能检查，如血T3、T4和TSH刺激试验等。

⑥疑有糖尿病者，必要时测血胰岛素和做葡萄糖耐量试验。

(5)特异性感染的诊断：如衣原体、支原体、弓形体病、巨细胞病毒等病原体检测。对常规子宫内膜细菌培养的意义尚有争议。

(6)免疫学因素的检测

①抗精子抗体检测，包括血清和宫颈黏液等。

②ABO 型检测，包括 ABO 各型或亚型；若女方为“O”型，需检测血抗“A”、抗“B”抗体（>1∶64）及其测睡胃滴定度（特异性抗体）。

③狼疮样抗凝活性和抗磷脂抗体和抗心脂质抗体测定。并发红斑狼疮或原因不明性复发流产者更应测定。

④抗透明带抗体抗补体法检测精浆免疫抑制物活性。

⑤抗滋养叶细胞抗体，但对 HLA 检测意义有争议。

⑥抗配偶细胞毒抗体（APCA），如改良 Mittal 法测定，若死细胞数高于阳性对照 50% 以上，为 APCA（+）；APCA（-）有临床意义，可试用丈夫淋巴细胞主动免疫治疗 APCA 阴性者，凡 APCA 转阳者妊娠成功率达 85%；无关个体白细胞免疫治疗，也可促其转阳。

8. 如何治疗宫颈内口松弛症

宫颈内口松弛症（也称宫颈功能不全）是导致流产、习惯性流产、早产主要原因之一。宫颈内口松弛常于妊娠中期，多数患者自己没有感觉，一旦胎膜破裂，胎儿迅速排出。这种情况下，唯一可行的办法是宫颈环扎术。简单地说，就是在宫颈内口水平环扎子宫颈，使之关闭，以维持妊娠至足月。例如，妊娠 25 周的双胞胎有一胎流产，紧急采取宫颈环扎术后，另一胎可以一直保胎至顺利分娩。无论何种原因导致的宫颈功能不全都要尽可能做到早期诊断。最好在孕前查体时进行常规行超声检查或宫颈扩张试验。孕中期溢液特别多的孕妇要及时行超声检查，测定宫颈长度及内口宽度，以便及时发现，及早治疗。对于有不明原因早产或流产史的患者，还可预防性行宫颈环扎术，一般在14～18周入院手术治疗。此外，需要提醒的是，接受了宫颈环扎术后的患者还要注意以下几点。

(1)如出血稍多，伴轻度腹痛，在安胎前先明确胎儿是否有存活可能，可做B超，查血β-HCG，确诊胎儿良好，可用中药保胎，必要时可同时加用黄体酮及促绒毛膜促性腺激素协同安胎。这是预防习惯性流产的非常重要的一项措施。

(2)早孕时期阴道反复少量出血，伴腹痛或无腹痛，都要排除宫外孕。

(3)有习惯性流产症状的孕妇应卧床休息，禁止性生活。避免奔走和涉水攀高，安定情绪，不能思想紧张。

(4)对平时月经不正常，年龄又较大，迫切希望生育者，有时在月经过期后有恶心、泛吐等早孕反应症状，有时阴道少量出血者，需先查尿β-HCG和B超，以明确是否怀孕(必须排除假孕)。

(5)要慎戒房事，对有自然流产史的孕妇来说，妊娠3个月以内、7个月以后应避免房事，习惯性流产者此期应严禁房事。

(6)要保持心情舒畅，研究认为，自然流产是因为孕妇皮质下中枢兴奋亢进所致。实验证明，神经系统的功能状态对流产起着决定性作用。因此，妊娠期精神要舒畅，避免各种刺激，采用多种方法消除紧张、烦闷、恐惧心理，以调和情志。

此外，术后心理状态也很重要，家属要多关心，减轻孕妇心理压力，同时要遵医嘱按时服药，定期产前检查。如有腹痛、腰酸、下腹坠胀、出血、流液等情况，要及时就诊，若出现阵发性宫缩，逐渐变频，需立即入院及时拆除宫颈缝扎线，以免发生宫颈裂伤。若顺利保胎至足月 37 周，也要入院拆线。

9. 习惯性流产有哪些注意事项

（1）生活规律：起居以平和为上，既不可太逸（如过于贪睡），亦不可太劳（如提挈重物或攀高履险等）。逸则气滞，导致难产；劳则气衰，导致伤胎流产。因此，孕妇一定要养成良好的生活习惯，作息要有规律，最好每日保证睡够 8 小时，并适当活动。这样，才能使自己有充沛的体力和精力来应对孕期的各种情况。另外，孕妇衣着应宽大，腰带不宜束紧，平时应穿平底鞋。要养成定时排便的习惯，还要适当多吃富含纤维素的食物，以保持大便通畅。大便秘结时，避免用泻药。

（2）合理饮食：孕妇要注意选食富含各种维生素及微量元素、易于消化的食品，如各种蔬菜、水果、豆类、蛋类、肉类等。胃肠虚寒者，慎服性味寒凉的食品，如绿豆、白木耳、莲子等；体质阴虚火旺者，慎服雄鸡、牛肉、狗肉、鲤鱼等易使人上火的食品。

民间有不少食疗方对预防习惯性流产和先兆流产很有效果，这里向大家介绍两则：①莲子、桂圆肉各 50 克，小火煲汤，加山药粉 100 克煮粥。怀孕后即开始食用，每日 1 次。此方适宜于阴道出血、小腹坠痛、腰腿酸软，苔白舌淡，有习惯性流产史者。②南瓜蒂 3 个，莲蓬蒂 6 个，共焙黄为末，分 3 次米汤送服，1 日服完。此方适宜于妊娠数月后胎动腹痛、阴道出血、面赤口干、五心烦热、小便短赤的血热型先兆性流产者。

(3)注意个人卫生:孕妇应勤洗澡、勤换内衣,但不宜盆浴、游泳,沐浴时注意不要着凉。要特别注意阴部清洁,可每晚用洁净温水清洗外阴部,以防止病菌感染。

(4)保持心情舒畅:研究认为,一部分自然流产是因为孕妇中枢神经兴奋所致。因此,孕妇要注意调节自己的情绪,尽量保持心情舒畅,避免各种不良刺激,消除紧张、烦闷、恐惧心理,尤其不能大喜大悲大怒大忧,否则对胎儿的生长发育是非常不利的。

(5)定期做产前检查:孕妇在妊娠中期就应开始定期进行产前检查,以便及时发现和处理妊娠中的异常情况,确保胎儿健康发育。

(6)慎房事:对有自然流产史的孕妇来说,妊娠 3 个月以内、7 个月以后应避免房事,习惯性流产者此期应严禁房事。

10. 习惯性流产如何通过饮食调理

习惯性流产又称滑胎,是由于禀赋虚弱,肾虚冲任不固,而致怀孕后出现反复自然堕胎。根据临床症状和病因的不同,分为脾肾两虚、气血亏虚和阴虚内热等证型。

(1)脾肾两虚:头晕耳鸣,腰膝酸软,神疲肢倦,气短懒言,纳少便溏,夜尿多,眼眶黯黑或有黯斑,舌质淡,苔薄,脉沉弱。治则补肾健脾,养血固冲。以下是食疗方与用法。

方 1　续断山药粥:续断 20 克,山药 20 克,杜仲 25 克,糯米 60 克。先将续断等 3 味药水煎取汁,加入洗净的糯米煮粥食用。每日 1 剂,连用 7～20 剂。

方 2　艾叶鸡蛋汤:艾叶 30 克,鸡蛋 2 枚,玉米嫩衣 50

克，调味品适量。将艾叶、玉米衣煎汤去渣，打入鸡蛋，加入调味品食用。每日 1 剂，连用 5～10 剂。

方 3　母鸡墨鱼粥：母鸡 1 只(约 1 500 克)，墨斗鱼干 1 条(约 200 克)，糯米 100 克，调味品适量。将母鸡宰杀，墨鱼泡好洗净，同入锅炖，熟后取汤煮糯米成粥，食时加调味品，鸡和鱼佐粥食用。妊娠后每月吃 1～2 剂。

(2)气血亏虚：面色苍白或萎黄，心悸气短，头晕肢软，神疲乏力，舌淡苔薄，脉沉细无力。治则补气养血，固冲任。以下是食疗方与用法。

方 1　鸡汤小米粥：老母鸡 1 只(约 1 000 克)，小米 60 克，调味品适量。将鸡宰杀，洗净，切块，煮汤，用鸡汤煮米粥，加调味品服食。每日 1 剂，连续服 20 剂。

方 2　莲子龙眼粥：莲子 30 克，龙眼肉 15 克，糯米 60 克。共洗净，做粥食用。每日 1 剂，连用 7～20 剂。

方 3　南瓜蒂茶：南瓜蒂 2 个，葡萄干水煎取汁，泡南瓜蒂粉和茶叶饮用。每半月 1 剂，从受孕后开始服至习惯性流产月份后 2 个月。

(3)阴虚内热：两颧潮红，口干咽燥，手足心热，烦躁不宁，或形体消瘦，舌红少苔，脉细数。治则滋阴清热，固肾安胎。以下是食疗方与用法。

方 1　苎麻阿胶粥：苎麻根 20 克，阿胶 12 克，糯米 60 克。将苎麻根水煎取汁，加入洗净的粳米煮粥，将热时加入烊化的阿胶汁。每日 1 剂，可常服用。

方 2　绿豆双花茶：绿豆 30 克，金银花 20 克，赤小豆 15 克，甘草 3 克，红茶 3 克。将绿豆等 4 药水煎取汁，灌入茶叶饮用。每日1剂，常饮用。

11. 习惯性流产患者饮食应注意什么

习惯性流产患者日常的饮食是非常重要的，一定要引起重视。一般来说，吃以下这些食物对习惯性流产的治疗是有一定帮助的。

(1)含有丰富蛋白质、维生素的食物：习惯性流产患者在日常饮食中最好是多吃一些新鲜的蔬菜水果、瘦肉、鸡蛋等，这些食物里面都富含蛋白质和维生素。

(2)富含锌元素的食物：一般来说，植物性的食物中含有丰富的锌，比如小米、豆类、花生、大白菜等，在动物类食物中牡蛎、鸡肝、蛋类、牛肉等富含锌。

(3)富含精氨酸的食物：男性的精子之所以能够成功地生成，最关键的元素便是精氨酸，它不仅能够增强人体的活动力，还能维持正常的生殖系统功能，一般在海参、章鱼、鳝鱼、芝麻、核桃这些食物中含有丰富的精氨酸，同时这些对女性习惯性流产的治疗也有很大的辅助功能。

(三)妊娠呕吐

1. 什么叫妊娠呕吐

妊娠呕吐是指孕妇在早孕期间经常出现择食，食欲不振、轻度恶心呕吐、头晕，倦怠，称为早孕反应，一般于停经40日左右开始，孕12周以内反应消退，对生活、工作影响不大,不需特殊处理。而少数孕妇出现频繁呕吐,不能进食,导致体重下降,脱水,酸碱平衡失调,以及水、电解质代谢紊乱,严重者可危及生命。发病率为0.1%~2%,且多见于初孕妇,早孕时多见,极少数症状严重,可持续到中、晚期妊娠,预后多不良,恶性呕吐是指极为严重的妊娠剧吐,患者可因酸中毒、电解质紊乱,肝肾功能衰竭而死亡。

2. 中医学怎样治疗妊娠呕吐

妇女怀孕后两三个月期间,往往呕吐食物,吃不下东西,古代医书称为“恶阻”,现代叫作妊娠呕吐。

(1)脾胃虚寒:呕吐食物和痰涎,面色苍白,头昏眼花,气短乏力,时时心跳,口淡无味,大便稀软,比较怕冷,舌质淡白,脉滑而无力。应当采用健脾、温胃、止呕的治法,常用以下方药。

方1　香砂六君子丸,每次服10克,每日3次。

方2　党参15克,生姜10克,制半夏6克,水煎,分3次服。

方3　制半夏、陈皮、藿香、生姜、砂仁各6克,茯苓15克,水煎,分3次服。

方4　制香附30克,藿香叶15克,甘草10克。共研成细粉,每次服6克,每日数次。

此外,民间还单用生姜60克,捣烂榨取姜汁,用温开水分次送服,或用柚皮浓煎后分次饮用。

(2)脾胃蕴热:呕吐食物和酸水、苦水,面色潮红,烦热不安,喜欢冷饮冷食,大便干燥,小便黄热,舌质红,舌苔黄或没有舌苔，脉滑而快。应当采用清热、止呕的治法，常用以下方药。

方1　黄连1.5克，紫苏叶4.5克，竹茹10克，水煎，分3～4次服。

方2　黄芩6克，白术10克，竹茹10克，水煎，分3～4次服。

方3　麦冬、芦根、竹茹各12克，藿香6克，水煎，分3～4次服。

3. 妊娠呕吐如何预防

预防妊娠呕吐的发生，应从以下几方面着手。

(1)心理调理：对妊娠及妊娠后的早孕反应有正确的认识。在妊娠早期出现的轻微恶心呕吐属于正常反应，不久即可消失，不应有过重的思想负担，保持情志的安定与舒畅。

(2)注重环境适宜：减少诱发因素，如烟、酒、厨房油烟的刺激，居室尽量布置得清洁、安静、舒适。避免油漆、涂料、杀虫剂等化学品的异味。

(3)注重饮食：注意饮食卫生，饮食除注意营养及易消化之外，还应避免进食不洁、腐败、过期的食物，以免损伤肠胃。

(4)保持大便通畅：妊娠后容易出现大便秘结，应多饮水，或用凉开水冲调蜂蜜，还可以多食新鲜的蔬菜、水果，如橘子、香蕉、西瓜、生梨、甘蔗等。

(5)其他：呕吐后应立即清除呕吐物，以避免恶性刺激，并用温开水漱口，保持口腔清洁。

4. 妊娠呕吐时应如何安排饮食

在食物结构上，宜选择清淡易消化的食物，如新鲜蔬菜、水果、米汤、稀粥、豆浆等。

忌食油腻食物，过甜食物。过甜的食物对脾胃虚弱者尤其容易生湿生痰，导致胎气夹痰湿上逆而发为恶心呕吐。如糖果、巧克力、蜂蜜、蔗糖、各种蜜饯（如苹果脯和桃脯等），均有助湿之弊，故应尽量避免食用。

5. 妊娠呕吐应如何护理

呕吐可影响食欲和进食，但妊娠又需要更多的营养，因此要想方设法进食，以给自己的身体补充足够的营养，如避开易呕吐的时间进食；选择自己喜爱的食物，少食多餐；多吃蔬菜、水果等富含维生素的食物；多食清淡而且富含营养的饮食，如各种肉汤类等；应避免高脂肪的食品。另外，由于烹饪时的气味易诱发和加剧呕吐，故患者在未恢复健康之前，尽可能避之。同时还要多饮水，以及时补充体内因呕吐而丢失的水分。

（1）做好自我心理护理。妊娠呕吐是一种生理反应，是与早孕有关的一种症状，一般 3 个月后多可自行消失。不要有过重的心理负担，放松心情，适当的休息，并选择自己喜欢的休闲方式，可以缓解这种不适症状。

（2）呕吐严重时，要到医院进行检查治疗，有异常及时进行药物治疗。维生素 B_1、维生素 B_6、维生素 C 及小剂量镇静药等，对于一般症状均有一定效果。

(3)如果经治疗无效,且病情继续加重,应考虑终止妊娠。

(四)妊娠期贫血

1. 什么是妊娠期贫血

妊娠期贫血是指孕妇如果血红蛋白<100 克/升,或红细胞<3.5×10^{12}/升,配合实验室的检查,就能正确判断是否患有贫血。妊娠期贫血的发生率为 70%~80%,而且以妊娠后 3 个月为多见。

2. 妊娠期贫血的原因是什么

(1)妊娠期生理性贫血:妊娠期血浆容量增加较多(约1 000毫升),而红细胞数增加较少,故引起生理性稀释性贫血。此类贫血于分娩后数周内即可恢复至正常,无须特殊治疗。

(2)缺铁:成年妇女体内约含 2 克铁,仅仅在妊娠期就有约 1 000 毫克铁从母体流失(排出体外和供给胎儿),所以必须每日额外补铁 4 毫克,这是一般饮食无法提供的。

(3)缺乏叶酸:妊娠期每日叶酸的需要量是正常人的5~10 倍,如果妊娠期吸收不良或营养不够多元化,容易因叶酸缺乏导致巨幼红细胞性贫血。

3. 现代医学如何治疗妊娠期贫血

(1)缺铁性贫血

①补充铁剂。给以口服药为主。硫酸亚铁 0.3 克,每日 3 次,同时给予维生素 C 0.3 克及 10%稀盐酸 0.5～2 毫升,促进铁的吸收。或给予右旋糖酐铁或山梨醇铁肌内注射。

②输血。当血红蛋白<60 克/升时,可少量多次输新鲜血。有条件者输浓缩血红细胞。

(2)巨幼细胞性贫血

①补充叶酸。叶酸 5 毫克,口服,每日 3 次,或叶酸 15 毫克,每日肌内注射。对有高危因素的孕妇应从妊娠 3 个月即开始服用。

②维生素 B_{12}。100 毫克每日 1 次,肌内注射。连续 2 周后改为每周 2 次,直至血红蛋白恢复正常。

③血红蛋白<60 克/升时,可少量间断输新鲜血或浓缩血红细胞。

(3)再生障碍性贫血:主要针对妊娠进行治疗。

①积极治疗人工流产。再障者病情未愈应避免妊娠,若已妊娠,早期可在内科配合下行人工流产术;中晚期妊娠者,可在严密监护下继续妊娠直至足月分娩。

②支持疗法。注意休息、加强营养、左侧卧位、间断吸氧;或间断、少量、多次输新鲜血。

③有明显出血倾向者,可给予肾上腺皮质激素或蛋白合成激素治疗,但应严格掌握适应证及禁忌证。

④积极预防感染。应选择对胎儿无影响的广谱抗生素。

4. 中医学如何辨证妊娠贫血

中医古籍中未见妊娠贫血的记载，但对妊娠血虚的影响则有不少的论述。主要的病因为先天禀赋不足，精血亏虚；或脾虚化源不足；或大病久病后，精血暗耗，均可致气血亏虚，脏腑失养而影响胎儿的发育。正如《妇人大全良方》指出胎儿不长的原因是“脏腑虚衰，气血虚羸”。《傅青主女科》曰：“盖脾统血、肺主气，胎非血不荫；脾健则血旺而荫胎……积而成浮肿症，非由脾肺之气血虚而然耶。”又《景岳全书·妇人规》云：“凡妊娠之数堕胎者……血虚则灌溉不周。”《胎产心法》说：“孕妇有素常虚弱……用力太早，及儿将出，母已无力，令儿停住，产户干涩，产亦艰难。”说明妊娠贫血可导致胎儿宫内发育迟缓、胎死宫内、妊娠肿胀、妊娠眩晕、胎漏、胎动不安，甚至堕胎、小产及难产。妊娠贫血，总以虚症为主。不论气血之虚，或肝肾不足，均可使胚胎或胎儿失于濡养而致异常妊娠。

(1)气血虚弱：妊娠期倦怠乏力，心悸气短，口淡无味，食少纳呆，头晕眼花，失眠多梦，唇甲色淡，面色淡白或萎黄，腹胀便溏，或腹痛，水肿，舌质淡，苔薄，脉细弱或缓弱。

(2)肝肾虚损：妊娠期头晕耳鸣，腰膝酸软，手足心热，肢体麻木，爪甲不荣，筋脉挛急，心烦胁痛，或腹痛绵绵，舌质淡红，苔少，脉弦细或细数。

审因论治妊娠贫血主要是虚症，故治疗以补虚为原则，滋精血之源，补气养血，气旺血生，使胎有所载，胎有所养，胚胎或胎儿得以正常发育。气血来源于脏腑，故治疗时注重调理脏腑。

5. 有哪些中成药可用于治疗妊娠贫血

(1)补中益气丸:适用于脾气虚弱之妊娠贫血。

(2)归脾丸:适用于心脾两虚之妊娠贫血。

(3)复方皂矾丸:适用于各型贫血。

(4)阿归养血颗粒:适用于血虚之贫血。

(5)人参养荣丸:适用于气血两虚、病后虚弱之妊娠贫血。

6. 治疗妊娠贫血的简便验方有哪些

除多味中药合而成方外,还可用简便方代茶饮,长期服用。

(1)黄芪 30 克,阿胶珠 15 克,以水 1 000 毫升,水煎45~60 分钟,取汁 400 毫升,分早、晚饭后服用,每日 1 剂。多用于气血虚弱贫血者。

(2)党参 15 克,炮附子 6 克,炙甘草 3 克,以水 1 000 毫升,水煎 45~60 分钟,取汁 400 毫升,分早、晚饭后服用,每日 1 剂。多用于脾肾阳虚贫血者。

(3)生地黄 15 克,熟地黄 15 克,麦冬 15 克,沙参 15 克,枸杞子 9 克,以水 1 000 毫升,水煎 45~60 分钟,取汁 400 毫升,分早、晚饭后服用,每日 1 剂。多用于肝肾阴虚贫血者。

7. 妊娠贫血有哪些食疗方

(1)牛乳粥:粳米 100 克煮粥,将熟时加入鲜牛奶约 200

克食之。可辅助防治妊娠贫血。

(2)甜浆粥:用鲜豆浆与粳米100克煮粥,熟后加冰糖少许。可辅助治疗贫血。

(3)鸡汁粥:先将母鸡一只煮汤汁,取汤汁适量与粳米100克煮粥食。孕妇常食,可辅助防治贫血症。

(4)香菇红枣:取水发香菇20克,大枣20枚,鸡肉(或猪瘦肉)150克,加姜末、葱末、食盐、料酒、白糖等调料,隔水蒸熟,每日1次。常食,可辅助治疗妊娠贫血。

(5)大枣粥:大枣10枚,粳米100克。煮粥常食,对防治妊娠贫血有一定作用。

(6)芝麻粥:黑芝麻30克,炒熟研末,同粳米100克,煮粥食之。孕妇常食,能辅助治疗妊娠贫血。

(7)枸杞粥:枸杞子30克,粳米100克,煮粥。孕妇常食,可辅助治疗妊娠贫血。

8. 妊娠期贫血的危害及预防措施有哪些

妊娠期严重的贫血易诱发心脏病、围生儿死亡率高,妊娠期重度贫血的宝宝,长到1~2岁时较普通孩子更易发生贫血。所以,积极预防和治疗贫血是很重要的。首先找到失血的原因,并予以纠正;减少意外怀孕和生育次数,因为每一次流产、生育都有大量血液流失。妊娠期适当多吃含铁及维生素丰富的食物。妊娠20周以后常规口服铁剂。

9. 妊娠合并巨幼红细胞性贫血的病因是什么

妊娠期对叶酸需求量增加。正常妊娠每天最低需食物叶酸500～600微克，以供胎儿需求和保持母体正常的叶酸储存。双胎妊娠对叶酸需求量更大。巨幼红细胞性贫血的妇女常因妊娠期恶心、呕吐、食欲下降严重，叶酸摄入更少。孕妇有胃肠道疾病时，如慢性萎缩性胃炎、胃部分或大部切除等使胃黏膜壁细胞分泌内因子减少，导致维生素B_{12}吸收障碍，加重叶酸和维生素B_{12}缺乏。

本病主要是营养不良和叶酸缺乏所致，而极少部分由维生素B_{12}缺乏引起。叶酸和维生素B_{12}都是合成DNA过程中的重要辅酶。叶酸本身无活性，有辅酶作用的是四氢叶酸。四氢叶酸是由二氢叶酸经叶酸还原酶的作用而生成，其性质很不稳定，易被氧化。因此，凡能阻止四氢叶酸生成，使叶酸代谢发生障碍均可发生此病。当其缺乏时，DNA合成障碍，全身多种组织均可受累，但以造血组织最为严重，引起幼红细胞增殖成熟障碍，骨髓内出现形态上和功能上均异常的巨幼红细胞。这些异常的巨幼红细胞寿命较正常短，往往被过早破坏，也是造成贫血的因素。

10. 妊娠期合并巨幼红细胞性贫血有何表现

除一般贫血症状外，巨幼红细胞性贫血有以下特点。

(1)多发生于妊娠晚期，约50%发生于孕31周后，其余发生于产褥期。常见于30岁左右，经产妇多于初产妇，多胎多于单胎。25%病人在下次妊娠时易再发。

(2)起病急，贫血多为中度或重度。多表现为头昏、疲乏无力、全身水肿、心悸、气短、皮肤黏膜苍白、腹泻、舌炎、乳头萎缩等；低热、脾大、表情淡漠也常见。

(3)消化道症状明显，部分患者有恶心、食欲缺乏、呕吐及腹泻，可伴有舌唇疼痛，急性发作时舌尖及舌边缘疼痛明显，舌面呈鲜红色，所谓“牛肉样舌”。可出现血性小疱或浅小溃疡，进一步舌乳头萎缩成“光舌”。

(4)因维生素 B_{12} 缺乏可致周围神经炎，表现为乏力、手足麻木、感觉障碍、行走困难等周围神经炎及亚急性或慢性脊髓后束侧束联合病变等神经系统症状。

(5)对妊娠的影响：如及时处理，预后较好；如不及时处理，重症者可引起流产、早产、胎盘早剥、胎儿生长受限、死胎等并发症，常伴有呕吐、水肿、高血压、蛋白尿。在产褥期发生贫血的，多在产后第一周，因在原有缺乏叶酸的基础上，哺乳加重叶酸的缺乏，如不及时补充则常诱发贫血症状。

11. 妊娠合并巨幼红细胞性贫血应做哪些检查

(1)外周血象为大细胞正常，血红蛋白性贫血，红细胞平均体积(MCV)＞94分升，红细胞平均血红蛋白(MCH)＞32皮克，中性粒细胞分叶过多，网织红细胞正常，即可做出诊断。

(2)骨髓血片呈巨幼红细胞增多，红细胞体积较大，核染色质疏松。

(3)血清叶酸值<6.8毫摩/升(3纳克/毫升),红细胞叶酸值<227毫摩/升(100微克/毫升),提示叶酸缺乏。

(4)若叶酸值正常,测孕妇血清维生素B_{12}值,若<90皮克/毫升,提示维生素B_{12}缺乏。

12. 妊娠期合并巨幼红细胞性贫血如何治疗

(1)加强孕期营养指导,改变不良饮食习惯,多食新鲜蔬菜、水果、瓜豆类、肉类、动物肝脏及肾脏等食物。

(2)于妊娠后半期每日给予叶酸5毫克口服,或叶酸10~30毫克,每日1次肌内注射,直至症状消失、贫血纠正。若治疗效果不显著,应检查有无缺铁,可同时补给铁剂。

(3)维生素B_{12} 100微克肌内注射,每日1次,共2周。以后改为每周2次,直至血红蛋白恢复正常。有神经系统症状者,单独用叶酸有可能使神经系统症状加重,应引起注意。

(4)血红蛋白<60克/升时,可少量间断输新鲜血或浓缩血红细胞。

(5)分娩时避免产程延长,预防产后出血,预防感染。

(五)羊水过多

1. 什么是羊水过多

正常妊娠时的羊水量随孕周增加而增多,最后2~4周开始逐渐减少，妊娠足月时羊水量约为1 000毫升（800～1 200毫升），凡在妊娠任何时期内羊水量超过2 000毫升者，称为羊水过多。最高可达20 000毫升。多数孕妇羊水增多较慢，在较长时期内形成，称为慢性羊水过多；少数孕妇在数日内羊水急剧增加，称为急性羊水过多。羊水过多的发生率，文献报道为0.5%～1%，妊娠合并糖尿病者，其发生率可达20%。羊水过多时羊水的外观、性状与正常者并无异样。

2. 引起羊水过多的常见原因有哪些

通过放射性核素示踪测定，证明羊水在胎儿与母体之间不断进行交换，维持动态平衡。胎儿通过吞咽、呼吸、排尿及角化前皮肤、脐带等进行交换。当羊水交换失去平衡时，就会出现羊水过多或过少。羊水过多的确切原因还不十分清楚，临床见于以下几种情况。

（1）胎儿畸形：羊水过多孕妇中，20%～50%合并胎儿畸形，其中以中枢神经系统和上消化道畸形最常见。无脑儿、脑膨出与脊柱裂胎儿，脑脊膜裸露，脉络膜组织增殖，渗出液增加，导致羊水过多。无脑儿和严重脑积水患儿，由于缺乏中枢吞咽功能，无吞咽反射及缺乏抗利尿激素致尿量增多而使羊水过多；胎儿食管或小肠闭锁、肺发育不全时不能吞咽与吸入羊水，均可因羊水积聚导致羊水过多。

（2）多胎妊娠：多胎妊娠并发羊水过多是单胎妊娠的10倍，尤以单卵双胎居多，且常发生在其中的一个体重较大的胎儿，系因单卵双胎之间血液循环相互流通，占优势的胎儿，其循环血量多,尿量增加,致使羊水过多。

(3)孕妇和胎儿的各种疾病:如糖尿病、ABO或Rh血型不合、重症胎儿水肿、妊高征、急性肝炎、孕妇严重贫血。糖尿病孕妇的胎儿血糖也会增高,引起多尿而排入羊水中。母儿血型不合时,胎盘较重,有报道胎盘重量超过800克时,40%合并羊水过多,绒毛水肿影响液体交换是其病理基础。

(4)胎盘脐带病变:胎盘绒毛血管瘤、脐带帆状附着有时也可引起羊水过多。

(5)特发性羊水过多:约占30%,不合并任何孕妇、胎儿或胎盘异常,其原因不明。

3. 羊水过多有何临床表现,检测方法有哪些

通常羊水量超过3000毫升时才出现症状。

(1)急性羊水过多:多发生在妊娠20~24周,由于羊水急剧增多,数日内子宫迅速增大,似妊娠足月或双胎妊娠大小,在短时间内由于子宫极度增大,横膈上抬,出现呼吸困难,不能平卧,甚至出现发绀,孕妇表情痛苦,腹部张力过大感到疼痛,以及食量减少发生便秘。由于胀大的子宫压迫下腔静脉,影响静脉回流,引起下肢及外阴部水肿及静脉曲张。孕妇行走不便而且只能侧卧。

(2)慢性羊水过多:约占98%,而且多发生在妊娠28~32周,羊水可在数周内逐渐增多,属中等量缓慢增长,多数孕妇能适应,常在产前检查时,发现宫高、腹围均大于同期孕妇。羊水过多孕妇在体检时,见腹部膨隆大于妊娠月份,妊

娠图可见宫高曲线超出正常，腹壁皮肤发亮、变薄，触诊时感到皮肤张力大，有液体震颤感，胎位不清，有时扪及胎儿部分有浮沉感，胎心遥远或听不到。羊水过多孕妇容易并发妊高征、胎位异常、早产。破膜后因子宫骤然缩小，可以引起胎盘早剥，破膜时脐带可随羊水滑出造成脐带脱垂。产后因子宫过大容易引起子宫收缩乏力导致产后出血。

(3)B型超声检查所见：以单一羊水最大暗区垂直深度(羊水池)测定表示羊水量的方法显示胎儿与子宫壁间的距离增大，超过7厘米即可考虑为羊水过多(也有学者认为超过8厘米方能诊断羊水过多)。若用羊水指数法(AFI)，即孕妇头高30°平卧，以脐与腹白线为标志点，将腹分为4部分测定各象限最大羊水暗区相加而得，国内资料＞18厘米为羊水过多。而Phelan则认为＞20厘米方可诊断。经比较AFI显著优于AFD法。羊水过多时，胎儿在宫腔内只占小部分，肢体呈自由体态，漂浮于羊水中，并可同时发现胎儿畸形、双胎等。

(4)羊膜囊造影及胎儿造影所见：为了解胎儿有无消化道畸形，先将76%泛影葡胺20～40毫升注入羊膜腔内，3小时后摄片，羊水中的造影剂减少，胎儿肠道内出现造影剂。接着再将40%碘化油(应视羊水多少而定)注入羊膜腔，左右翻身数次，因脂溶性造影剂与胎脂有高度亲和力，注药后半小时、1小时、24小时分别摄片，胎儿的体表包括头、躯干、四肢及外生殖器均可显影。羊膜囊造影可能引起早产、宫腔内感染，且造影剂、放射线对胎儿有一定损害，应慎用。

(5)神经管缺陷胎儿的检测：该类胎儿畸形容易合并羊

水过多。除B型超声之外，还有以下几种检测方法。

①羊水及母血甲胎蛋白(α-FP)含量测定。开放性神经管缺损的胎儿，α-FP随脑脊液渗入羊膜腔，当妊娠合并神经管缺损胎儿时，羊水α-FP值超过同期正常妊娠平均值3个标准差以上。而母血清α-FP值超过同期正常妊娠平均值2个标准差以上。

②母尿雌激素/肌酐(E/C)比值测定。当合并神经管缺损胎儿时，E/C比值比同期正常妊娠的均值低1个标准差以上。

③羊水快速贴壁细胞、羊水乙酰胆碱酯酶凝胶圆盘电泳、羊水刀豆素A，以及抗α-FP单克隆抗体三位夹心固相免疫放射法，均可检测神经管缺损，数种方法同时检测，可以弥补B超与α-FP法的不足。

4. 羊水过多应如何治疗

对羊水过多的处理，主要取决于胎儿有无畸形和孕妇症状的严重程度。

(1)羊水过多合并胎儿畸形：处理原则为及时终止妊娠。

①慢性羊水过多孕妇的一般情况尚好，无明显心肺压迫症状，采用经腹羊膜腔穿刺，放出适量羊水后注入依沙吖啶引产。

②先经腹部穿刺放出部分羊水，使压力减低后再做人工破膜，可避免胎盘早剥。

③采用高位破膜器，自宫颈口沿胎膜向上送15～16厘米刺破胎膜，使羊水以每小时500毫升的速度缓慢流出，以

免宫腔内压力骤减而引起胎盘早剥。破膜放羊水过程中应注意血压、脉搏及阴道出血情况。放羊水后，腹部放置沙袋或加腹带包扎以防休克。破膜后 12 小时仍无宫缩，需用抗生素。若 24 小时仍无宫缩，适当应用硫酸普拉酮钠促宫颈成熟，或用缩宫素、前列腺素等引产。

（2）羊水过多正常胎儿：应根据羊水过多的程度与胎龄而决定处理方法。

①症状严重无法忍受（胎龄不足 37 周）的孕妇，应穿刺放羊水，用 15～18 号腰椎穿刺针行羊膜腔穿刺，以每小时 500 毫升的速度放出羊水，一次放羊水量不超过 1 500 毫升，以孕妇症状缓解为度。放出羊水过多可引起早产。放羊水应在 B 型超声监测下进行，防止损伤胎盘及胎儿。严格消毒防止感染，酌情用镇静保胎药以防早产。3～4 周后可重复以减低宫腔内压力。

②前列腺素抑制药吲哚美辛治疗。吲哚美辛有抑制利尿的作用，用吲哚美辛期望抑制胎儿排尿治疗羊水过多。用药时间 1～4 周，羊水再次增加可重复应用。用药期间，每周做一次 B 型超声进行监测。妊娠晚期羊水主要由胎尿形成，孕妇服用吲哚美辛后 15 分钟即可在胎血中检出。鉴于吲哚美辛有使动脉导管闭合的不良反应，故不宜广泛应用。

③妊娠已近 37 周，在确定胎儿已成熟的情况下，行人工破膜，终止妊娠。

④症状较轻可以继续妊娠，注意休息，低盐饮食，酌情用镇静药，严密观察羊水量的变化。

无论选用何种方式放羊水，均应从腹部固定胎儿为纵产式，严密观察宫缩，注意胎盘早剥症状与脐带脱垂的发生，并预防产后出血。

5. 中医学如何治疗羊水过多

中医治疗此类疾病具有明显的特长和优势。羊水过多的中医病名是“胎水肿满”，又称“子满”，在《备急千金要方》《胎产心法》等医书中均有关于此类疾病及其治疗方法和原则的记载。指出本病的病因是脾虚不能运化体内的水分，或气不通畅，使羊水产生后不能正常代谢，因此容易形成羊水过多。治疗方法有健脾祛湿，减少水分，达到减少羊水的目的。如源自《千金要方》的经典方药鲤鱼汤，具体用法：鲤鱼(去内脏)1 条，加白术 15 克，陈皮 6 克，茯苓 15 克，当归 12 克，白芍 12 克，生姜 6 克，煎浓汤，去药材，饮汤吃鱼，通常服用 3～5 剂即有明显的效果。本方中的鲤鱼肉性味甘平，归脾、胃经，具有补脾健胃，利水消肿的功能；白术、茯苓、生姜、陈皮具有健脾理气的功用，配合当归、白芍养血安胎，因此可达到去水而又不伤胎的双重功效。另外，临床的实践中发现，当归芍药散治疗此病效果也很好，此方优点在于养血活血，柔肝健脾，利水祛湿，活血但不妨碍胎儿的生长，利水的同时不伤害孕妇身体。现代中医学研究表明，当归芍药散效果明显与调节母儿血液循环和调节胎儿吞咽、排泄羊水功能密切相关，西药利尿药虽可用，但常有排出体内微量元素如钠、钾等有用物质的不良反应，因此中药的优势不言而喻。当归芍药散方药具体如下：当归 15 克，芍药 12 克，川芎 10 克，茯苓 20 克，白术 15 克，泽泻 12 克。水煎服，每日 1 剂。

6. 如何用食疗调治羊水过多

鲤鱼羹：赤小豆 30 克，陈皮 5 克，花椒 2 克，草果 5 克，鲤鱼 1 条（约 250 克）。做法：先将鲤鱼去内脏，保留鳞、甲，洗净备用；将药物洗净，塞入鱼腹，放入姜、葱、食盐少许，上笼煮熟，服鱼及汤。此鱼羹适用于孕妇自觉胸闷、心烦、下肢肿胀、下坠，小便不畅者。冬瓜皮汤（白扁豆、赤小豆）水煎代茶饮等，均可用于利水，减少羊水量，这些饮食疗法既无任何不良反应，又可以起到明显的治疗效果，值得一用。

（六）羊水过少

1. 什么是羊水过少

妊娠晚期羊水量少于 300 毫升者，称为羊水过少。妊娠早、中期的羊水过少，多以流产告终。羊水过少时，羊水呈黏稠、混浊、暗绿色。过去认为羊水过少的发生率约为 0.1%，但近年由于 B 型超声的广泛应用，羊水过少的检出率为 0.5%～4%，发生率有所增加。羊水过少因严重影响围生儿的预后而受到重视。

2. 引起羊水过少的常见原因有哪些

（1）胎儿畸形：许多先天畸形特别是泌尿系统畸形（如先天性肾缺如、肾发育不良、多囊肾和尿道狭窄或闭锁等）与羊水过少有关。上述畸形导致尿液生成减少或不能生成，所生成的尿液不能排出或排出减少，无尿或少尿，导致羊水生成下降而羊水吸收正常，最后出现羊水过少。

(2)胎盘功能不全：胎盘是胎儿和母体间物质交换的器官，胎盘功能降低可以导致胎儿血容量下降，胎儿肾脏血供下降，最后导致胎尿生成减少。

(3)药物作用：许多药物可引起羊水过少，常见的有非甾类解热镇痛药和血管紧张素转化酶抑制药两类。

3. 羊水过少患者有哪些临床表现

孕妇经常因胎动而感疼痛，腹围及子宫底高度均小于妊娠月份，胎儿活动受限，自然回转不易，故臀先露多见。妊娠时间延长，常超过预产期2～3周。分娩过程中常出现原发性宫缩乏力或不协调性宫缩，宫口扩张缓慢，易发生第一产程延长。羊水极少，黏稠，多呈黄绿色，可导致胎儿缺氧。由于羊水缺乏造成种种发育畸形，如羊水过少发生于妊娠早期，部分胎儿体表可与羊膜粘连，或形成羊膜带，使手指或肢体离断；如羊水过少发生于妊娠晚期，则胎儿皮肤干燥，如羊皮纸状。因羊水少，胎儿在子宫内处于强制性体位，易受压迫而引起特殊的肌肉骨骼畸形，如手足畸形、背曲、斜颈、上下肢弯曲等。还常有胎儿肺脏发育不良，其原因可能为：①肺内发育缺陷，不能排泄维持羊水量的液体。②由于羊水少，子宫压迫胎儿胸部，影响胸壁及肺膨胀。③缺乏液体吸入终末肺泡，阻碍肺发育。在正常妊娠中，适当羊水量的吸入对胎儿肺的膨胀与发育很重要。发生于早、中期妊娠的羊水过少多因胎儿畸形流产而告终。

4. 羊水过少应如何治疗

(1)终止妊娠

①妊娠期发现羊水过少,如果明确合并胎儿畸形者,需要立即终止妊娠。

②妊娠期诊断羊水过少,明确无胎儿畸形且胎儿已经发育成熟者,可以考虑终止妊娠,终止妊娠的方式可以考虑剖宫产。

(2)羊膜腔灌注法:羊水量减少是对妊娠期和分娩期母儿产生不良影响的主要原因。通过羊膜腔灌注法增加羊水量是有针对性的治疗措施。

适应证:①增加胎儿内脏显影。羊水过少,胎体靠近宫壁和胎盘,内脏结构显示不清,难以判断是否合并胎儿畸形。通过羊膜腔灌注法可以增加声窗,提高胎儿畸形的诊断率。②诊断不典型的胎膜早破。对难以诊断的胎膜早破,经腹壁行羊膜腔灌注,如出现阴道溢液则可以诊断胎膜早破。③妊娠期减少胎体受压、胎儿生长发育和运动受限。④减少分娩过程中脐带受压,减少不协调的子宫收缩。

羊膜腔灌注法按灌注途径分为经腹壁和经阴道羊膜腔灌注两种。前者通常在未破膜的情况下,后者通常已经破膜。

注意事项:①灌注液通常用生理盐水,灌注前加温。②通常灌注速度约为180毫升/小时,一次最多800毫升。③灌注动力为重力,避免应用推注法和输液泵。④灌注液中可以加入抗生素、促胎肺成熟药物和氨基酸类营养物质。

⑤注意监测子宫收缩和胎心的变化。⑥可以连续或多次灌注,注意预防感染。

5. 羊水过少中医学如何辨证治疗

羊水过少与中医学所论述的“妊娠胎萎燥”表现类似,是由于气血虚弱、阴虚以致胎水匮乏、胎萎不长。中医学的治疗重在养气血、补脾胃及滋阴,使孕妇精血充足、胎有所养,常用的方药是“胎元饮”加生地黄和麦冬。具体用法:人参15克,白术15克,炙甘草6克,当归10克,白芍15克,熟地黄15克,杜仲20克,陈皮6克,生地黄15克,麦冬15克。水煎服,每日1剂。此方有助于补气、养血、滋阴,能够增加羊水的产生,从而增加羊水量,通常服用5～7剂即有明显效果。

6. 羊水过少有哪些食疗方法

羊水过少的孕妇可以多喝水来增加血液循环,多吃蔬菜、水果。要注意卧床休息。

(1)生姜橘皮:生姜10克,橘皮10克,加红糖调味,煮成糖水作茶饮。

(2)生扁豆粉:将生扁豆75克晒干,研成细末,每次10克,用米汤送服。

(3)霉干菜猪瘦肉:霉干菜10克,榨菜15克,猪瘦肉丝100克,食盐、味精各适量,共煮汤服,常服。

(4)鲜柠檬汁:常服用。

提醒:虽然食疗法基本无不良反应,而且可以起到较明显的治疗效果,但只建议出现慢性羊水异常症状的孕妇尝试,早期治疗效果更佳。对于出现羊水急速增多或减少的异常症状者,还是应根据孕周和母婴的情况及早处理。比如,出现羊水明显过少且妊娠已足月时,应考虑终止妊娠,给予引产或剖宫产。

7. 羊水过少的预后怎样

羊水过少与对母儿的影响:早发性羊水过少指在妊娠中期和中期以前发生的羊水过少,比较少见。常见原因是胎儿畸形和胎儿生长受限,妊娠结局很差。晚发性羊水过少的常见原因是过期妊娠、胎膜早破、胎儿生长受限、胎儿窘迫、孕妇血容量低,以及孕妇应用吲哚美辛保胎和应用卡托普利治疗妊娠期高血压疾病等情况。妊娠期间羊水过少通常会出现胎儿畸形,这种胎儿畸形指继发于羊水过少的胎儿畸形,即所谓的羊水过少四联征。羊水过少四联征包括肺发育不全、特殊面容、四肢畸形和生长迟缓。分娩过程中羊水过少通常出现不协调宫缩、子宫颈扩张缓慢、脐带受压、胎儿窘迫等情况,所以剖宫产率增高。即使阴道分娩,分娩也会相对困难,容易出现产伤。胎儿出生后容易出现新生儿窒息和其他新生儿疾病,新生儿死亡率明显增加。

(七)妊娠高血压综合征

1. 什么叫妊娠高血压综合征

妊娠高血压综合征(简称妊高征),多数发生在妊娠 20

周与产后两周，约占所有孕妇的5%。其中一部分还伴有蛋白尿或水肿出现，病情严重者会产生头痛、视物模糊、上腹痛等症状，若没有适当治疗，可能会引起全身性痉挛甚至昏迷。

如果孕妇在怀孕20周后出现高血压，但尿液中没有出现蛋白质，就会被诊断为妊娠高血压，也称妊娠诱发高血压。

如果孕妇在怀孕中期后出现高血压，并且尿液里有蛋白质，就说明孕妇患有一种比较复杂的病症——先兆子痫。

如果有些孕妇在怀孕前就患有高血压，或在怀孕20周之前被诊断出高血压，她们就患有妊娠合并高血压病。

高血压通常指的是血压等于或大于140/90毫米汞柱，只有一项数字高于正常值也包括在内。

2. 妊娠高血压综合征分为几种类型

(1)轻度妊娠高血压：主要表现为血压轻度升高，可能伴有轻度水肿和微量蛋白尿，病人无明显不适。此阶段可持续数日至数周，可逐渐发展或迅速恶化。

水肿可以是显性，也可以是隐性。显性水肿，根据其程度不同可分为Ⅰ～Ⅲ度；如果是隐性水肿，仅表现在体重的异常增加(即病人每周体重增加超过0.5千克)。

(2)中度妊娠高血压综合征：中度妊娠高血压是在轻度的基础上发展而成的，血压和尿蛋白及水肿的程度比轻度加重了，但这时病人仍无异常感觉。

血压进一步升高，但不超过21.3/14.7千帕(160/110毫米汞柱)，尿蛋白增加，伴有水肿，可有头晕等轻度自觉症状。

(3)重度妊娠高血压综合征:重度妊娠高血压是最为严重的一个阶段,血压升高≥21.3/14.6千帕,尿蛋白++～++++,病人水肿的程度可轻可重,严重者可有腹水,同时病人感到头晕、头痛、视物模糊,右上腹痛、呼吸急促、心慌、胸闷、恶心、呕吐。如果没有及时得到诊治,病人可能出现抽搐,伴发昏迷、神志丧失。抽搐可以反复发作,可能造成口唇、舌咬伤,摔伤甚至骨折。这种情况在产前、产时、产后均可以发生。对母儿伤害甚大,重者可危及母儿生命。

3. 妊娠高血压有什么症状

妊娠高血压是一种特殊类型的高血压,是妇女在怀孕期间常见的疾病之一,虽然只存在于孕期的一种血压病,但是对胎儿的影响却很大,所以在计划怀孕时,就要做好预防妊娠高血压的准备。妊娠高血压通常都会有以下3类症状。

(1)高血压:妊娠高血压综合征(简称妊高征),是妊娠期妇女所特有而又常见的疾病,以高血压、水肿、蛋白尿、抽搐、昏迷、心肾功能衰竭,甚至发生母子死亡为临床特点。妊娠高血压综合征按严重程度分为轻度、中度和重度,重度妊娠高血压综合征又称先兆子痫和子痫,子痫即在高血压基础上有抽搐。

(2)隐性水肿:最初可表现为体重的异常增加,每周超过0.5千克。若体内积液过多,则导致临床可见的水肿。水肿多由踝部开始,渐延至小腿、大腿、外阴部、腹部,按之凹陷,称凹陷性水肿。

(3)蛋白尿:蛋白尿的出现常略迟于血压升高,量微少,开始时可无。

4. 妊娠高血压应注意哪些事项

妊娠期高血压病，一般发生在妊娠 24 周以后，多见于初产妇。临床表现为在妊娠中、晚期，出现高血压（在 140/90 毫米汞柱以上）和蛋白尿，常伴有不同程度水肿等。

(1)注意产检：每 1～2 周做一次产检，注意观察水肿，有无头痛等不适症状。一旦有异常应提早就诊。自行监测血压，可每天早晚各量一次，并做记录。

(2)左侧卧床休息：采用左侧卧的姿势可减轻子宫压迫下腔静脉，因而使静脉回流增加，进而增加胎盘和肾血流灌注而使血压下降，有利于血压恢复。

5. 妊娠高血压综合征应如何安排饮食

(1)减少动物脂肪的摄入：患有妊高征的孕妈妈应减少动物脂肪的摄入，炒菜最好以植物油为主，每日 20～25 克。饱和脂肪酸（如猪油、牛羊油、椰子油、棕榈油等）提供热能应低于 10%。

(2)控制食物的摄入总量：孕后期热能摄入过多，每周体重增长过快都是妊高征的危险因素。因此，孕妇摄入热能应以每周增加体重 500 克为宜。对于已经肥胖的孕妇，每周以增重 250 克为宜。

(3)控制钠盐的摄入：钠盐在防治高血压中发挥着重要作用。若每天食入过多的钠，会使血管收缩，导致血压上升，因此有妊高征的孕妈妈应每天限制在 3～5 克。

(4)补充蛋白质:重度妊高征的孕妇因尿中蛋白丢失过多,常有低蛋白血症。因此,应及时摄入优质蛋白,如牛奶、鱼虾、鸡蛋等,以保证胎儿的正常发育。每日补充的蛋白质量最高可达100克。

(5)补充含钙丰富的食物:钙不仅有助于胎儿的骨骼与牙床发育,而且能使血压稳定或有所下降。患妊高征的孕妇最好多吃含钙丰富的食品,如奶制品、豆制品、鱼虾、芝麻等,也可适当补充钙剂。若为低钙血症,每天的钙摄入量可达2 000毫克。

(6)补充锌、维生素C和维生素E:妊高征的孕妇血清锌的含量较低,因此膳食中若供给充足的锌能够增强孕妈妈身体的免疫力。另外,维生素C和维生素E能抑制血中脂质过氧化的作用,降低妊高征的反应,因此也需要适当补充。

6. 妊娠高血压综合征对孕妇有哪些影响

妊娠高血压综合征以高血压、水肿、蛋白尿为主要表现,严重者可出现抽搐、昏迷、心力衰竭,严重威胁着母儿的生命,而且还可能引起后遗症,严重影响妇女健康。

妊娠高血压的影响,取决于出现症状时所处的怀孕阶段,以及血压升高的程度。血压越高,越接近怀孕早期出现,孕妇出现问题的风险也就越大。所幸的是,大多数患有妊娠高血压的准妈妈症状都很轻微,而且直到接近分娩时(37周或以后)才表现出来。

但是,大约有1/4患有妊娠高血压的女性在孕期或分娩时,或者生下宝宝后不久,会患上先兆子痫。如果孕妇在怀孕30周内出现妊娠高血压，那么进一步发展为先兆子痫的概率是50%。另外，患有妊娠高血压的孕妇，发生其他孕期并发症的风险会更高，这包括宫内发育受限、早产、胎盘早剥、胎死宫内等。

妊娠高血压由于全身小动脉痉挛可使各脏器产生病变。

(1)脑：脑部动脉痉挛，引起脑组织缺血、水肿，出现头晕、头痛、恶心、呕吐和抽搐等症状，严重时脑部血管收缩伴有血管栓塞，出现点状出血，这些病人常可出现昏迷。

(2)肾脏：肾脏缺血，毛细血管血栓形成以致肾功能受损，可引起少尿、蛋白尿，严重者可出现肾衰竭。

(3)心脏：心脏冠状动脉供血不足时，可使心肌缺血，水肿及点状出血与坏死。由于周围动脉痉挛，阻力增加，心脏负担加重，可出现左侧心脏衰竭。

(4)肝脏：重度妊娠高血压时，可引起肝脏表面出血，而有上腹部不适，严重时形成血肿，甚至肝破裂出血。

(5)眼：视网膜小动脉痉挛、缺血及高度水肿时，出现眼花、视物模糊，严重时可引起暂时性失明。

妊娠高血压可引起全身各脏器的改变，发现后应及时诊治，以免引起不良后果。

7. 中医学如何认识妊娠高血压

根据其主要临床表现，属于中医“子肿”“子晕”“子痫”的范畴。中医学认为，本病责之于肝、脾、肾三脏功能失调。脾肾阳虚，水湿不化，泛于肌表；或素多抑郁，气机不畅，加之孕后胎体渐长，有碍气机升降，气滞湿停，溢于肌肤发为水肿，此即为子肿。脏气本虚,孕后母体阴血下聚冲任养胎,阴分必亏,阴不潜阳,肝阳偏亢,上扰清窍;或妊娠中期后,胎体渐大,影响气机升降,气郁犯脾,脾虚湿聚,化为痰浊,肝阳夹痰浊上扰清窍则出现头目眩晕、头痛、视物昏花,此即为子晕。若阴血虚甚,肝阳上亢,肝风内动;或夹痰火上扰,蒙蔽清窍,而有动风、抽搐发为子痫。本病以脏腑虚损、阴血不足为本,风、火、痰、瘀为标。

8. 中医学如何对妊娠高血压进行辨证分型

(1)脾虚:妊娠中晚期,面目及下肢水肿,甚或遍及全身,肤色淡黄或白,皮薄而光亮,按之陷不起,伴倦怠无力,或胸闷气短,懒于语言,口淡无味,食欲不振,大便溏薄,小便短少,舌胖有齿痕,苔薄白或薄腻,脉缓滑。治以健脾除湿,行水消肿。

(2)肾虚:妊娠中晚期,面浮肢肿,下肢尤甚,甚或外阴、小腹均肿,皮薄而光亮,按之凹陷,即时难起,伴面色晦暗,下肢逆冷,腰酸无力,小便不利,舌淡苔白润,脉沉迟。治以补肾温阳,化气行水。

(3)气滞:妊娠中晚期,先由脚肿,渐及于腿,皮色不变,随按随起,行走艰难,头晕胀痛,胸闷胁胀,或脘腹胀满,纳少,尿少,苔薄腻,脉弦滑。治以理气行滞,除湿消肿。

(4)阴虚肝旺:妊娠中晚期,头晕目眩,耳鸣作响,颜面潮红,心悸怔忡,夜寐多梦,易惊,胸胁胀痛,舌红或绛,少苔,脉弦细数。治以:滋阴养血,平肝潜阳。

(5)脾虚肝旺:妊娠后期,面浮肢肿逐渐加重,头昏头重如眩晕状,胸胁胀满,伴神疲肢软,纳少便溏,舌胖有齿痕,苔腻,脉弦滑。治以健脾利湿,平肝潜阳。

(6)肝风内动:妊娠后期,头痛、眩晕,突发四肢抽搐,两目直视,牙关紧闭,甚至昏不知人,颜面潮红,心悸烦躁,舌红苔薄黄,脉细弦而数。治以滋阴潜阳,平肝息风。

(7)痰火上扰:妊娠晚期,产时或新产后,头晕头重,胸闷泛恶,猝然昏不知人,全身抽搐,气粗痰鸣,多有水肿,舌红,苔黄腻,脉弦滑。治以清热开窍,豁痰息风。

9. 有哪些中成药可以治疗妊娠高血压

(1)济生肾气丸:适用于肾虚型妊娠高血压。

(2)知柏地黄丸:适用于阴虚肝旺型妊娠高血压。

(3)复方罗布麻片:适用于各种证型妊娠高血压。

(4)牛黄清心丸:适用于痰火上扰型妊娠高血压。若喉中痰鸣,可用竹沥水送下。

(5)安宫牛黄丸或局方至宝丸:每次1丸,每日1次,溶化灌服。适用于妊娠高血压肝风内动,痰火上扰之昏迷抽搐发作之时。

10. 妊娠高血压孕妇能自然分娩吗

妊娠高血压患者顺产会有一定的风险。有高血压的孕妇在怀孕后应该定期去医院检查。一般怀孕后高血压分为几种情况,若有轻度的子痫,妊娠期高血压不是很高的可以做阴道试产;如果是重度子痫则要选择剖宫产。如果本身血压很高(一般 160/110 毫米汞柱),尿蛋白(+++),分娩的时候发生子痫和其他并发症的可能性要大一些,所以应该选择剖宫产。

妊娠高血压的产妇究竟能不能选择顺产,其实并不是绝对的,要看产妇的病情发展到了什么程度,还要看胎儿的发育状况是不是良好。一般情况下,医生都会建议妊娠高血压的产妇选择剖宫产,但如果产妇具备一定的顺产条件且妊娠高血压症状轻微,还是可以听取医生的建议,顺利生下健康的宝宝。

11. 妊娠高血压孕妇饮食的注意事项有哪些

妊娠高血压的患者应在饮食上尤为注意,应遵守三高一低的饮食规则,即高蛋白、高钙、高钾及低钠饮食,这样有助于预防妊高征。孕妇应多吃鱼、肉、蛋、奶及新鲜蔬菜,少食过咸食物。

(1)戒酒、辛辣食品:妊娠高血压常合并有肾病,所以要限制进食刺激肾脏实质细胞的食物,如含有酒精的各种饮料(菜肴中也不要用酒当作料)、辛辣的调味品,以及含挥发油、辣素、草酸多的各种蔬菜。

(2)少喝浓汤:过浓的鸡汤、肉汤、鱼汤,经代谢后可产生过多的尿酸,也会加重肾脏的负担。所以,上述汤汁宜淡不宜浓。

(3)宜吃新鲜蔬菜、水果:绿叶蔬菜和水果中含有较多的维生素 C,尤其是西红柿、橘子、鲜枣等,可以适量吃。

(4)宜吃润肠食物:怀孕后膨大的子宫压迫肠管,加上身体不好,喜静厌动,因此孕期便秘尤为多见,可适量吃些润肠食物。

三、产褥期病

（一）产后感染

1. 什么是产后感染

产后感染是由生产感染所致。通常接受了良好的医疗照顾的产妇和自然分娩的产妇很少会出现感染情况。最普遍的产后感染是子宫内膜炎，这种感染发生在子宫内侧（子宫内膜），胎盘分离后，子宫内膜很容易发生感染。分娩时间过长后的剖宫产和早期膜破裂都很容易导致子宫内膜炎。

倘若胎盘的一部分仍然留在子宫内，或者子宫颈、阴道、外阴、外阴切开术的部位有撕裂等，也都可能引发感染。

感染的部位不同，表现也不相同，如低热，小腹微痛等。有时子宫内膜感染，伴随着阴道会排出难闻的物质。如果伤口撕裂处或者外阴切开术部位发生感染，通常会感觉到明显疼痛，有时会伴随难闻气味和黏稠排出物、腹痛或阵痛或者小便困难等症状。在各种感染的类型中，偶尔会出现发热症状，发热有时可达 39℃，还会伴随颤抖、头痛和其他不适。所以，一旦出现产后发热一定要报告给医生。

2. 产后感染如何治疗与预防

治疗方法通常使用抗生素非常有效，必须迅速使用。检查发生感染的器官，对症下药。

预防产褥感染应从妊娠期开始，加强孕期保健，积极纠正贫血，治疗各种孕期并发症，做好孕期卫生宣教，注意营养和维生素的摄入，增强体质，产前避免盆浴及性交。分娩期应正确处理产程，避免过多的肛查或阴道检查，严格执行无菌操作，减少分娩创伤和失血。发现产道损伤应及时缝合。凡产程较长，胎膜破裂较早、徒手剥离胎盘、手术产的产妇，均应给予抗生素预防感染。产褥期加强护理，保持会阴清洁，使用消毒会阴垫，鼓励产妇早期活动，有感染者及时隔离，避免交叉感染。产褥感染的产妇应取半卧位，以利于恶露排出和炎症局限，给予富有营养、易消化的饮食，注意纠正水和电解质紊乱。重症病例可少量多次输血以增强抵抗力。高热时应采取物理降温。外阴、阴道及剖宫产腹部伤口感染时，根据情况进行热敷、理疗或提前拆线以利于引流等。根据感染类型、病情轻重、细菌培养结果及药物敏感试验选用抗生素。严重感染需静脉给药。经抗生素治疗无效的产妇，应考虑有盆腔脓肿形成的可能，确诊后根据脓肿部位行后穹隆穿刺或经腹壁切开引流。血栓性静脉炎患者，应用大量高效抗生素后体温持续不降时，可加用肝素治疗。如反复发生栓塞，应考虑结扎发炎静脉的近端，以防止化脓性血栓播散。

3. 产褥感染中医学怎样辨证治疗

本病的治疗,应以清泻热毒为大法,同时注意病情转变快,变化多的特点,以详审其邪毒入里的部位,正邪盛衰的程度,以察其在卫气营血之变化,施以清营、凉血、逐瘀、排脓等法。有热入心包或出现脱症、厥证等,应紧急施以开窍醒神、益气固脱、回阳救逆等法。本病以清泄热毒为主要方法,对热势炽盛,热入心包或厥脱等证,更应分清标本缓急,急治其标,以免耽误病情。

4. 有哪些中成药可以治疗产后感染

(1)西黄丸:具有清热解毒,化瘀散结,活血止痛的作用。主治痈疽疮疡,适用于产褥感染,盆腔或生殖道有脓肿形成者。每次 3 克,每日 2 次,温开水送服。

(2)紫雪丹:具有清热解毒,止痉开窍的功效。主治热病,适用于高热抽搐,神昏谵语,便秘尿赤者。每次 1.5～3 克,每日 2 次,口服。

(3)益母草膏:具有活血逐瘀的作用。主治产后瘀血腹痛、痛经、闭经等,可用于治疗产后发热伴有恶露排出不畅者。每次 10 克,每日 2 次,口服。

(4)元胡止痛片:具有理气、活血、止痛的作用。主治气滞血瘀所致的痛症。可用于治疗产后发热伴腹痛者。每次 4～6 片,每日 3 次,口服。

5. 产褥感染的其他治疗方法有哪些

(1)饮食疗法:桃仁莲藕糖粥:桃仁10克,白莲藕250克,红糖适量。将桃仁去皮尖,莲藕洗净后切片,加水500毫升煮汤,加入红糖,食藕饮汤,每日1次。

(2)灌肠疗法:丹参、鸡血藤各30克,桃仁、红花、三棱、莪术各20克,五灵脂、蒲黄、延胡索各15克,红藤、金银花、败酱草各25克。浓煎至200毫升,每日1次,保留灌肠。

(3)熏洗疗法:金银花、蒲公英、大青叶各30克,紫花地丁、连翘、鱼腥草、红藤各20克,十大功劳叶、龙胆草各15克,煎汤先熏后洗患处,适用于会阴切口感染化脓者。

(二)产褥中暑

1. 什么是产褥中暑

产褥中暑是指在产褥期因高温环境中体内余热不能及时散发,引起中枢性体温调节功能障碍的急性热病。表现为高热,水、电解质紊乱,循环衰竭和神经系统功能损害等。本病起病急骤,发展迅速,处理不当可遗留严重的后遗症,甚至死亡。

当外界气温超过35℃时,机体靠汗液蒸发散热。而汗液蒸发需要空气流通才能实现。但旧风俗习惯怕产妇“受风”而要求关门闭窗,产妇深居室内,包头盖被,穿长袖衣、长裤,紧扎袖口、裤脚,使居室和身体小环境处在高温、高湿状态，严重影响产妇出汗散热，导致体温调节中枢功能衰竭而出现高热、意识丧失和呼吸循环功能衰竭。当人体处于超过散热能力的极度热负荷时，会因体内热积蓄过度而引起高热，发生中暑。

2. 产褥中暑有哪些临床表现

(1)中暑先兆：发病急骤，发病前有短暂的先兆症状称中暑先兆。出现口渴、多汗、心悸、恶心、胸闷、四肢无力。

(2)轻度中暑：中暑先兆未能得到及时处理，产妇体温开始升高，随后出现面色潮红、胸闷、脉搏增快、呼吸急促、口渴，痱子布满全身。

(3)重度中暑：产妇体温高达41℃～42℃，呈稽留热型，可出现谵妄、抽搐、昏迷，面色苍白，呼吸急促，脉搏细数，血压下降，皮肤干燥无汗，瞳孔缩小，反射减弱。若不及时抢救，数小时内可因呼吸、循环衰竭而死亡。

3. 产褥中暑如何应对

(1)一般处理

①如有中暑先兆，立即将产妇移至凉爽通风处，解开衣服，多喝凉开水或盐开水，使其安静休息。

②轻度中暑者，除上述处理外，适度应用人丹、十滴水内服，涂擦清凉油。体温上升者，可采用物理降温如置冰袋、电扇或给予解热药物退热。

③重度中暑时，迅速将患者移至通风处，用冰水或冰水加酒精全身擦浴，在头、颈、腋下、腹股沟浅表大血管分布区

放置冰袋，并同时电扇吹风，应尽早、尽快送往医院进一步抢救。

(2)救治措施：立即改变高温和不通气环境，迅速降温，及时纠正酸中毒和休克，补充水分及氯化钠。首先应将患者置于阴凉、通风处，用冷水、乙醇等擦浴，快速物理降温。按摩四肢，促进肢体血液循环。已发生循环衰竭者慎用物理降温，以避免血管收缩加重循环衰竭。重视纠正脑水肿，可用20%甘露醇快速静脉滴注。同时采用药物降温，用4℃葡萄糖盐水1 000～1 500毫升静脉滴注。盐酸氯丙嗪加入葡萄糖盐水500毫升中静脉滴注，1～2小时滴完，4～6小时可重复1次。当血压下降时，停用盐酸氯丙嗪，改用地塞米松。紧急时也可使用盐酸氯丙嗪加盐酸异丙嗪静脉滴注，体温降至38℃时，停止降温处理。在降温的同时应积极纠正水、电解质紊乱，24小时补液量控制在2 000～3 000毫升，并注意补充钾、钠盐。加强护理，注意体温、血压、心脏及肾脏情况。用地西泮、硫酸镁等抗惊厥、解痉。给予抗生素预防感染。出现心、脑、肾并发症时，应积极对症处理。心力衰竭用毛花苷C等。呼吸衰竭用尼可刹米、洛贝林对症治疗。积极纠正水、电解质紊乱。

(3)产褥中暑关键在于预防：做好卫生宣教，破除旧风俗习惯，居室保持通风，避免室温过高。产妇衣着应宽大透气，有利于散热，以舒适为度。

夏季多喝水，尤其要补充盐水。体温较高者，应立即给予冷水、酒精擦浴，快速物理降温，大多轻症患者能得到控制。

(三)产后恶露不净

1. 什么是产后恶露不净

正常的恶露有些血腥味,总量为500～1 000毫升,但是不臭。一般情况下,恶露在产后3周左右就干净了。如果产后2周,恶露仍然为血性,量多,伴有恶臭味,有时排出烂肉样的东西,或者胎膜样物,子宫复旧很差,这时应考虑子宫内可能残留有胎盘或胎膜,随时有可能出现大出血。产后发生产褥感染时,会引起子宫内膜炎或子宫肌炎。这时,产妇有发热、下腹疼痛、恶露增多并有臭味等症状。这时的恶露,不仅有臭味,而且颜色也不是正常的血性或浆液性,而呈混浊、污秽的土褐色。

2. 中医学如何辨证产后恶露不净

传统中医学对于产后恶露不净之症早有研究,对于产后恶露不净的治疗即应以补虚和祛瘀为主要原则,补虚以补益气血为主,祛瘀当配合理气药,取气行则血行之意。中药名方"产后恶露膏"即是中医治疗此症之专用药。由益母草、红花、桃仁、急性子4味中药组成。产后恶露膏以收敛止血与活血化瘀配合应用,通中有守,相辅相成,其益气养阴之用药特点亦符合女性体虚之病机,使治疗效果更加全面,因而此方千百年来备受中医医家所推崇,沿用至今,经久不衰。《胎产心法》讲道:"产后伤其经血,虚损不足,不能收摄,或恶血不尽，则好血难安，相并而下，日久不止。”

(1)气虚：素体气虚，正气不足，复因分娩失血耗气，或产后操劳过早，劳倦伤脾，气虚下陷，冲任失固，不能摄血，以致恶露不绝。

(2)血热：素体阴虚，复因产时失血，阴液耗损，阴虚生内热，或产后过食辛热温燥之品，或感受热邪，或肝郁化热，热扰冲任，迫血下行，导致恶露不净。

(3)血瘀：产后胞脉空虚，寒邪乘虚入胞，血为寒凝；或因七情所伤，血为气滞；或因产留瘀，胞衣胎膜残留为瘀，瘀血内阻，新血难安，不得归经，以致恶露不净。

3. 哪些验方可以治疗产后恶露不净

(1)藕汁100克，白糖20克。先将鲜白嫩藕榨取藕汁，冷藏备用；再将白糖兑入藕汁中，冷饮之。本方适用于血热所致产后恶露不尽。

(2)仙鹤草、益母草各30克，红糖10克。先将两草浓煎、去渣、取滤液，入红糖于滤液中，煮1～2沸，即可服用，每日2～3次。本方可用于血瘀之恶露不尽。

(3)人参10克，净乌骨鸡1只，食盐少许。将人参浸软，切片，装入鸡腹，放入砂锅内，加食盐，隔水炖至鸡烂熟，食肉饮汤，每日2～3次。本方适用于产后气虚之恶露不尽。

(4)脱力草30克，鸡蛋10个，红糖30克。将脱力草(若无可用党参30克，黄芪60克代替)先熬水，去渣，再用滤液、与红糖、鸡蛋同煮，以蛋熟为度，每天吃蛋2～3个，吃完可再制。本方适用于产后之气虚所致产后恶露不尽。

4. 产后恶露不净有哪些注意事项

(1)产后未满50日绝对禁止房事。

(2)使用垫纸质地要柔软,要严密消毒,防止发生感染。

(3)恶露减少,身体趋向恢复时,可鼓励产妇适当起床活动,有助于气血运行和胞宫余浊的排出。

(4)保持室内空气流通,祛除秽浊之气,但要注意保暖,避免受寒。若血热证者,衣服不宜过暖。

(5)属血热、血瘀、肝郁化热的病人,应加强饮料服食,如藕汁、梨汁、橘子汁、西瓜汁,以清热化瘀。

(6)卧床休息静养,避免情绪激动,保持心情舒畅,安慰病人,消除思想顾虑,特别要注意意外的精神刺激。

(7)脾虚气弱的病人,遇寒冷季节可增加羊肉、狗肉等温补食品。肝肾阳虚的病人,可增加滋阴食物,如甲鱼、龟肉等。

(8)分娩后绝对卧床休息,产后恶露不尽患者要注意阴道卫生,每天用温开水或1∶5 000高锰酸钾液清洗外阴部。选用柔软消毒卫生纸,经常换月经垫和内裤,减少邪毒侵入机会。

(9)加强营养,饮食总宜清淡,忌生冷、辛辣、油腻、不易消化食物。为免温热食物助邪,可多吃新鲜蔬菜。若气虚者,可予鸡汤、桂圆汤等;若血热者,可食梨、橘子、西瓜等水果,但宜温服。

(四)产后尿潴留

1. 产后尿潴留是怎么回事

产后尿潴留的发生,是因为分娩过程中子宫压迫膀胱及盆腔神经丛,使膀胱肌麻痹。

一般来说,在顺产后 4～6 小时产妇就可以自己排小便了,但如果在分娩 6～8 小时后甚至在月子中,仍然不能正常地将尿液排出,并且膀胱还有饱胀的感觉,就可能患上尿潴留了。运动迟缓无力;产后盆腔内压力突然下降,引起盆腔内瘀血;加上产程过长引起体力的大量消耗,而导致排尿困难。尿潴留给产妇带来痛苦,需要及时治疗。

产后尿潴留可分为完全性和部分性两种,前者是指自己完全不能排尿,后者是指仅能排出部分尿液。产后尿潴留不仅可以影响子宫收缩,导致阴道出血量增多,还是造成产后泌尿系统感染的重要因素之一。

2. 如何治疗产后尿潴留

(1)产后新妈妈或由于外阴创伤,惧怕疼痛而不敢用力排尿,导致尿潴留发生。面对此种情况,家人应首先帮助新妈妈排除种种顾虑,循序善诱,鼓励产妇下床排尿。

(2)由于妊娠时腹壁持久扩张,产后发生松弛,腹压下降,无力排尿。如果孕妇在孕期多运动,加强腹肌锻炼,至少可以在一定程度上减少此种原因的患病可能。

(3)产前或产程中应用大剂量的解痉镇静药,如妊娠高血压综合征应用硫酸镁、莨菪类等药物,降低膀胱张力而引起尿潴留。如果是这种情况的话,只要适量用药完全可以让产妇避免患尿潴留。

(4)产后会阴侧切或会阴撕裂造成外阴创伤疼痛,使支配膀胱的神经功能紊乱,反射性地引起膀胱括约肌痉挛而发生产后尿潴留。如果新妈妈发觉自己有尿潴留现象,应该及时寻求医生的帮助,切不可听之任之。一般来说,在家里多喝水,并进行简易的辅助方法就可以起到缓解尿潴留的作用。

(5)新妈妈不要总躺在床上。因为躺在床上容易降低排尿的敏感度,这就有可能阻碍尿液的排出。顺产的新妈妈,可在产后6～8小时坐起来;剖宫产的新妈妈术后24小时可以坐起。

(6)如厕时打开一旁的水龙头,听听流水的声音,利用条件反射解除排尿抑制,使新妈妈产生尿意,促使排尿。

(7)在盆内放上热水,水温控制在50℃左右,然后直接坐在热水里浸泡,每次5～10分钟;也可以用开水熏下身,让热水气体充分熏到会阴部,但要注意水不可过热并保持身体不接触水面,以免烫伤。这两种方法都可以促进膀胱肌肉的收缩,有利于排尿。

(8)利用排便促使排尿的神经反射原理,采用开塞露纳肛,促使逼尿肌收缩,内括约肌松弛而导致排尿,效果快速。

(9)在排尿前即可采用此法刺激排尿,即将手置于下腹部膀胱处,向左右轻轻按摩10～20次;排尿后还可再用手掌自膀胱底部向下推移按压,以减少膀胱余尿。

经过上述几种方法仍不能及时排出尿液,或者仅能排出部分尿液,而下腹部膀胱处还是疼痛难忍,触之即有尿意但又排不出来的话,就应立即就医;同时,如果出现尿频、尿急、发热、有异常恶露的话,都应该及时就医治疗。

(10)根据大葱或大蒜的辛温解表之药理作用,用其治疗产后尿潴留,收到可喜疗效。取大葱或大蒜300～500克,捣烂成泥状,用纱布包裹,敷在脐下耻骨上膀胱充盈处(也就是中极、关元、气海穴位),15～30分钟后取下,嘱患者排尿,在便盆内放300毫升左右开水效果更佳。

辨证属于气虚失约的可以益气通尿,选方益气通尿汤。组成:炙黄芪12克,炙升麻9克,厚肉桂(后下)2克,荆芥穗9克,琥珀末(冲服)3克,甘草梢3克。以水1 000毫升,水煎45～60分钟,取汁400毫升,分早、晚饭后服用,每日1剂,日服2次。

(五)乳腺炎

1. 乳腺炎的发病原因是什么

乳腺炎是初产妇常见的一种病症,轻者不能给婴儿正常喂奶,重者则要手术治疗。但能及早预防或发现后及时治疗,可避免或减轻病症。产前每月在乳头及乳晕上擦一次花生油,妊娠8个月后每日用温水洗擦乳头、乳晕,使乳头皮肤变韧耐磨,可预防产后婴儿吸吮而皲裂。

发病原因主要有以下几方面。

(1)乳汁淤积:乳汁淤积有利于入侵细菌的生长繁殖。原因有:①乳头过小或内陷,妨碍哺乳,孕妇产前未能及时矫正乳头内陷,婴儿吸乳时困难。②乳汁过多,排空不完全,产妇没有及时将乳房内多余乳汁排空。③乳管不通,乳管本身炎症,肿瘤及外在压迫,胸罩脱落的纤维亦可堵塞乳管。

(2)细菌侵入:乳头内陷时婴儿吸乳困难,易造成乳头周围的破损,是细菌沿淋巴管入侵造成感染的主要途径。另外,婴儿经常含乳头而睡,也可使婴儿口腔内炎症直接侵入蔓延至乳管,继而扩散至乳腺间质引起化脓性感染。其致病菌以金黄色葡萄球菌为常见。

2. 乳腺炎发病过程是怎样的

(1)初起阶段:初起常有乳头破裂,哺乳时感觉乳头刺痛,伴有乳汁淤积不畅或结块,有时可有一两个乳管阻塞不通。继而乳房局部肿胀疼痛,结块或有或无,伴有压痛,皮色不红或微红,皮肤不热或微热,全身症状不明显,或伴有恶寒发热,胸闷头痛,烦躁易发脾气,食欲缺乏。

(2)成脓阶段:患乳肿块不消或逐渐增大,局部疼痛加重,或有搏动性疼痛,甚持续性剧烈疼痛,伴有明显的触痛,皮色红,皮肤灼热,并有壮热不退,口渴思饮,恶心厌食,同侧腋窝淋巴结肿大压痛,至乳房红肿热痛第十日左右,乳房肿块中心渐渐变软,按之应指有波动感,局部水肿发热,压痛明显,穿刺抽吸有脓液,有时脓液可从乳窍中流出,全身症状加剧。

(3)溃后阶段:当急性脓肿成熟时,可自行破溃出脓,或手术切开排脓。若脓出通畅,则局部肿消痛减,发热,怕冷症状消失,疮口逐渐愈合;若溃后脓出不畅,肿势不消,疼痛不减,身热不退,可能形成袋脓,或脓液波及其他乳络形成传囊乳痈;亦有溃后乳汁从疮口溢出,久治不愈,形成乳漏。

3. 乳腺炎的临床表现有哪些

(1)急性单纯乳腺炎:初期主要是乳房的胀痛,局部皮温高、压痛,出现边界不清的硬结,有触痛。

(2)急性化脓性乳腺炎:局部皮肤红、肿、热、痛,出现较明显的硬结,触痛加重,同时病人可出现寒战、高热、头痛、无力、脉快等全身虚状。此时腋下可出现肿大的淋巴结,有触痛,检验血白细胞计数升高,严重时可合并败血症。

(3)脓肿形成:由于治疗措施不得力或病情进一步加重,局部组织发生坏死、液化,大小不等的感染灶相互融合形成脓肿。脓肿可为单房性或多房性,浅表的脓肿易被发现,而较深的脓肿波动感不明显,不易发现。如果乳腺炎病人全身症状明显,局部及全身药物治疗效果不明显时要注意进行疼痛部位的穿刺,待抽出脓液或涂片中发现白细胞来明确脓肿的诊断。

(4)乳腺疼痛:乳腺的疼痛伴有触痛,这些是乳腺的炎症性表现,多见于急性乳腺炎和乳腺脓肿。如果乳房局部疼痛,应该与月经周期有关,一般多见于乳腺的单纯性和囊性增生。

(5)乳腺肿块:乳腺肿块是乳腺肿瘤的主要症状,乳腺肿块也见于乳腺结核、乳腺增生等。

(6)乳头溢液：在非哺乳期间，一旦发现乳头溢液的话，可能就是导管内乳头状瘤，或者是乳腺囊性增生和乳管扩张症状。这约有 15%的人是患乳腺癌，所以提醒大家要特别注意血性溢液并伴有乳房肿块的情况。

(7)乳腺腺体局限性增厚：触摸乳腺时发现比周围稍厚的组织，界限不清，所以很难测出它具体的大小，临床上一般诊断为增生。这种情况在没有闭经的女性身上多随月经周期有些大小的变化，这种情况多为生理性。不过，增厚组织长期存在，与月经周期变化无关，或者每天都在增厚及范围增大，特别是出现在绝经后妇女时，应该引起重视，因为这类病变大概 8%是乳腺癌。

4. 乳腺炎有哪些危害性

乳腺炎是指乳腺的急性化脓性感染，多见于妇女哺乳期，尤其是初产妇。

乳腺炎的危害性是较大的，初起时乳房肿胀、疼痛，肿块压痛，表面红肿，发热；如继续发展，则症状加重，乳房搏动性疼痛。严重乳腺炎患者可伴有高热寒战，乳房肿痛明显，局部皮肤红肿，有硬结、压痛，患侧腋下淋巴结肿大、压痛，炎症在数天内软化，形成乳房脓肿，有波动感，脓肿深的皮肤发红及波动感不明显。破溃出脓后，脓液引流通畅，可肿消痛减而愈。急性乳腺炎常伴有患侧腋窝淋巴结肿大，有触痛；白细胞总数和中性粒细胞数增加。患有乳腺炎后，若治疗不当其危害性就更大，脓肿有可能穿破胸大肌筋膜前疏松结缔组织,形成乳房后脓肿;或乳汁自创口处溢出而形成乳漏;甚者可发生脓毒败血症。

5. 乳腺炎如何用中药治疗

乳腺炎发病率最高的是哺乳期妇女,若口服药物治疗会对母乳喂养婴儿有所影响。若不治疗,对于哺乳期的妇女生活也会带来很大的困扰。一般此时医生都会建议采取中医外治疗法,因为中药大多为植物药提取,并且外用不会对患者的身体内部有任何的影响,也能保证婴儿的喂养问题。

选择具有清热解毒作用的药物,同时也可做一些热敷及理疗,可对乳腺炎的治疗起到较好的疗效,但是乳腺炎患者要注意的是,一定要在医生的指导下用药。

6. 常用于乳腺炎的治疗方法有哪些

乳腺炎是临床常见的疾病,尤其多发于哺乳期妇女。一般来说,得了乳腺炎,如果症状不是十分严重,可以继续哺乳,但如果严重的话,就要终止哺乳了。治疗乳腺炎,要从清洁乳房开始。同时采用以下 6 种方法相互结合,会收到良好的疗效。

(1)注意清洁:早期注意休息,暂停患者乳房哺乳,清洁乳头、乳晕,促使乳汁排出(用吸乳器或吸吮),凡需切开引流者应终止哺乳。这是治疗乳腺炎的首要前提。

(2)使用回乳药:停止患侧哺乳,以吸乳器吸出乳汁。可适当使用回乳药。

(3)抗生素:全身应用抗生素。为防治严重感染及败血症，根据细菌培养及药敏选用抗生素，必要时静脉滴注抗生素。

(4)热敷：局部热敷，或用鲜蒲公英、金银花叶各 60 克。洗净加醋或酒少许，捣烂外敷，用宽布带或乳罩托起乳房。

(5)封闭：0.25%普鲁卡因 60～80 毫升做乳腺封闭，可减轻炎症。选用广谱抗生素口服或静脉滴注。并可用青霉素 100 万单位溶于 20 毫升生理盐水中，注射于炎症肿块周围。

(6)排脓：已形成脓肿，应切开排脓。切口应与乳头成放射方向，避开乳晕。乳腺后脓肿或乳房下侧深部脓肿，可在乳房下胸乳皱褶处做弧形切口。

结合治疗乳腺炎的 6 种方法，患者应保持良好的心态，双管齐下，治疗效果会更好。

7. 如何应用按摩疗法治疗乳腺炎

操作前清洗双手、修剪指甲，病人平卧，涂抹润滑油（可用橄榄油），轻拉乳头数次，一手托起乳房，另一手拇指与其余四指分开，五指屈曲，拇指指腹由乳根部顺乳管走向向乳晕方向呈螺旋状推进；另一手食指于对侧乳晕部配合帮助乳汁排出。注意拇指着力点在于向前推进，而不是向下压。两手要轻柔，避免顶触乳房增加病痛。根据病情，每日 1～3 次，每次 30 分钟，每侧 15 分钟。

8. 乳腺局部化脓时的治疗方法有哪些

(1)让孩子只吃健康一侧乳房的母乳。

(2)必须到外科治疗，将局部的脓肿切开引流，坚持换药，以促尽快愈合。

(3)配合理疗，促进局部血液循环，促进伤口愈合。

(4)结合中医药治疗。

9. 乳腺炎患者食疗方法有哪些

(1)蒲公英粥：蒲公英 60 克，金银花 30 克，粳米 50～100 克。先水煎蒲公英、金银花，去渣取汁，再入粳米煮作粥，任意服食。功效：清热解毒。适用于乳腺炎、扁桃体炎、胆囊炎、眼结膜炎等症。

(2)金针猪蹄汤：鲜金针菜根 15 克(或用干金针菜 24 克)，猪蹄 1 只。将鲜金针菜根与猪蹄加水同煮，吃肉，喝汤，每日 1 次，连吃 3～4 次。功效：清热消肿，通经下乳。适用于乳腺炎、乳汁不下。宜秋冬季早晚空腹食用。

10. 乳腺炎患者饮食注意事项有哪些

(1)海带肉皮冻(每日食之)，起到软坚化瘀的作用。

(2)蒜苗肉包子(蒜苗与肉比例为 4∶1)，抑制恶性肿瘤。

(3)花生仁(消化不良者禁吃)、大枣，芦笋，每日尽量食之，尤其大枣(每日 6 枚)，一年四季坚持。

(4)每日吃豆及豆制品，每日 1 个苹果(有条件的榨汁)。

(5)核桃每日 3 个，不能过食，多食便秘。

(6)白萝卜常吃(白萝卜不能与胡萝卜一起吃)。

(7)咸菜、咸蛋与咸肉等腌制品尽量不食。

(8)蒸米饭一定要把米淘干净(水为清水),否则有致癌成分。

(9)加热菜要用微波炉(起到杀菌的作用)。

(10)西红柿要多食,尤其是熟西红柿。

(11)清体内垃圾的食品有:海带、木耳(发泡 6 小时以上)、菌类及动物血。

(12)绿茶常喝(功效在后面专有介绍),枸杞子(熬粥)、山楂常吃。

(13)坚果要常吃:如榛子、杏仁、开心果、无花果。

(14)隔夜的白菜不能吃。

(15)西蓝花可在身体内产生抗体,抗病毒侵入。

11. 产后预防乳腺炎应注意哪些事项

不管是剖宫产还是顺产,女性分娩后身体抵抗力都会明显下降,很容易感染各类疾病。同时,急性乳腺炎也与乳腺局部因素有很大关系。乳头过小或内陷、乳汁分泌过多或婴儿吮吸乳汁过少而没有及时将乳汁完全排空、哺乳姿势不正确、乳腺管不通畅等因素都会导致乳汁淤积,为细菌繁殖生长提供良机。另外,乳房出现破损或皲裂时,细菌也容易经由淋巴管而导致乳腺管感染。

为了避免产后哺乳期急性乳腺炎,准妈妈们从妊娠后期就要开始着手预防。专家提醒说,第一,在妊娠后期就要经常用温水擦洗乳房、乳头,减少细菌附着,增强乳头皮肤抗病能力。第二,有乳头内陷的女性,如果症状较重,应在怀孕前及时通过小手术纠正。症状较轻者,也应经常用手挤挤或用一次性注射器做负压吸引。第三，如果乳头出现破损或皲裂，应及时治疗，避免细菌通过破损口损害乳腺管。第四，乳汁过多时应及时用吸奶器吸净，养成定时哺乳的好习惯，尽量避免让宝宝含着乳头睡觉。断奶时应逐渐减少哺乳次数后再断奶，避免乳汁蓄积过多而引起急性乳腺炎。

饮食注意：遵循“低脂高纤”饮食原则，多吃全麦食品、豆类和蔬菜，控制动物蛋白的摄入，同时注意补充适当的微量元素。微量元素硒是抗击乳腺癌的关键。据我国微量元素专家介绍，硒是抗癌之王，能有效抑制癌细胞的生成和转移，并能促使其自然消亡，同时调节雌激素，并起到极大的抗氧化作用。

小贴士：疾病自检。

(1)对镜自照法：面对镜子，两手叉腰，观察乳腺的外形。然后，再将双臂高举过头，仔细观察两侧乳腺的形状及轮廓有无变化，乳腺皮肤有无红肿、皮疹、浅静脉怒张、皮肤褶皱、橘皮样改变等异常，观察乳头是否在同一水平线上，是否有抬高、回缩、凹陷，乳头有无分泌物溢出，乳晕颜色是否改变。最后，放下两臂，双手叉腰，两肘努力向后，使胸部肌肉紧绷，观察两侧乳房是否等高、对称。

(2)平卧触摸法：平躺，右臂高举过头，并在右肩下垫一小枕头，使右侧乳腺变平。将左手四指并拢，用指端掌面检查乳腺各部位是否有肿块或其他改变。

用右手三指(食指、中指、无名指)指腹缓慢、稳定、仔细地触摸乳房，在左乳房做顺或逆向前逐渐移动检查，从乳房外围起至少三圈，直至乳头。也可采用上下或放射状方向检查，但应注意不要遗漏任何部位。同时，一并检查腋下淋巴结有无肿大。

最后，用拇指和食指间轻挤压乳头，观察有无乳头排液。如发现有混浊的、微黄色或血性溢液，应立即就医。

(3)淋浴检查法：淋浴时，因皮肤湿润更容易发现乳腺问题。方法是用一手指指端掌面慢慢滑动，仔细检查乳腺各个部位及腋窝是否有肿块。

女性朋友在乳腺自查时，如发现异常，应及时就医，从而达到早期发现、早期诊断、早期治疗的目的。

(六)产后缺乳

1. 如何认识产后缺乳

产妇在哺乳时乳汁甚少或全无，不足够甚至不能喂养婴儿者，称为产后缺乳。缺乳的程度和情况各不相同：有的开始哺乳时缺乏，以后稍多但仍不充足；有的全无乳汁，完全不能喂乳；有的正常哺乳，突然高热或七情过极后，乳汁骤少，不足于喂养婴儿。

乳汁的分泌与乳母的精神、情绪、营养状况、休息和劳动都有关系。任何精神上的刺激如忧虑、惊恐、烦恼、悲伤，都会减少乳汁分泌。乳汁过少可能是由乳腺发育较差，产后出血过多或情绪欠佳等因素引起，感染、腹泻、便溏等也可使乳汁缺少，或因乳汁不能畅流所致。对前者西医尚无特殊处理方法，对后者可用缩宫素肌内注射，以促使乳汁流出；或用吸奶器等方法。

中医学认为,本病有虚实之分。虚者多为气血虚弱,乳汁化源不足所致,一般以乳房柔软而无胀痛为辨证要点;实者则因肝气郁结,或气滞血凝,乳汁不行所致,一般以乳房胀硬或痛,或伴身热为辨证要点。临床需结合全身症状全面观察,以辨虚实,不可单以乳房有无胀痛一症而定。缺乳的治疗大法,虚者宜补而行之,实者宜疏而通之。

2. 如何预防产后缺乳

“三分治疗,七分调理”,正确、合理地注意生活、饮食、精神等方面的调理,对缺乳的防治非常重要。

(1)母婴同室,及早开乳:一般认为,早期母乳有无及泌乳量多少,在很大程度上与哺乳开始的时间及泌乳反射建立的迟早有关。有人通过比较,发现产后 1 小时内即予哺乳,产妇的泌乳量较多,哺乳期也较长。

(2)养成良好的哺乳习惯:按需哺乳,勤哺乳,一侧乳房吸空后再吸另一侧。若乳儿未吸空,应将多余乳汁挤出。

(3)营养和休息:要保证产妇充分的睡眠和足够的营养,但不要滋腻太过。应鼓励产妇少食多餐,多食新鲜蔬菜、水果,多饮汤水,多食催乳食品,如花生仁、黄花菜、木耳、香菇等。

(4)调情志:产妇宜保持乐观、舒畅的心情,避免过度的精神刺激,以致乳汁泌泄发生异常。

(5)及早治疗:一般在产后 15 日内治疗效果较好。时间过长,乳腺腺上皮细胞萎缩,此时用药往往疗效不佳。

3. 产后缺乳者应注意哪些事项

(1)母乳喂养需要得到家庭尤其是丈夫的支持:帮助母亲树立母乳喂养成功的信心和母乳喂养的热情,使母亲感到能用自己的乳汁喂养孩子是最伟大的工作,应感到自豪和快乐。少数母亲感到喂奶太麻烦、太累,心里不情愿则乳汁会减少。同时要消除母亲焦虑的情绪,多休息,生活有规律,保持愉快心情。

(2)增加哺乳次数:这是增加乳量的最重要措施。尤其在婴儿4个月以前,每天可哺乳10～12次,并适当延长每侧乳房的吸吮时间,如能保证晚间喂哺则更理想。因为婴儿对乳头的吸吮可通过神经反射刺激脑垂体分泌大量的催乳素,使乳汁分泌增加。

(3)增加妈妈的营养:这对营养不良的母亲来说是最重要的物质基础。应多吃富含蛋白质、糖类、维生素和矿物质的食物,如牛奶、鸡蛋、鱼肉、蔬菜、水果,多喝汤水,如酒酿蛋、火腿鲫鱼汤、黄豆猪蹄汤等。

(4)中药催奶:如母乳量确实较少可辨证使用中药催奶。

(5)补充水分:哺乳妈妈常会在喂奶时感到口渴,这是正常的现象。妈妈在喂奶时要注意补充水分,或是多饮豆浆、杏仁粉茶(此方为国际母乳会推荐)、果汁、原味蔬菜汤等。水分补充适度即可,这样乳汁的供给才会充足而又富含营养。

(6)充分休息:夜里因为要起身喂奶好几次,晚上睡不好觉。睡眠不足当然奶水会少,哺乳妈妈要注意抓紧时间休息，白天可以让他人照看宝宝，自己抓紧时间补觉，还要学会如何在晚间喂奶的同时不影响自己睡眠。

(7)按摩刺激：这需要专业按摩师用专业手法进行操作。其实每位产后妈妈都应该做几次乳腺的按摩疏通，这样不仅奶量充足，而且会避免哺乳期产生一系列的乳房问题。

4. 催乳食物有哪些

(1)山甲炖母鸡：老母鸡1只、穿山甲(炮制)60克，通草、王不留行各适量，葱、姜、蒜、五香粉、食盐等各适量。母鸡去毛及内脏，穿山甲砸成小块，填入鸡腹内，入锅，加水及调味料，炖至肉烂脱骨即可食用。功效：通草性味甘淡凉，入肺胃经，能泻肺、利小便、下乳汁。王不留行是石竹科植物麦蓝菜的种子，性味苦平，两药合用治疗乳汁不足，疗效更佳。

(2)乌鸡白凤尾菇汤：乌鸡500克，白凤尾菇50克，料酒、大葱、食盐、生姜片各适量。乌鸡宰杀后，去毛，去内脏及爪，洗净。砂锅添入清水，加生姜片煮沸，放入已剔好的乌鸡，加料酒、大葱，用小火炖煮至酥，放入白凤尾菇，加食盐调味后煮沸3分钟即可起锅。功效：补益肝肾，生精养血，养益精髓，下乳。适用于产后缺乳、无乳或女子乳房偏小不丰、发育不良等。

(3)猪蹄黄豆汤：猪蹄1只，黄豆60克，黄花菜30克。猪蹄洗净，剁成碎块，与黄豆、黄花菜共煮烂，入油、食盐等调味，分数次吃完。2～3日1剂，连服3剂。功效：滋补阴血，化生乳汁。

(4)归芪鲫鱼汤：鲫鱼1尾(250克)，当归10克，黄芪15

克。将鲫鱼洗净，去内脏和鱼鳞，与当归、黄芪同煮至熟即可。饮汤食鱼，每日服 1 剂。功效：增乳通乳。适用于产后气血不足，食欲缺乏，乳汁量少者。

(5)猪骨西红柿粥：西红柿 3 个(重约 300 克)或山楂 50 克，猪骨头 500 克，粳米 200 克，食盐适量。将猪骨头砸碎，用开水焯一下捞出，与西红柿(或山楂)一起放入锅内，倒入适量清水，置大火上熬煮，沸后转小火继续熬半小时至 1 小时，端锅离火，把汤滗出备用。粳米洗净，放入砂锅内，倒入西红柿骨头汤，置大火上，沸后转小火，煮至米烂汤稠，放适量食盐，调好味，离火即成。功效：有通利行乳、散结止痛、清热除瘀的作用。

(6)猪蹄茭白汤：猪蹄 250 克，白茭(切片)100 克，生姜 2 片，料酒、大葱、食盐各适量。猪蹄于沸水烫后刮去浮皮，拔去毛，洗净，放净锅内，加清水、料酒、生姜片及大葱，大火煮沸，撇去浮沫，改用小火炖至猪蹄酥烂，最后投入茭白片，再煮 5 分钟，加入食盐即可。功效：益髓健骨，强筋养体，生精养血，催乳。可有效地增强乳汁的分泌，促进乳房发育。适用于妇女产后乳汁不足或无乳等。

(7)蒸酿豆腐角：豆腐、虾肉、鸡蛋、食盐、糖、生粉、葱、姜等调味料。先将豆腐切 1～2 厘米厚的片，炸熟后剖开一侧，挖出少许瓤，做成酿豆腐；虾肉切碎，用蛋清、生粉、食盐、糖等调制后塞入豆腐中；将酿豆腐蒸 10 分钟，而后勾芡汁淋在上面。功效：虾肉具有通乳功效，是因为它和豆腐一样含有大量的蛋白质和钙；蒸酿豆腐角口味软嫩、鲜香，还含有适量脂肪，非常适合产妇产后补养的需要。

(8)莲藕红枣汤:莲藕 250 克,花生仁 100 克,大枣 10 克。莲藕洗净,切成小块;花生仁、大枣(去核)洗净。把全部用料放入砂锅内,加清水适量,大火煮沸后,小火煮 3 小时,加入适量调料即可。

5. 治疗产后缺乳有哪些偏方

(1)芝麻酱 100 克,鸡蛋 4 个,小海米、葱丝、味精各适量,食盐少许。先用水将麻酱调成稀糊状,然后打入鸡蛋,加适量水搅匀,再加入调料,置锅内蒸熟即可。将蒸熟之羹 1 次食用。每日 2 次,一般 3 日见效。本方尤适用于产后气血虚弱所致乳汁不足,乳汁少。

(2)豆腐 120 克,红糖 30 克,黄酒 1 小杯。将豆腐、红糖加水 600 毫升,入锅中用小火煮,煮至水约 400 毫升时,即可加入黄酒调服,吃豆腐,喝汤。本方尤适用于产后血虚津亏所致乳汁不行,乳无汁,有热者更宜服用。

(3)母猪蹄 4 只,土瓜根、通草、漏芦各 100 克,粳米(或糯米)500 克。猪蹄洗净,每只切两半入锅内,加水 3 000 毫升,大火煮至 1 500 毫升,取出猪蹄,放入土瓜根、通草、漏芦再煮,取汁 900 毫升,然后去渣,将米入汁内煮粥,趁热喝下,以饱为度,若身热微汗出者佳,不见效再服。本方尤适用于脾胃素虚,兼有肝部气滞,经脉不畅的乳汁不行,乳无汁者。

(4)木瓜 500 克,生姜 30 克,米醋 500 毫升。用瓦罐煲,分次饮食,以利于吸收。适用于催乳。

(5)生姜 500 克,猪蹄 2 只,甜醋 1 000 毫升。将生姜刮去皮,并切块,猪蹄切块,二者同醋煮熟,分数日食完,煮好后若放置一两周再食，则效更佳。

(6)棉花子10克，鸡蛋2个。将上述2物加清水2碗同煎，蛋熟后去壳再煎片刻，加白糖适量调味，饮汤食蛋。

(7)莴苣子100克，糯米、粳米各50克，甘草25克。将4味加水1 200毫升(3大碗)，煎汁取700毫升，去渣分3次温服，1～2剂即可见效。本方对产后脾胃虚弱所致的血虚乳少、乳无汁有特效。

(8)赤小豆50～100克。将小豆洗净，加水700毫升，入锅中，大火煮至豆熟汤成，去豆饮汤。本方尤适用于产后乳房充胀，乳脉气血壅滞所致的乳汁不行，乳无汁。

(9)猪蹄1只，花生仁50克，香菇15克，调料少许。煮熟后食用。

(10)鲫鱼500克，通草9克，猪前蹄1只。共煮汤，熟后去药，食肉饮汤。

(11)芝麻30克，鸡蛋3只，食盐少许。将芝麻炒香，研细末，加少许食盐，另将鸡蛋煮熟后，剥去外壳沾芝麻末食用，以能消化为度。

(12)豆腐5块，丝瓜250克，香菇25克，猪前蹄1只。先煮猪蹄、香菇，加食盐、姜调味，待肉熟后，放入丝瓜、豆腐同煮食用。1日内分次吃完。

(13)紫河车1具。将其洗净，焙焦，研末，每次服3～9克。

(14)花生仁200克，红糖20克。先将花生仁炒熟，碾成粉状，加入红糖，用开水调成糊状服用。

(15)紫河车(胎盘)100克，猪瘦肉200克，葱白3茎，黄酒 50 毫升，食盐少许。将胎盘洗净，切长 3 厘米，宽 1 厘米长条，猪瘦肉切成长 3 厘米，宽 2 厘米的薄片。然后将上 5 味一同入锅中，加水 800 毫升，用大火炖至肉熟。吃胎盘、猪瘦肉，喝汤，一般 3～5 次见效。

(16)鲇鱼 1 条(300～400 克)，鸡蛋 4 个。将鲇鱼去内脏洗净，置锅内，加水 700～800 毫升，用大火煮沸后，改用小火，将鸡蛋打入鱼汤中，稍候片刻，继续用大火煮至鲇鱼熟透。吃鲇鱼、鸡蛋，喝汤，日服 2 次，一般 3～4 日即效。

(17)人参、生黄芪各 30 克，当归 60 克，麦冬 15 克，木通、桔梗各 9 克，七孔猪蹄(去爪壳)2 个。以水 1 000 毫升，水煎 45～60 分钟，取汁 400 毫升，分早、晚饭后服用，每日 1 剂，每日 2 次。

(18)炒麦芽 120 克。加水 500 毫升，煎煮数沸。洗双侧乳房 20 分钟，再用木梳由周围向乳头梳理数遍。

(19)核桃 5 个，黄酒适量。核桃去壳取仁，捣烂，用黄酒冲服。本方尤适用于乳汁不通所致乳少。

(20)红衣花生仁、玉米渣、大米各 100 克。将玉米渣、花生仁加水煮至五成熟，入大米，再加适量水，以小火熬成原粥，随口味加糖服。

(21)天花粉 15 克，豇豆 100 克。2 味洗净，加水同煮，加油、食盐调味，饮汤食豇豆。

(22)红薯叶 250 克，猪五花肉 200 克，调料适量。洗净红薯叶，切碎，猪肉洗净，切成 2 厘米长，1 厘米宽的块。将 2 味放锅内，加葱、姜、食盐、味精等，大火煮沸后，转用小火炖至肉烂，食肉饮汤。

(23)羊肉250克,猪蹄1只(约500克),调料适量。将猪蹄刮洗净,加酒、酱油浸1小时;羊肉切成方块,用少许油爆香蒜蓉,投入羊肉翻炒至干,烹上米醋,再炒焙干,以去尽膻味,然后投入猪蹄、葱、姜、桂皮及调料,加适量水,改用小火焖熟,拆去骨,收干卤汁,食羊肉猪蹄膏,1日数次。

(24)蹄筋350克,鸡脯肉50克,鸡蛋清3只,料酒、食盐、葱末、生粉各适量。将蹄筋切成段,加水煮开片刻后,捞起备用;鸡脯肉去筋放在肉皮上,敲成细蓉,放入碗中用水化开,加料酒、食盐、生粉和蛋清等调成薄浆。锅内调入清油,烧熟后放入蹄筋和调味品,待入味后,将鸡蓉浆徐徐倒入,浇上葱油食用。本方尤适用于产后亏损所致乳汁缺乏。

(25)党参9克,大枣20克,覆盆子9克,粳米60克。将前3味用纱包袋包好,加水煎汤去渣后入粳米煮作粥。每日1剂,连续服食4～5剂。

(26)豌豆100克,红糖适量。将豌豆用温水浸泡数日,用微火煮至糜烂如泥,调入红糖,不拘时食。本方尤适用于脾胃不和所致乳汁不下。

(27)大鲤鱼1条,赤小豆50克,陈皮、花椒各6克。将鱼去鳞、鳃及内脏,洗净,切段,与诸药加水同煮约40分钟,调味,空腹温服。

(28)赤小豆50克,糯米甜酒酿250克,鸡蛋4个,红糖适量。赤豆洗净,加水煮烂,入甜酒酿,煮沸,打入鸡蛋,待蛋凝熟透加红糖,吃蛋喝汤。本方尤适用于血虚所致的乳汁不下。

(29)鸡爪10只,花生仁50克,调料适量。将鸡爪剪去爪尖，洗净后下锅，加水、黄酒、姜片，煮半小时后，再入花生仁、食盐、味精，用小火焖煮1.5～2小时，撒上葱花，淋入鸡油食用。本方适用于产后血虚，乳汁不足。

(30)金针菜30克，猪瘦肉60克，调料少许。将金针菜洗净，猪肉切成片，同放陶瓷锅内，用大火隔水炖熟，加入调料，吃肉、菜，喝汤。

(31)牛鼻子1个，生姜2片。将牛鼻子洗净，去毛，切片，放炖盅内，加生姜、水适量，隔水炖熟，食盐调味，饮汤食肉。

(32)炙黄芪50克，通草10克，母鸡1只，食盐、黄酒各适量。前2味洗净，鸡宰杀后去皮，剖腹，洗净，滤干，切大块，放入瓷盘内，加入2药，撒上食盐(宜淡不宜咸)，淋上黄酒，不加盖，用大火隔水蒸3～4小时，空腹食或佐餐食，1日分2～3次吃完。

(33)母鸡1只(约1500克)，猪排骨2块，调料适量。将母鸡宰杀后，去毛、内脏，洗净，与猪排骨同入沸水锅内，加葱姜、料酒、食盐，用小火焖约3小时，至鸡肉脱骨，加入味精，佐餐，每日数次。

(34)天冬60克，猪瘦肉500克。将肉切块，洗净，与天冬共加水，小火炖至肉熟烂，食肉饮汤。

(35)鲜石斛50克，花生仁500克，食盐6克，大茴香、山楂各3克。将石斛切成1厘米长的节，锅内加清水，并入食盐、大茴香、山楂、石斛，待盐溶后，倒入花生仁，煮沸后小火煮约1.5小时，至花生仁入口成粉质，佐餐用。

(36)虾米30克，粳米100克。将虾米用温水浸泡半小时,与粳米煮粥,每日早晚温热服食。本方尤适宜于肾精不足所致的乳汁不通。

(37)粳米 100 克,薤白、枳壳各 10 克,陈橘皮 15 克,豆豉 10 克,大枣 8 枚,生姜汁适量。先将薤白、枳壳、陈橘皮煎汤取汁,去渣,再加入粳米,大枣、豆豉煮粥,待粥熟调入生姜汁。空腹温服。本方适用于妇女产后断奶乳胀。

(38)穿山甲珠 30 克,丝瓜络 15 克,猪蹄筋 200 克,佛手 10 克。将 3 药装纱布袋内,扎口,与猪蹄筋同置砂锅或高压锅内炖至熟,弃药袋,调入适量食盐、姜汁,饮汤食肉,每日数次,连用至乳多为止。

(39)鲜橙汁半碗,米酒 1～2 汤匙。将米酒冲入鲜橙汁内,每日服 2 次。本方尤适用于妇女哺乳期乳汁排出不畅、乳房红肿、结硬疼痛等症。

(40)嫩豌豆 250 克。加水适量,煮熟淡食并饮汤。

(41)木瓜 15 克,鸡血藤 15 克,当归 15 克,黄芪 10 克,王不留行 10 克。以水 1 000 毫升,水煎 45～60 分钟,取汁 400 毫升,分早、晚饭后服用,每日 1 剂,温服。适用于各种类型的产后缺乳。

四、外阴疾病

(一)外阴炎

1. 如何预防妇科感染

妇科感染有两个途径,一为最常见的上行感染,另为全身感染通过血液循环播散致生殖器官。预防也应从这两方面入手,分别叙述如下。

上行感染的预防:①注意性生活卫生,要有固定的配偶,杜绝乱交。②做好月经、流产及产褥各期的卫生,使用消毒的用品,遵照医师规定的忌性交时间及盆浴。③刮宫。接生或阴道检查等注意无菌操作,术后酌情使用抗生素预防感染,以减少医源性感染的概率。④注意外阴卫生及个人卫生,注意防止来自浴具及厕所的感染。

血性播散所致感染的预防:①注意营养,增强体质,减少患病的概率。②一旦患病积极治疗,迅速控制病情,防止播散。

2. 妇女外阴部为什么容易发生炎症

女性的外阴部由于以下解剖和生理特点,容易受到感染而发生炎症:①女性的阴道下端开口在外阴的前庭部分,直接与外界相通。②在其前方有尿道的开口，而妇女的尿道又很短，外界的病原微生物容易侵入，尿液亦可污染外阴部。③阴道口的后方和肛门很接近，因此外阴部易受粪便的污染和浸渍。④每个月还要受月经血的污染和月经垫的刺激，因此妇女的外阴是炎症的好发部位。尤其是糖尿病患者，每天都要排出大量带糖的尿；患有肠蛲虫病的人，蛲虫经常刺激肛门周围和外阴部；患有生殖器官炎症时，受排出多量病理性白带的刺激，就更容易发生外阴炎。虽然外阴炎有时可以由于各种物理或化学性刺激所引起，但通常是有了上述各因素之后，又受到细菌感染而发生的。常见的细菌有葡萄球菌、链球菌、大肠埃希菌等，通常是多种细菌的混合感染。

3. 外阴炎有何临床表现

外阴炎多半发生在小阴唇内外侧及大阴唇内 1/3 部位，病情严重时整个外阴部都受累，其临床表现为：①患处肿胀、充血、颜色发红，有灼热及瘙痒或疼痛感，尤其在走路或骑自行车摩擦时症状加重。②有时表皮破溃发生糜烂，甚至出现溃疡，排尿时异常疼痛。

(二)外阴瘙痒

1. 外阴瘙痒的病因有哪些

(1)局部原因

①特殊感染。真菌性阴道炎和滴虫性阴道炎是引起外

阴瘙痒最常见的原因；虱子、疥疮也可导致发痒；蛲虫病引起的幼女肛门周围及外阴瘙痒一般仅在夜间发作。

②慢性外阴营养不良以奇痒为主要症状，伴有外阴皮肤发白。

③药物过敏或化学物品刺激。肥皂、避孕套、苯扎溴铵（新洁尔灭）、红汞等可因直接刺激或过敏而引起接触性皮炎，出现瘙痒症状。

④不良卫生习惯。不注意外阴局部清洁，皮脂、汗液、月经、阴道内分泌物，甚至尿、粪浸渍，长期刺激外阴可引起瘙痒；经期用橡皮或塑料月经带，平时穿着不透气的化学纤维内裤，均可因湿热郁积而诱发瘙痒，要注意在每天清洗外阴时，选用 pH 值 4 弱酸配方的女性护理液更适合。

⑤其他皮肤病变。擦伤、寻常疣、疱疹、湿疹及肿瘤均可引起外阴刺痒。

⑥性交过敏。这是两性生活期间发生的过敏反应。分别有对精液过敏、避孕套过敏 、摩擦过敏者。

（2）全身性原因

①糖尿病。由于糖尿对外阴皮肤的刺激，特别是伴发真菌性外阴炎时，外阴瘙痒特别严重。不少患者都是先因外阴部瘙痒和发红而就医，经过进一步检查才确诊为糖尿病的。

②黄疸，维生素 A、维生素 B 缺乏，贫血，白血病等慢性病患者出现外阴痒时，常为全身瘙痒的一部分。

③妊娠期和经前期外阴部充血偶可导致外阴瘙痒不适。

④不明原因的外阴瘙痒。部分患者外阴瘙痒十分严重，但找不到明显的全身或局部原因，有人认为可能与精神或心

理方面因素有关。

2. 不同病因的外阴瘙痒各有什么临床特点

(1)真菌性阴道炎:外阴、阴道瘙痒,外阴潮红,伴豆渣样白带,有异味,搔抓后可引起外阴皮炎湿疹性改变。

(2)阴道毛滴虫病:外阴、阴道瘙痒,有泡沫样白带,常伴有特殊异味,搔抓后同样出现外阴部皮炎湿疹性改变。做阴道分泌物涂片检查可与上面的瘙痒病相区别。

(3)阴虱病:阴虱常贴伏于皮肤表面或附于阴毛根部,阴虱卵呈灰白色、针头大小。阴虱的叮咬及其毒汁、排泄物可导致皮肤发痒、可产生脱屑,并继发湿疹样改变和毛囊炎。

(4)蛲虫感染:主要侵犯幼女,成年女性也可感染,当夜间肛门松弛时,蛲虫从直肠内爬出游动到外阴部交配产卵,并刺激外阴部皮肤黏膜,引起局部瘙痒。

(5)疥虫感染:引起疥疮时,外部皮损最严重,故局部瘙痒也最明显。

(6)局部皮肤不洁:有些女性使用卫生纸方法不当,外阴部皮肤受经血、阴道分泌物,甚至尿液、粪便和汗液的浸渍而使局部皮肤发生慢性炎症,日常只是用清水或碱性沐浴露清洗下身从而引起外阴部瘙痒,每天清洗外阴时,选用弱酸配方的女性护理液更适合。

(7)药物过敏:过敏体质的女性服用磺胺类或其他药物引起的"固定型药疹",常发生在外阴部皮肤与黏膜交界处,除了局部瘙痒外,可并发糜烂、渗液。使用药物做阴道冲洗或阴道内置入，如发生过敏反应及接触性皮炎也可发生外阴瘙痒。

(8)外阴部皮肤疾病：股癣的皮肤损害常扩大到外阴部，引起局部剧烈瘙痒。外阴部湿疹和神经性皮炎引起的局部瘙痒更为剧烈，前者表现为局部皮肤边界不清的丘疹水疱及糜烂渗液，后者因搔抓常出现皮肤增厚伴苔藓化。外阴部白斑除引起局部瘙痒外，常伴发外阴营养不良，皮肤萎缩。

(9)病毒感染：尖锐湿疣大多发生在女性阴道壁、宫颈口及外阴部，还出现带有恶臭的白带。发生在外阴部的传染性软疣多表现为中央有脐窝样凹陷的圆形丘疹，也可引起外阴部瘙痒。生殖器疱疹多表现为尿道口及阴道壁出现米粒大小且明亮的水疱，有局部瘙痒。

(10)性交过敏：是两性生活期间发生的过敏反应。分别有对精液过敏，避孕套过敏，摩擦过敏者。

(11)肛门瘙痒病：一般中年男性多发，但女性亦可发病，患蛲虫病的儿童亦可患之。瘙痒通常仅局限于肛门及其周围的皮肤，亦可蔓延至会阴、女阴或阴囊的皮肤。由蛲虫感染引起的肛门瘙痒多见于儿童，往往在夜间加重，可以发现蛲虫或虫卵(夜间阳性率高)。成人的肛门瘙痒往往由痔疮、肛裂等引起。也有不少病人找不到原因，而肛门瘙痒的症状很严重。因经常搔抓，肛门皱襞可出现肥厚、辐射状皲裂、浸润、苔藓样变或湿疹样变等继发性损害。

(12)慢性外阴营养不良：长期以来，对外阴有奇痒，皮肤黏膜色素减退变白，局部皮肤变厚、增粗的表现，统称为外阴白斑，但是一直没有统一的诊断标准。后来，国际外阴研究机构决定取消外阴白斑的命名，而将此类疾病改称为“慢性外阴营养不良”。为此，又使很多人产生误解，以为这种病像泛指的全身营养不良一样，有的患者在门诊问医生：我是缺吃什么食物吗，怎么会营养不良呢？

实际上，人们迄今对这种病的确切病因仍不清楚。有人做过试验，将患病的外阴皮肤与患者大腿上的正常皮肤相交换，经过一段时间后，发现被移植的皮肤转为正常，而被移植到外阴部的正常皮肤却又变为病皮。因此推测，可能是外阴深部的神经血管功能紊乱，以致覆盖在表面上的皮肤营养失调。研究表明，身体内各部分的组织都是依靠神经调节，使血液供给充分才能从中吸取营养，若长期营养供给不足，最终会导致发生病变。外阴营养不良是就局部病变而言的，与全身的营养状况并没有直接关系。

过去有不少人认为外阴白斑是一种癌前病变，主张早期将病变组织切除，但是实践证实复发的比例相当高。有专家进行长期随访发现，属慢性外阴营养不良者，癌变率只不过2%左右。关键是对于一些症状较严重，久治无效，以及外阴部出现溃烂面、结节等病变者，应该及时选择一部分组织进行病理检查。

(13)其他原因：女性患糖尿病时，由于尿糖对外阴皮肤的刺激，容易并发真菌性外阴及阴道炎，引起外阴瘙痒。患肝胆及其他疾病出现黄疸时，因血液内胆红质增高，皮肤受胆盐的刺激也可发生外阴瘙痒。此外，有些女性在精神紧张时还会因心理方面的因素引起外阴瘙痒。

3. 外阴瘙痒应如何治疗

注意经期卫生,保持外阴清洁干燥,切忌搔抓。不要用热水烫洗,忌用肥皂。有感染时可用高锰酸钾溶液坐浴,但严禁局部擦洗。衣着特别是内裤要宽松透气。忌酒及辛辣或过敏食物。

消除引起瘙痒的局部或全身性因素,如滴虫、真菌感染或糖尿病等。

4. 中医学如何认识外阴瘙痒

中医学认为,湿热下注、阴虚血燥是引发女性外阴瘙痒的最主要原因,从整体施治的角度看,外阴瘙痒之发病与体内肝、脾、肾等脏腑器官同样密切相关,并涉及任督二脉。有因肝经湿热下注、带下浸渍阴部引起者;有因肝肾阴虚、精血亏损、外阴失养引起者。阴痒常与带下病交错互见,严重者还可并发阴痛等。

5. 外阴瘙痒如何预防

(1)注意经期卫生,行经期间勤换月经垫,勤清洗。

(2)保持外阴清洁干燥,不用热水烫洗,不用肥皂擦洗。

(3)忌乱用、滥用药物,忌搔抓及局部摩擦。

(4)忌酒及辛辣食物,不吃海鲜及易引起过敏的药物。

(5)不穿紧身兜裆裤,内裤更须宽松、透气,并以棉制品为宜。

(6)局部如有破损、感染,可用1∶5 000高锰酸钾液(在温开水内加入微量高锰酸钾粉末,使呈淡红色即可,不可过浓)浸洗,每日2次,每次20～30分钟。最好看过医生后遵医嘱。

(7)就医检查是否有真菌或滴虫,如有应及时治疗,而不要自己应用“止痒水”治疗。

(8)久治不愈者应做血糖检查。

如果瘙痒症状严重,且伴有白带异常、腹痛等其他症状,就很有可能是炎症感染,需及时去医院妇科进行相关检查,有针对性地进行治疗。

6. 如何认识幼女和少女的外阴瘙痒

有些少女阴部瘙痒,常常难于忍受,挠抓则不雅,不挠抓又十分痛苦和烦恼。阴部瘙痒是一种症状,病因多种多样。

幼女的外阴瘙痒多因炎症、寄生虫等引起。这是由于她们的卵巢功能尚不健全,阴道自然防御功能较差,容易患多种细菌性或非细菌性外阴阴道炎,出现外阴瘙痒。

进入青春期后,少女的阴道上皮增厚,并出现阴道皱襞,阴道内的分泌物也由于富含乳酸杆菌而呈酸性反应,分泌量也增多,自然防御功能明显增强。此时,外阴瘙痒多因不讲外阴部卫生而出现外阴阴道炎或前庭大腺炎等而引起。初潮后如果不注意月经期的外阴部卫生,经血和阴道分泌物可污染和刺激外阴部而引起瘙痒,甚至发展为炎症。滴虫性外阴阴道炎的发病率在青春期后明显增多,这是因为雌激素所引起的阴道酸性环境是滴虫感染的先决条件,因此幼女中少见的滴虫感染到了青春期后便明显增多。少女感染滴虫主要通过公共浴池、浴盆、浴巾、便器、与患病亲属接触等间接途径所致。各种性传播疾病在我国大陆死灰复燃，如不注意公共卫生和个人卫生，也会经间接途径引起感染并造成外阴瘙痒等症状，当然还会引起各种更为严重的后果。蛲虫病所致外阴瘙痒在少女中的发病率较低，该病的发生系因雌虫移行至肛门附近排卵，这时便引起外阴瘙痒，尤以夜间为甚。

引起外阴瘙痒的原因还有精神因素，如过分将注意力集中于阴部，因其他人谈论外阴瘙痒或搔抓时引起条件反射等，都可造成外阴瘙痒。

为预防疾病发生，应对青少年加强卫生宣传教育，加强性知识教育，使少女在进入青春期后了解和认识自己身体所产生的种种变化；注意公共场所的卫生，禁止性传染疾病患者和滴虫患者进入游泳池、公共浴池，严禁租借游泳衣裤，坚持和养成良好的卫生习惯，如每天换内裤和清洗外阴，使用坐便器前注意清洁或垫用卫生纸。如果发生外阴瘙痒症状不要讳疾忌医，要及时诊治，千万不要自己乱用药或被庸医所骗而耽误病情。

7. 外阴部皮肤或黏膜发生溃疡可能是什么病，怎么办

女性外阴部皮肤或黏膜发生溃疡，多半是由病原体感染发生外阴炎后引起的。最常见的是由细菌感染而发生的非特异性外阴炎所引起的外阴溃疡，这种溃疡通常称为急性女阴溃疡。

急性女阴溃疡是一种由两端粗大而钝圆的革兰阳性杆菌引起的,溃疡多半散发于外阴的各部分,但以小阴唇内侧及大阴唇内1～2处为多见。发病前常有发热、关节痛及全身不适等症状,发生溃疡后局部有瘙痒及烧灼感。溃疡有的呈圆形,有的为卵圆形,边缘不整,深浅不一,大小不一,小者如粟粒或针头大,大者如指甲或更大。有的溃疡边缘呈锐利的穿掘状,摸之较软,表面有脓液或坏死的假膜覆盖;如果溃疡迅速发展扩大 ,可呈蚕食状,使阴唇发生大块缺损,以致失去阴唇的正常外形,外观很像外阴癌,疼痛异常剧烈。在溃疡表面的分泌物中,如能查到粗大的革兰阳性杆菌,即可诊断为本病。

急性女阴溃疡的治疗:①首先应当卧床休息,减少局部摩擦,并保持外阴清洁、干燥。②每天要用1∶5 000的高锰酸钾溶液坐浴1～2次,拭干后,涂以新霉素或红霉素膏。③中药对本病的治疗也很有效。常用的有黄连青黛散,洒在溃疡基底部,每天3次。黄连青黛散的成分有黄连、黄柏各15克,青黛15克,玄明粉1.5克,冰片0.6克,研成细末混匀。或用樟丹10克,蛤粉10克,紫草10克,冰片2克,共研细末,用香油调匀外敷亦可。

(三)前庭大腺炎

1. 如何定义前庭大腺炎

前庭大腺位于两侧大阴唇后部,腺管开口于小阴唇内侧靠近处女膜处，因解剖部位的特点，在性交、分娩或其他情况污染外阴部时，病原体容易侵入而引起炎症。前庭大腺炎为多种病原体感染而发生炎症，如未得到及时治疗，造成急性化脓性炎症则成为前庭大腺脓肿，此病以育龄妇女多见。

根据病史及临床所见诊断并不困难。外阴一侧阴道口前庭大腺部位有红、肿、压痛的肿块，与外阴皮肤可有粘连或无粘连；如已有破口，挤压局部可见有分泌物或脓液流出；若为淋病奈瑟菌感染，脓液稀薄，呈淡黄色。当脓肿形成时，肿块触之有波动感，脓肿直径可达5～6厘米，患者可出现腹股沟淋巴结肿大、体温升高及白细胞计数增加等。

2. 前庭大腺炎的病因是什么

病原体多为葡萄球菌、大肠埃希菌、链球菌及肠球菌等，随着性传播疾病发病率的增加，淋病奈瑟菌及沙眼衣原体已成为最常见的病原体。此外，还有厌氧菌，其中又以类杆菌最多见，因为类杆菌属是正常阴道寄居者，感染概率较高。本病常为混合感染，多发生在生育期。

3. 前庭大腺炎的临床表现有哪些

急性前庭大腺炎多见于一侧，发病时首先侵犯腺管，呈急性化脓性炎症变化，局部有红、肿、热、痛，即患侧外阴部肿胀，灼热感，疼痛剧烈，有时有坠胀及大小便困难的感觉。腺管口往往因肿胀或渗出物凝集发生阻塞，脓液不能外流形成脓肿，称前庭大腺脓肿。如已形成脓肿，触之肿块局部可有波动感，触痛明显如未及时处理，脓腔内压增大时，可自行破溃。脓液流出后，患者自觉轻松；如破口小，引流不畅通，可反复发作，常使患者行走坐卧不安。前庭大腺炎常有腹股沟淋巴结肿大、体温升高及白细胞计数增加等全身症状。

4. 前庭大腺炎有哪些并发症

脓肿如不及时进行处理，偶可向后侧方向播散，形成直肠周围脓肿，有时甚至向直肠溃破。脓肿切开排脓后，多数脓腔可完全闭合而痊愈，但偶有形成瘘管，不断有少量分泌物排出，触诊时可扪到小而硬的硬结，有轻微压痛，挤压时有时可从瘘口流出脓液。有时瘘口自行封闭或狭窄，又可蓄积脓液而再次形成脓肿，亦可能反复发作，经久不愈。前庭大腺炎急性期后，由于腺管口阻塞，腺内分泌液不能排出而潴留，形成前庭大腺囊肿。

5. 前庭大腺炎如何防治

(1)治疗：急性期可用抗生素肌内注射或口服，卧床休息，局部热敷、坐浴或热疗法。脓肿形成后，可在大阴唇内侧波动明显处做一弧形切口排脓。需注意排脓应彻底。较大的前庭大腺囊肿应考虑手术治疗。

(2)预防：保持外阴清洁是预防感染的主要方法。每日清洗外阴，不穿尼龙内裤，患外阴炎时及时治疗，在一定程度上能预防前庭大腺炎的发生。

（四）前庭大腺囊肿

1. 什么是前庭大腺囊肿

前庭大腺囊肿系因前庭大腺管阻塞，分泌物积聚而成。在急性炎症消退后腺管堵塞，分泌物不能排出，脓液逐渐转为清液而形成囊肿，腺腔内的黏液浓稠或先天性腺管狭窄排液不畅，也可形成囊肿。亦可因前庭大腺损伤，如分娩时会阴与阴道裂伤后瘢痕阻塞腺管口，或会阴侧切开术损伤腺管。

2. 前庭大腺囊肿的临床表现有哪些

前庭大腺囊肿大小不一，多由小逐渐增大，有些可持续数年不变。若囊肿小且无感染，患者可无自觉症状；若囊肿大，患者可感到外阴有坠胀感或有性交不适。检查见囊肿多为单侧，也可为双侧，囊肿多呈椭圆形。

3. 前庭大腺囊肿如何治疗

由于该囊肿可以长期存在，多年不变，定期观察，无须治疗。如果囊肿逐渐长大，影响生活，或反复感染，经常形成脓肿，可行巴氏腺囊肿造口术。此法简单，损伤小，尚能保留腺体功能。但造口应够大，造口之后最好放引流条，每天用过氧化氢或者2%碘伏冲洗一次，共3～4次，防止术后粘连闭合，再次形成囊肿。一旦脓肿形成，应当切开引流。

近年来，采用 CO_2 激光做造口术治疗，治愈率高，无不良反应，操作简便，治疗时间短，无须缝合创面，病人可在门诊治疗。由于激光的高热效应能使组织细胞凝固、炭化，因激光对血红蛋白有亲和力，故有较好的凝血作用，术中及术后出血少，能保留腺体的正常功能，对性生活无影响，术后无感染，无须用抗生素。但此种技术应用范围尚不广泛，有待进一步观察研究。

（五）外阴尖锐湿疣

1. 什么是外阴尖锐湿疣

外阴尖锐湿疣又称生殖器疣或性病疣，是由人乳头瘤病毒(HPV)经性接触所致。但值得提醒予以注意的是，妇女在性激素水平较高时期，外阴长期受多量分泌物刺激，亦可出现类似尖锐湿疣的病态，称为外阴假性尖锐湿疣，属慢性非特异性增生性炎症，与性生活的关系不明显。在病因、病理与处理上均与尖锐湿疣不同。

尖锐湿疣，又称生殖器疣或性病疣，是由 HPV 引起的一种性病。其传染源不仅是病人，而且包括病毒携带者及亚临床患者，传染途径是通过与有传染性的性伴侣性交而发生。本病潜伏期为 1～8 个月，通常平均为 3 个月。临床表现多种多样，初期常无症状，无痛苦，刚开始为小淡红色、暗红色或污灰色乳头状隆起，逐渐增大加多，倾向融合，或相互重叠，根部有蒂，表面凹凸不平，湿润柔软，呈乳头样、菜花样或蕈样突起。病损增大时，可有压迫及痒感，表面易于糜烂，渗出混浊浆液，带有恶臭，且因每次搔抓引起继发性感染。在生殖器温度较低而干燥部位的损害常表现为小而扁平状，而在温热、湿润部位者常呈丝状或乳头瘤状，易融合成大团块。在男性，尖锐湿疣好发于冠状沟、龟头、系带、尿道口，有时见于阴茎体及周围皮肤，很少见于阴囊；在女性多见于阴蒂、阴唇、肛周、阴道及宫颈，典型的生殖器疣病灶是离散性的。

主要的传播途径是经性交直接传播，有不洁的性生活史、多个性伴侣者最易感染；其次是通过污染的衣物、器械间接传播。

2. 外阴尖锐湿疣病因是什么

尖锐湿疣是由人乳头瘤病毒感染引起的鳞状上皮增生性疣状病变。HPV 有多种亚型，与生殖道尖锐湿疣有关的主要有 HPV6、11、16、18 型。国内外报道外阴尖锐湿疣的发病率明显升高，已成为常见的女性性传播疾病。HPV 主要感染鳞状上皮，外阴尖锐湿疣 50%～70%同时伴有阴道、宫颈的尖锐湿疣，且易与多种性传播疾病如淋病菌、滴虫、白念珠菌、衣原体、梅毒螺旋体等并存。温暖、潮湿的外阴皮肤易于 HPV 的生长；妊娠、糖尿病、影响细胞免疫功能的全身疾病时，尖锐湿疣生长迅速，且不易控制。少部分患者的尖锐湿疣可自行消退，但机制不明。HPV 除可引起生殖道的尖锐湿疣外，还可能与生殖道肿瘤的癌前病变有关。尤其是

HPV16、18 型与外阴癌、宫颈癌的关系更为密切。

3. 外阴尖锐湿疣有哪些临床表现

潜伏期为 3 周至 8 个月，平均 3 个月。患者以年轻妇女居多。病变以性交时容易受损伤的部位多见，如舟状窝附近、大小阴唇，肛门周围、阴道前庭、尿道口，也可累及阴道和宫颈。临床症状常不明显，部分患者有外阴瘙痒、烧灼痛或性交后疼痛。典型体征是初起为微小散在的乳头状疣，柔软，其上有细小的指样突起，或为小而尖的丘疹，质稍硬，孤立、散在或呈簇状，粉色或白色。病灶逐渐增大、增多，互相融合成鸡冠状或菜花状，顶端可有角化或感染溃烂。宫颈病变多为扁平状，肉眼难以发现，常需阴道镜及醋酸试验协助发现。

4. 外阴尖锐湿疣可以做哪些检查

典型病例，肉眼可做出诊断。外阴有尖锐湿疣者，应仔细检查阴道及宫颈以免漏诊。对体征不典型者，则需进行辅助检查以确诊。主要辅助检查有以下几种。

(1)细胞学检查：可见到挖空细胞，表现为中层细胞核大，有时可见到双核，核深染，核周有大空泡，虽然挖空细胞的特异性较高，但挖空细胞的检出率较低。

(2)阴道镜检查：阴道镜检查对发现宫颈病变颇有帮助。典型病灶表现为每个乳头状突起的半透明表皮下都有中央血管襻。宫颈涂以 3%醋酸后，可见移行区内外鳞状上皮呈白色斑块，表面隆起不平或为小乳头指样突起，有中央毛细血管，也可表现为点状血管呈花坛状或呈细小镶嵌排列。

5. 外阴尖锐湿疣如何治疗

(1)局部药物治疗：用药前，局部涂以1%的丁卡因行表面麻醉以减轻疼痛。

①33%～50%三氯醋酸外涂，每周1次，一般1～3次后病灶可消退。三氯醋酸毒性小，对周围正常皮肤无损害，病变修复后不形成瘢痕，可用于阴道及宫颈病变。

②1%酞丁安膏涂擦，每日3～5次，4～6周可望痊愈，刺激性小，被广泛应用。

③10%～25%足叶草脂涂于病灶，本药具有细胞毒性，能抑制细胞分裂的M期，刺激性大，注意不要涂及正常皮肤，不能用于阴道及宫颈病变，涂药后2～4小时洗去，每周1次，可连用3～4次。

④5%氟尿嘧啶软膏外用，每日1次，10～14日为1个疗程，一般应用1～2个疗程。

(2)物理或手术治疗：物理治疗有微波、激光、冷冻。微波是在疣体基底部凝固，因其为接触性治疗，可适用于任何部位的尖锐湿疣。激光适用于任何部位疣及难治疗、体积大、多发疣。冷冻适用于疣体较小及病灶较局限者。巨型尖锐湿疣可用微波刀或手术切除。

(3)干扰素治疗：干扰素具有抗病毒、抗增殖及调节免疫作用。可限制HPV病毒的复制；减慢病变部位中细胞的分裂速度；增强宿主对感染HPV的防御反应。常用基因工程重组干扰素(YIFN)a-2a，剂量为100万单位，隔日肌内注射

1次,连续3～4周为1个疗程,也可采用病灶基底部局部注射。干扰素一般不单独使用,多作为辅助用药。对反复发作的顽固性尖锐湿疣应及时取活检排除恶变。

6. 外阴尖锐湿疣如何采用中医药治疗

中医治疗尖锐湿疣,从湿热邪毒外侵肝经辨治。以清热解毒之五味消毒饮合清热化湿、活血降浊之四妙丸加减,临床取得满意疗效。四妙丸由黄柏、苍术、牛膝、薏苡仁组成,对于激光、冷冻、涂抹药物治疗无效或反复发作者,临床上多采取中医中药治疗。从多年的临床印证来看,中医中药对于久治不愈及反复复发者收效甚好,临床治疗湿热内蕴疾病疗效显著。

(1)中成药:①龙胆泻肝丸,口服,每次6克,每日3次,温开水送服。②抗病毒口服液,口服,每次1支(10毫升),每日3次,温开水送服。③龙胆泻肝颗粒口服,每次1～2包(4～8克),每日2次,温开水送服。

(2)外治法:用苦参汤外洗,再外撒青黛散。鸦胆子油(鸦胆子仁1份,花生油2份,浸泡半个月)点涂患处,每日1～2次。损害较大者宜手术切除,也可采用二氧化碳激光治疗或冷冻治疗、微波治疗等。

7. 外阴尖锐湿疣如何预防

避免不洁性交、多个性伴侣等不良生活习惯。

(1)坚决杜绝性乱:尖锐湿疣患者中60%是通过性接触染病的。家庭中一方从社会上染病,又通过性生活传染配偶，还有可能通过密切的生活接触传给家中其他人，既带来了生理上的痛苦，又造成家庭不和，背负精神压力。因此，提高性道德，不发生婚外性行为是预防尖锐湿疣发生的重要方面。

(2)防止接触传染：不使用别人的内衣、泳装及浴盆；在公共浴池不洗盆浴，提倡淋浴，沐浴后不直接坐在浴池的座椅上；在公共厕所尽量使用蹲式马桶；上厕所前用肥皂洗手；不在密度大、消毒不严格的游泳池游泳。

(3)讲究个人卫生：每日清洗外阴、换洗内裤，个人的内裤单独清洗。即使家庭成员间也应该做到一人一盆，毛巾分用。

(4)配偶患病后要禁止性生活：如果配偶仅进行了物理治疗，虽然外阴部可见的尖锐湿疣消失了，但患者仍带有人乳头瘤病毒，还应该接受口服药及外洗药的综合治疗，并需复查。在此期间如果发生性行为，可使用避孕套进行防护。

(5)孕妇：孕妇患尖锐湿疣后，为了避免分娩时感染胎儿，可选择剖宫产。产后不要与婴儿同盆而浴。

8. 外阴尖锐湿疣的传播途径有哪些

(1)直接性接触传染：这是主要的传播途径。据研究有2/3与尖锐湿疣患者有性接触的人可发生本病。病期平均在3个半月时传染性最强，故在性混乱者中最易感染本病。

(2)母婴传染：婴幼儿尖锐湿疣或喉乳头瘤病和儿童的尖锐湿疣，可能是分娩过程中胎儿经过感染HPV的产道或在出生后与母亲密切接触而感染的。

(3)间接物体传染:少数可通过日常生活用品如内裤、浴盆、浴巾传染。这一传播途径是极其少的,只有和患有尖锐湿疣的患者共同生活,共用浴具时才可发生。

9. 外阴尖锐湿疣日常注意事项有哪些

注意保持外阴清洁,常见于淋病患者。

(1)避免不洁的性交或滥交,以防感染性病。

(2)保持外阴清洁,治疗各种容易引起白带增多的妇科疾病,妊娠期间白带往往增多,更要注意外阴清洁。

(3)不与他人共用浴巾,不在公共浴池或浴盆内沐浴,因为坐式马桶圈也可能是传染源。

(4)患者的衣裤均应煮沸消毒,疾病未愈前要进行隔离,并避免性生活。

(5)外阴部瘙痒或发现不正常小疙瘩时,应立即到医院检查以明确诊断。

10. 尖锐湿疣复发的因素有哪些

大量研究表明导致尖锐湿疣复发的因素较多,其中包括一些人乳头瘤病毒(HPV)再感染等因素。

(1)尖锐湿疣损害和(或)HPV 未被彻底去除:尖锐湿疣损害和(或)HPV 未被彻底去除是造成尖锐湿疣复发的重要因素之一。有学者发现尖锐湿疣自发性消退或经治疗去除疣体后仍有 45%的患者存在 HPV 潜伏感染,其中 67%的患者有复发表现。这表明 HPV 未被机体彻底清除,残留的尖锐湿疣病变或潜伏 HPV 感染是尖锐湿疣复发的主要原因。作者认为，在尖锐湿疣治疗过程中，每一种外用疗法只要仔细操作，尤其是掌握达到彻底去除 HPV 感染的组织范围和深度则会大大减少尖锐湿疣复发。但在临床治疗过程中并非都能做到这一点，这与操作者技术水平或患者对尖锐湿疣病变了解的程度有密切的关系。

在前面已叙述 HPV 感染部位主要在表皮，尖锐湿疣自表皮向外生长，故无论是外用药物还是用激光疗法等治疗，其治疗深度应达到表皮基底细胞层上方，治疗范围应超过尖锐湿疣损害边缘 1～2 毫米，才能将尖锐湿疣病变组织清除干净。然而，在临床治疗过程中即使是做到这点，仍有少数尖锐湿疣患者治疗后复发。有学者研究发现，在少数尖锐湿疣患者的真皮内检测到 HPV DNA，这一结果表明在尖锐湿疣复发病例中除了皮肤表皮内存在 HPV 外，真皮内存在 HPV 是尖锐湿疣复发的另一重要原因。问题是 HPV 是一种嗜表皮的病毒，为什么还会存在于真皮中呢？有几种可能的解释：①由于皮肤对 HPV 感染的炎症反应，导致 HPV DNA 的释放，如炎症引起基底细胞液化变性可以导致 HPV 颗粒释放到真皮乳头。②已知艾滋病患者的表皮朗格汉斯细胞、淋巴细胞和单核细胞内可以含有 HIV，上述细胞在尖锐湿疣表皮内可能吞噬 HPV DNA，它们可以从表皮游走到真皮。③HPV 病毒血症导致真皮内含有 HPV，但由于用免疫学的方法未能在血清中发现病毒，故此种可能性极小。

(2)尖锐湿疣接种感染：前面已提到，在激光疗法或手术切除疗法等治疗的过程中可能将含有 HPV 的病变组织污染其他部位，如对尖锐湿疣病变周围或远端皮肤黏膜的接种而发生尖锐湿疣。

(3)接触被 HPV 污染的物品:在尖锐湿疣的传染途径中已叙述其间接传染途径,这也可能成为尖锐湿疣复发因素之一。如患者用过的被 HPV 污染的毛巾等未加处理,再次接触后可造成尖锐湿疣复发。Bergeron 等观察还发现,被 HPV 污染了的内裤也是尖锐湿疣复发的原因。

(4)性伴侣 HPV 感染或尖锐湿疣存在:患者的性伴侣有 HPV 感染或尖锐湿疣而未彻底治疗,患者尖锐湿疣治愈后如再次与其性接触后则可引起尖锐湿疣复发。

(5)特殊部位 HPV 存在:有些研究发现,某些特殊部位的 HPV 感染未得到彻底治疗而成为 HPV 贮藏或庇护所,如女性宫颈部 HPV 感染、男性尿道口内 HPV 感染,还有资料显示男性尿液中,以及卵巢、子宫、子宫内膜、前列腺等部位有 HPV 存在。据 Rosemberg 报道,男性亚临床 HPV 感染有 22%发生在阴囊处,因为人们很少注意到此区域是 HPV 的庇护所,所以阴囊可能是传播或造成尖锐湿疣复发的重要部位。此外,Boxman 等发现,在生殖器患者的阴毛和肛周毛中有 HPV6 型和 HPV11 型存在,这表明 HPV 内源性贮藏器在尖锐湿疣的复发中起着十分重要的作用。

(6)HPV 感染的亚型:有学者发现,HPV 感染的亚型与尖锐湿疣复发有关,如 HPV16 型和 HPV18 型感染较 HPV6 型和 HPV11 型感染引起的尖锐湿疣治疗后更容易复发。

(7)尖锐湿疣亚临床表现与 HPV 潜伏感染:尖锐湿疣亚临床表现与 HPV 潜伏感染存在是引起尖锐湿疣及其复

发的最重要的因素。Erpenbaeh 等报道,广泛黏膜的尖锐湿疣亚临床表现和 HPV 潜伏感染可能引起 30%～70%尖锐湿疣病例的复发。用 PCR 技术检测发现,在醋酸试验阴性非皮损区 72%HPV 阳性者中有 37.5%复发。

(8)机体免疫系统的完整性受损:如前所述尖锐湿疣患者免疫系统发生变化在尖锐湿疣发生发展与消退中起着重要作用。因此,各种内外因素引起机体免疫功能下降,使机体免疫应答及调节紊乱,最终导致完整的细胞免疫系统平衡失调或缺陷是尖锐湿疣复发恶性循环中的一个最为重要的因素。

(9)其他:引起尖锐湿疣复发的其他因素中有患者个人不良卫生习惯、男性包皮过长、女性各种外阴感染,以及其引起的分泌物增多造成局部的潮湿环境等。

11. 外阴尖锐湿疣有哪些危害性

如果尖锐湿疣不及时治疗,它会不断生长,增大,数目增多,也可相互融合呈乳头状、鸡冠状、鹅卵石状、菜花状等外观,大小不等,可长成巨大的尖锐湿疣疣体。常有瘙痒及压迫感,若合并细菌感染可有恶臭。疣体压迫邻近的组织器官会出现相应的压迫症状。在常见的几种性传播疾病中,要数尖锐湿疣最难治,而近年来尖锐湿疣的发病率又上升很快。尖锐湿疣是由人乳头状瘤病毒引起,易在温暖潮湿环境中生长繁殖,故外生殖器是其最适宜的部位。少数人会因接触被病毒颗粒污染的日常生活用品,如内裤、浴盆、浴巾等被传染。该病使机体免疫功能和抗病毒能力降低,所以要使用抗病毒治疗，再提高自身免疫能力。患尖锐湿疣疾病的病人，如果治疗不积极、不彻底，尤其是有的带有高危型病毒，传染性强，可传染给家人或其他人。传染性越强，机体免疫系统受到抑制，疾病越不容易痊愈，可以长期反复复发，最后有导致癌变的可能性。约15%的宫颈尖锐湿疣、10%的外阴及肛门周尖锐湿疣可以发展成恶性肿瘤；18%的阴茎癌和9%的女阴癌是由尖锐湿疣诱发的。虽然概率很小，时间可能为5～40年不等，也应引起高度重视。这里要说明的是，不是所有的HPV病毒感染都会癌变，也与HPV病毒的类型有关，所以患者不必恐慌。如果治疗积极、彻底，完全可不发生以上病变。而且，有一些病毒还可能经过一定时期后会消失。

（六）外阴湿疹

1. 什么是外阴湿疹

外阴湿疹是一种由多种病因引起的变态反应性皮肤病，其特征为多形性病损、炎性渗出伴剧烈瘙痒。过敏是发病的重要原因。外阴湿疹可累及外阴及周围皮肤，症状为剧烈瘙痒。

2. 外阴湿疹的病因有哪些

（1）过敏是发病的重要原因，过敏源主要有：化妆品、放射线、植物花粉、蛋、鱼、虾、奶等异性蛋白等。

(2)体内的代谢产物、肠道寄生虫、消化道疾病及体内产生的自身抗体等。

(3)精神因素导致神经内分泌功能紊乱,使皮肤对各种刺激的易感性增高,易于诱发湿疹。

3. 外阴湿疹临床表现有哪些

外阴湿疹可累及外阴及周围皮肤,症状为剧烈瘙痒。

(1)急性期:红斑、水肿、丘疹、水疱成群聚集。水疱可融合、破溃、糜烂、渗出、结痂。病损常对称分布,较局限并反复发作。

(2)亚急性期:糜烂、渗出减少,出现结痂、脱屑。

(3)慢性期:经急性阶段后,炎症反应变轻,表现为皮肤肥厚、皲裂、脱屑,伴色素沉着或减退。

4. 外阴湿疹应如何治疗

隔绝致敏源及各种不良刺激;治疗慢性全身性疾病;保持会阴部清洁干燥,勿用刺激性清洁剂或膏霜;避免食用刺激性及易致敏性食物;调整精神心理状态。

(1)全身用药:静脉或口服抗过敏药物、糖皮质激素,合并感染时适当加用抗生素。

(2)局部治疗:①急性期。酌情选用炉甘石洗剂、硼酸液、高锰酸钾溶液、氧化锌油等。②亚急性期。可用糖皮质激素类霜剂。③慢性期。这时可用糖皮质激素、止痒药,氟芬那酸丁酯软膏等,也可采用冷冻、放射性核素、浅层 X 线照射等治疗。

5. 如何用中医药治疗外阴湿疹

本病虽属外阴皮肤病,但多因禀赋不耐,脏腑功能失调,风湿热邪外客肌肤。在治疗上应采用内外兼治,标本兼施。急性者以清热利湿为主,慢性者以补肝肾、养血祛风为宜。

(1)外治法

青黛散:青黛 6 克,石膏 120 克,滑石 12 克,黄柏 60 克,共研细末,和匀,用麻油调搽。

三黄洗剂:大黄、黄柏、黄芩、苦参各等份研细末,以药末 10～15 克加入蒸馏水 100 毫升、医用石炭酸 1 毫升。混均外搽局部。

苦参汤外洗:苦参 60 克,蛇床子 20 克,白芷 25 克,金银花 30 克,菊花 6 克,黄柏 15 克,地肤子 15 克,石菖蒲 9 克。水煎,外熏洗并坐浴。

(2)中成药

龙胆泻肝丸:具有清热利湿作用。适用于急性湿疹。每日 3 次,每次 10 克,口服。

乌蛇止痒丸:具有养血祛风止痒作用。适用于慢性湿疹。每次 5 克,每日 3 次,口服。

湿疹散:收湿止痒,祛湿解毒。用法:急性湿疹宜水煎湿敷;慢性湿疹宜干撒外敷。

6. 外阴湿疹如何用中西医结合方法治疗

治疗外阴湿疹应采取西药治标,中药治本的方法。

(1)湿疹急性期:外阴潮红、肿胀、瘙痒难忍。先投以抗组胺的西药,再静脉注射10%葡萄糖酸钙,以迅速止痒脱敏。然后再用清热利湿中药治本。口服龙胆泻肝汤或马齿苋合剂(马齿苋、龙胆草、黄柏、苦参、红花、蛇床子、大黄、生甘草)。马齿苋合剂具有降低血管通透性和拮抗组胺的作用。苦参中的苦参总碱(氧化苦参碱)能抑制环核苷磷酸二酯酶(DDE),提高细胞内cAMP,防止肥大细胞脱颗粒释放组胺。再用中药汤剂外洗或湿敷。实验证明,抗组胺药不能防止组胺释放,仅与组胺竞争效应细胞受体部位,作用较短暂。而若干中草药有效成分抗变态反应作用的环节不同。同一种中草药有时能抑制数种过敏介质释放,即同时具有多种效应。抗变态反应的中药如黄芩、黄柏、黄连、苦参都具有消炎脱敏作用。变态反应性疾病的发生由机体受抗原刺激后发生过强免疫反应,造成组织损伤。实验证明,龙胆泻肝汤能抑制超敏反应,消除免疫复合物,具有抑制体液免疫的功效,同时又促进白细胞或巨噬细胞的吞噬功能,增强非特异性免疫,起到双重调节作用而治本。

(2)湿疹慢性期:病久不愈,生风化燥痒甚者,可先用苦参汤熏洗,再涂以糖皮质激素软膏,脱敏止痒。同时内服补肾养血祛风之剂,如地黄饮子(熟地黄、山茱萸、石斛、麦冬、五味子、石菖蒲、远志、茯苓、肉苁蓉、肉桂、附子、巴戟天)。实验研究表明,补肾法能通过调整人体的神经、内分泌及代谢等功能发挥治疗作用。补肾药能改善机体免疫状态,提高了非特异性免疫功能,达到中医所说的“阴平阳秘”而疾病乃去。

（七）外阴白斑

1. 如何认识外阴白斑

外阴白色病变又叫外阴白色病损、外阴白斑或外阴营养不良。所谓外阴白斑实际上是指外阴局部神经与血管营养障碍引起的组织变性与色素改变的疾病。临床上常常把外阴局部的皮肤与黏膜变白变粗或萎缩性疾病，统称为“外阴白斑”。

临床病理检查有非典型细胞增生者属中医学“阴痒”“外阴阴痛”“阴痛”范畴，多因肝经湿热下注浸渍外阴，或血虚肝旺、肝肾阴虚、肾阳虚衰等精血不能润养外阴所致。表现为外阴瘙痒，有时可有灼热、疼痛感。外阴白斑也叫外阴白色病变，是一种慢性女阴营养不良性疾病。它包括原发性外阴萎缩、萎缩性硬化苔藓、外阴白斑、白斑性阴道炎、外阴干枯。临床医生通常把皮肤和黏膜变白、变粗或萎缩的外阴病统称为外阴白斑。中医叫阴癣、阴疮、阴蚀、阴痛，此病是一种癌前病变。外阴部位的良性角化性病变称白色角化病。长期不愈的白色角化病可进一步发展为外阴白斑。病因不清，可能与全身性因素有关，如与糖尿病、内分泌紊乱有关。外阴的局部环境，如潮湿、热等物理刺激，可诱发外阴白斑。组织病理显示黏膜上皮或表皮的增生性病变，在正常情况下，外阴黏膜无颗粒层及角质层，如发生白色角化病或外阴白斑则出现颗粒层面化，如生于大阴唇皮肤黏膜移行部位则有明显角化过度，颗粒层增厚，棘层肥厚，约80%损害为良性的白色角化病，其棘细胞层未见棘细胞异形性，一般无角化不良细胞，表皮下方为慢性炎性细胞浸润。而外阴白斑则可见早期间变，即部分棘细胞出现异形性，核大小不一致，细胞大小亦不一致，棘细胞排列紊乱，棘细胞浅层有角化不良细胞，称恶性角化不良细胞，真皮内有不同程度的炎性细胞浸润，真皮浅层胶原纤维无纯一化变性。

2. 外阴部皮肤变白都是外阴白斑吗

有的妇女无意中，或因外阴发痒，而发现自己的外阴部皮肤变白。也有的人外阴部皮肤变白自己并不知道亦无感觉，而是去医院做人工流产或分娩时被医生发现。其中有的人，不但其外阴皮肤变白，同时还有瘙痒，有些人只是皮肤变白，但不感到痒。

外阴部的皮肤为什么会变白呢？发生原因至今还不清楚。但目前比较清楚的是，当皮肤发生某些疾病后，表皮过度的角化，皮肤的基底层色素减少，就可以使皮肤的颜色变白，属于这种变化的皮肤疾病有数种之多，如慢性皮炎、硬萎、扁平苔藓、神经性皮炎等。因为这些疾病都可以使外阴部皮肤变白，所以统称为外阴白色病变，也就是过去人们所说的外阴白斑。其实外阴白斑只是外阴白色病变中的一种疾病，并不是外阴皮肤一发白，就都是外阴白斑。

还有一种使皮肤变白的疾病叫白癜风，其主要表现就是皮肤变白。白癜风可以发生在身体的任何部位，如果正好发生在外阴部，就叫外阴白癜风。这种病变如果没有症状，一般不需要治疗，也没有有效的治疗方法。如果病变发生炎症，皮肤可能变成淡粉色，并感到瘙痒，这时也只能对症治疗。

当妇女外阴部皮肤颜色变白，不论瘙痒与否，都应当到医院检查，往往需要把变白之处切下一小块，进行病理检查，以确定诊断。除了白癜风外，其他各种疾病都要认真治疗，如果不治，病变是不会自愈的，只能一天比一天严重，最后还可能发生癌变。虽然癌变率较低，但不是完全没有癌变可能的。

3. 外阴白斑病变分类有哪些

外阴营养不良会造成局部病变，根据其组织病理变化的差异，分为鳞状上皮增生、硬化苔藓型营养不良、混合型营养不良。

(1)鳞状上皮增生：是以外阴瘙痒为主要症状但病因不明的外阴疾病。虽无导致此病发生的直接原因，但外阴局部皮肤长期处于潮湿状态和阴道排出物的刺激等解剖生理因素可能与其发病有关。此病多见于绝经后女性，但亦可发生在生育年龄。

外阴瘙痒是此病的主要症状，患者多难忍受。由于搔抓局部时刺激较大的神经纤维，可抑制瘙痒神经纤维反射，患者瘙痒可暂时得到缓解，但搔抓又可导致皮肤进一步的损伤，从而触发新的瘙痒反应以致瘙痒更剧，形成恶性循环。

外阴的病损范围不一，主要累及大阴唇、阴唇间沟、阴蒂包皮、阴唇后联合等处，常呈对称性。早期病变较轻时，皮肤颜色呈暗红色或粉红色，角化过度部位则呈白色。由于长期的搔抓和摩擦，皮肤增厚似皮革，色素增加，皮肤纹理明显突出，皮嵴隆起，呈多数小多角性扁平丘疹，并群集成片，出现苔藓样变，故临床上亦称此病为慢性单纯性苔藓。由于局部潮湿、搔抓和摩擦的程度不同，以及对局部用药的反应不一，患者不同部位的病损形态有差别，严重者可因搔抓引起表皮破损、皲裂、溃疡。

(2)硬化性苔藓：是一种以外阴及肛周皮肤萎缩变薄为主的皮肤病。虽然病因不明，但有家族遗传史。还有学者发现，患有此病者通常还合并斑秃、白癜风、甲状腺功能亢进或减退等自身免疫性疾病，说明此病与自身免疫力有关。

(3)混合型营养不良：外阴白斑病增生型和萎缩型患者的病情发展到中期至后期，一般会出现两种类型混合症状。病理表现为混合型营养不良。

4. 外阴白斑病因病机是什么

(1)阴部感染及炎症刺激：这是外阴白斑的主要原因，由此发病的患者占50%左右。造成外阴感染及炎症刺激的因素很多，如平时卫生习惯不好、穿化纤内裤、卫生用品不洁净、浴池洗澡、浴场游泳等导致阴道炎症，如不能及时得以治疗，炎性分泌浸润到会阴部，长期感染刺激，会使皮肤及黏膜受损，发生红肿、溃疡及变性，这就会逐渐发展成为外阴白斑。

(2)内分泌失调：由于内分泌腺体及组织自身发生病理变态，或者因遗传、酶的缺陷及免疫功能等原因引起内分泌紊乱而导致内分泌疾病。通过氚标记胸腺嘧啶的测定，认为真皮中存在一种能抑制表皮细胞分裂生长仅作用于表皮局部具有组织特异性的蛋白质激素，称为抑素，它使局部结缔组织增生和该处表皮代谢的刺激之间失调导致外阴白斑。

(3)遗传因素：外阴白斑患者有10%～30%是由于遗传引起。遗传引起的外阴白斑病以萎缩型为主，患者以幼女为主。临床中对15岁以下患者应首先注意遗传因素，询查其父母家族中有无外阴白斑患者。

(4)其他疾病：如患糖尿病、白癜风、外阴湿疹、外阴瘙痒等，如乱用药物、治疗不当，也可能导致或加重白斑病的形成与发展。

造成外阴白斑的原因有多种，但是最主要的原因还是阴部感染和炎症刺激引起。所以，女性朋友在平时生活中一定要多注意，以减少感染和阴道炎症的发生。这就需要从卫生、饮食等方面做起。

5. 外阴白斑临床表现有哪些

此病可发生于任何年龄，在妇女的幼年期、青春期、更年期和老年期都有报道，但50岁前后的更年期者居多，病程长短不一，长者可达数十年。好发部位在阴蒂、小阴唇和大阴唇内侧沟间，有时发生于前庭、阴道及尿道口、后联合等处，常呈对称性。

外阴白斑患者外阴瘙痒是首先感到的突出症状，尤以夜间为重，瘙痒的程度与时间、月经、气候、食物、环境、情绪有关，瘙痒通常为间歇性发作，病人常因奇痒而搔抓不止。由于搔抓，外阴部有多处抓痕、红肿，由于长期瘙痒的结果，使局部发生溃荡、皲裂、溃烂和继发性感染，所以患者常有局部灼热疼痛感，特别是阴蒂、小阴唇等处很敏感。早期患部角化过度，浸润肌肤。外阴皮肤黏膜出现局限性或弥漫性白色增厚像皮革样、隆起有皱襞或有鳞屑、湿疹样变。外阴肤色多紫红色或淡红色，也可呈灰白色、灰蓝色，其中夹杂有界限清楚的白色角化斑块，形状及大小不一。混合型营养不良，具有萎缩型与增生型混合症状，其表现有女阴明显萎缩，阴蒂包皮肥厚，角化明显，大阴唇纹粗，色素减退，有局限性增厚溃疡。患部皮肤粗糙、呈苔藓样增厚，有抓痕，有时发生皲裂。局部色素减退，大阴唇、小阴唇普遍变白。外阴可见轻度萎缩，严重时阴蒂、大小阴唇萎缩、粘连，小阴唇部分或全部消失，后联合缩紧，阴道口狭小、弹性消失，甚至影响排尿和性生活。

6. 外阴白斑治疗方法有哪些

外阴白斑指出现在妇女阴部皮肤的局限性或弥漫性白色斑块，可向两下肢内侧、会阴及肛门蔓延，但很少侵犯尿道口及前庭。本病的临床特点为：外阴奇痒，有时可有灼热、疼痛感。患部皮肤粗糙、呈苔藓样增厚，有抓痕，有时发生皲裂、溃疡等，直接影响排尿和性生活，其痛苦程度难以言表。本病传统的治疗方法有以下几种。

(1)药物治疗：外阴以 pH 值 4 弱酸配方女性护理液清洗后，用糖皮质激素类药物局部涂抹、局部注射厌氧杆菌及中医药治疗等。

(2)物理治疗:微波,二氧化碳激光及氦氖激光,波姆光,高频电刀,局部电灼及液氮局部冷冻等治疗。

(3)手术治疗:单纯外阴切除术、合并植皮的外阴切除术。

7. 中医学是如何认识外阴白斑的

中医学根据本病不同的病变特点、临床症状,按“阴痒”“阴疮”治疗。阴痒夹风,阴疮夹湿蕴热。该病多发生于生育期及老年期妇女,少女罕见,可使用中医调理平衡营养渗透疗法,根据患者不同的病情、不同的类型、不同的体质,辨证施治对症治疗。

中医学认为,外阴瘙痒是肝经风热或脾虚蕴热所导致及引起。如肾虚不能溶于阴器,风邪溶于腠理可引起阴痒阴疮,中医学还认为,精血不足,肾脾虚,肝旺是外阴营养性障碍发生病变的主要原因,所以中医调理平衡营养渗透疗法原则是标本兼治,一是止痒、消炎、润肤,以消除症状;二是消除诱因;三是把营养从根本上供到外阴上。

诊断时应排除糖尿病、真菌等引起的外阴瘙痒。有溃疡、增生明显时、可考虑做病理检查,以防癌变的发生。

在整体上,观察分析体胖、体瘦、体弱、体强及有无畏寒、烘热、寒热往来、形寒肢冷的现象;审查舌质、辨别舌苔、切好脉象;详问经、带、胎、产,同胞姐妹有无此病。

在局部上,细察病变处有无皲裂、萎缩、溃疡、硬结、粘连、肿胀、渗出、脱屑、弹性降低,皮损处边缘是否整齐,边界是否清晰。观察这些皮疹形态,以辨其寒湿、热结、阳虚、痰瘀、气血虚亏和病情发展的轻重缓急。

《内经》云“肾开窍于二阴”“肝脉络于阴器”,外阴白色病变与肝肾二经关系最为密切。“肾藏精”“肝藏血”。肾精亏损、肝血不足,外阴失于荣养,复受风邪侵袭或湿浊下注是导致外阴白色病变的主要病因病机。

外阴白色病变虽然发生于外阴,但实属肝郁、脾虚、肾亏、冲任不和;寒湿、热结、阳虚、痰瘀诱发本病。

外阴皮肤斑块状灰白色增厚,瘙痒较甚,常因搔抓而致渗血,带下量多色黄,口干咽燥,烘热烦躁,尿黄便坚,苔黄腻舌边红,脉弦数。

根据本病的主要临床特点,认为本病属于中医学“阴痒”“阴蚀”“阴疮”等范畴。其发病机制多因肝肾阴血不足,阴部血虚生风化燥而至奇痒难忍,或因脾气亏虚,气虚血少,不能滋养阴部,脾虚又可生湿,流注于阴部,形成气血不足而湿浊停滞的虚实夹杂局面,或因湿热内盛,热蕴阴部肌肤而致阴痒、皮肤粗糙;疾病入络,气血运行不畅而成瘀滞,与湿浊相互交结,而见苔藓、奇痒、湿疹样改变等症,且经久不愈。临床治疗应针对病因病机,或滋养肝肾,养血息风止痒,或清热解毒利湿,或活血化瘀驱风,或健脾祛湿杀虫,内外合治,攻补兼施,乃是临床取得疗效之关键。治疗外阴白斑一定要内服外用联合治疗效果最佳。

8. 外阴白斑的瘙痒和伴随的阴吹如何防治

外阴白斑必须坚持长期治疗,病区皮肤有的增厚似皮革状;有的变薄,干燥容易皲裂,甚至出现溃疡、硬结。外阴皮肤颜色变白,无论瘙痒与否都应到医院去检查,尤其皮肤有增厚、粗糙、隆起、溃疡、皲裂、硬结者更应警惕,必要时可进行手术治疗。

外阴白斑的发展缓慢,过去认为存在癌变概率,大多采用外科手术切除,而现在不主张手术治疗。晚期阴道口可挛缩狭窄,外阴萎缩,阴蒂也会萎缩,周围组织均失去弹性。由于外阴白色病变是较顽固的,故要坚持长期治疗,定期随诊。随诊时间以 3～6 个月为一次较好,在坚持治疗后一般能取得较为满意的效果。

外阴白斑一般伴有奇痒,可持续数月乃至 20 年之久,这种瘙痒不分季节与昼夜,使人难以忍受。如伴有滴虫性阴道炎或真菌性阴道炎,瘙痒更为剧烈。由于病因不明,尚无特异治疗方法。可试用激光疗法;或涂用 2%丙酸睾酮鱼肝油软膏。平时要注意保持清洁干燥,忌用肥皂或刺激性药物清洗外阴,不要食用辛辣或刺激性食物。衣着宜宽大,勤换洗,同时要注意穿用质地柔软的棉制品。第二症状是阴吹,即阴道口可以产生或吸入气体,然后再像放屁那样有声有响地排出来。从中医讲属于气虚,西医认为与会阴底部的耻骨尾骨肌无力有关。由于外阴萎缩,阴道口闭合不严,故气体易于涌入。进行耻骨尾骨肌锻炼有助于克服这一问题。这一症状发生在产后,阴道扩张后尚未康复,阴道周围的耻骨尾骨肌变薄变弱后不能使阴道紧密闭合,使气体容易涌入或存留在阴道内,当用力收腹才将气体排出。患者如能每天坚持锻炼耻骨尾骨肌,几个月后必然见效。

9. 外阴白斑有哪些危害性

外阴白斑又称外阴营养不良，多为内分泌失调、紊乱，免疫力低下或异常，临床表现为外阴皮肤黏膜色素减退、色白、角化、粗糙、增厚、脱屑、硬化、裂口、溃疡、大小阴唇萎缩，瘙痒或奇痒难忍，影响工作的情绪，影响与人正常的交往，严重影响夫妻生活，10%的患者可能发生癌变，实属顽症，难以有效根除。外阴白斑主要的危害有以下几方面。

(1)影响生活质量：外阴白斑危害性较大，患者患上此病后往往会感到外阴部奇痒难忍，似有钻心之感，痒为阵发性发作，夜间尤甚，伴烧灼干燥不适，严重影响睡眠。

(2)可影响排尿：外阴皮肤黏膜变白或与淡红相间，表面粗糙不平，并有裂口、溃疡、糜烂或发硬失去弹性，可造成排尿困难。

(3)可影响性生活和分娩：局部皮肤黏膜变薄，也有肿胀水肿的，大小阴唇萎缩甚至消失，使阴道口变狭窄，可造成性生活困难，也可造成分娩困难而行剖宫手术。

(4)可癌变：除局部症状外，还伴有心慌气短、心烦无力、胸闷、饮食减少、失眠多梦、腰酸背痛、性要求淡漠等全身症状。病情严重者，可进一步发展为外阴癌。

10. 外阴白斑日常如何护理

(1)日常生活中应注意生活压力及情绪的调节，保持情绪乐观，心情开朗。这一点，患者家属应积极配合，使其树立战胜疾病的信心。

(2)积极治疗慢性病,如糖尿病、内分泌疾病及免疫系统疾病。积极治疗阴道炎、外阴炎及各种引起带下增多的疾病。

(3)有些女性过于清洁,每天有清洗外阴一次或几次的习惯。在此我们建议,由于女性外阴有自洁作用,一般一周清洗2～3次即可,清洗时不要用任何洗涤剂(因其一般均为碱性),只用温水清洗即可,切忌水温不可过烫。

(4)应保持患处干爽、通气、清凉;日常生活中应穿宽松、透气性好的内衣裤,以纯棉制品为主,避免穿腈纶等化纤制品的内裤。

(5)保持外阴清洁,减少刺激与摩擦,忌搔抓。

(6)忌食辛辣刺激性食物,应多食含铁、铜、锰等微量元素较多的食物,如核桃、芝麻、香菇、豆腐、青菜、木耳、胡萝卜、瘦肉、猪血,以及牡蛎、海螺、海参等海产品。

禁食食品:酒,生葱,生蒜,辣椒,淡水鱼(鲫鱼、鲢鱼、草鱼、鲤鱼),虾蟹,鸡肉,鸭肉,鹅肉。外阴潮湿重者,忌食糖、甜食、苹果,并禁寒凉油腻。

(7)劳逸结合,适当增加体质锻炼,提高机体免疫力。

11. 外阴白斑如何预防

患外阴白斑的原因与体内环境的改变,包括内分泌紊乱,肝脾肾之间的功能不协调有关,与外阴局部炎症的反复浸润有关,所以不要过于劳累,保证睡眠,调整情绪,增强免疫力。可以采用中医调理,平衡营养。外阴及阴道的炎症要及时治疗,杜绝产生病变的外在因素。如不幸患上外阴白斑，要及时到正规专科医院治疗，防止疾病发展到严重的程度，转变成癌症而危及生命。

中医学认为，外阴白斑多因肝、脾、肾功能不足和不协调，气血失和，经络阻滞，内分泌失调，肌肤失养所致。中草药相对于西药来讲，有着作用广泛、不良反应小、适合长期服用等特点。中医药治疗外阴白斑已有上千年的历史，有着丰富的经验，是一种值得信赖的绿色中医调理平衡营养渗透疗法，只要坚持治疗，正确辨证施治，大多数患者都可收到临床治愈的效果。

12. 外阴白斑是否传染

事实上，从国内外大量文献报道来看，现在尚未发现外阴白斑具有传染性。因此，如朋友、同学、夫妻间有患此病者，大家不必惊慌失措，更不要歧视和疏远他们，给他们造成心理上的负担，那样做也易误导该病的防治。

13. 外阴白斑复发原因有哪些

很多外用药物无法恢复外阴的血液循环与营养供给，只能抑制瘙痒、溃烂、角化等表面症状，并不能从根本上治疗外阴白斑。而口服药物通过肠胃吸收后，有效成分很难到达外阴，药效大打折扣，很难起到治疗的作用，因此无法彻底治好外阴白斑。

14. 外阴白斑患者饮食禁忌有哪些

(1)宜吃的食物

①宜多吃具有抗外阴肿瘤和白斑作用的食物,如芝麻、杏仁、小麦、大麦、土瓜、乌骨鸡、乌贼、乌梢蛇、猪胰、菊花、乌梅、桃子、荔枝、马齿苋、鸡血、鳗鱼、鲍鱼、蟹、鲎、沙丁鱼、文蛤、玳瑁等。

②疼痛宜吃鲎、赤龙虾、淡菜、海参、虎鱼、甜菜、绿豆、萝卜、鸡血。

③瘙痒宜吃苋菜、白菜、芥菜、芋艿、海带、紫菜、鸡血、蛇肉、穿山甲。

④增强体质、预防转移宜吃银耳、黑木耳、香菇、猴头菇、鸡肫、海参、薏苡仁、核桃、蟹、石龙子、针鱼。

(2)忌吃的食物

①忌烟、酒及辛辣刺激性食物。

②忌肥腻、油煎、霉变、腌制食物。

③忌公鸡、鹅等发物。

④瘙痒严重时忌海鲜及刺激、致敏食物。

⑤溃疡、出血忌温热性食物,如羊肉、韭菜、姜、胡椒、桂皮等。

15. 外阴白斑并发症有哪些

(1)子宫肌瘤合并外阴白斑:确切病因不明,临床中应注意检查确诊,做到使子宫肌瘤早发现,早治疗。

(2)月经不调合并外阴白斑:这种外阴白斑的并发症,两者都与内分泌失调有关，临床中一经确诊，应加用内服药。

(3)糖尿病合并外阴白斑：由于糖尿病病人尿糖长期刺激外阴，引起外阴白色病变，临床中要嘱患者两病同治，去除外阴白斑病因，同时向患者推荐糖尿病饮食食谱。

(4)白癜风合并外阴白斑：确切原因不明，此类患者约占5%。临床中注意鉴别两者之间白斑症状不同，加用治疗白癜风药。

16. 外阴白斑与白癜风、白化病有何区别

(1)白癜风：若外阴皮肤出现界限分明的发白区，但表面光滑润泽，质地完全正常，且无任何自觉症状者为白癜风。

白癜风虽然也易在外阴处发病，但其特点也比较明显，白斑多呈乳白色、斑块形状及大小不一，但边界十分清楚，多发生于大阴唇或者小阴唇上，如果发生于大阴唇上部，该处的阴毛也变为白色。

(2)外阴白化病：为全身性遗传性疾病，但也可能仅在外阴局部发病。外阴局部白化病无自觉症状，活检除表皮色素消失，无特殊变化。

(3)白塞病：主要表现为阴部溃疡，常合并有眼部和口腔损害。也叫眼、口、生殖器综合征。中医称为狐惑病。

(4)外阴白斑：多发于女性患者，是一种细胞发生病损引起的疾病，由于细胞的病变，无法从体内吸收营养，造成患者的身体抵抗力和恢复力下降，还容易诱发其他妇科疾病，严重的会出现不同程度的外阴皮肤变白，伴发有外阴的萎缩或增生。

虽然外阴白斑与白化病、白癜风、白塞病不同，但它们也是有可能同时并发的，病理活组织检测是唯一确诊手段。

17. 什么是白塞综合征

白塞综合征又叫眼、口、生殖器综合征。这种病是一种比较广泛的全身性疾病，但其最主要的症状表现在眼、口和外生殖器这 3 个部分。患者多为 20～30 岁的青壮年，男女多可发生，发病的原因直到现在还不清楚。下面分别将发生在眼、口和生殖器的主要表现作一阐述。

(1)发生在口腔的病变。常常在口唇、舌、颊部黏膜，软腭、硬腭及咽后壁等处的黏膜表面可见大小不等的溃疡，其大小由针尖到黄豆粒大，再大的较为少见；数目由 1 个到数个不等；边界清楚，边缘锐利，其底部往往覆盖污灰色的脓苔，周围有红晕；因溃疡疼痛而影响进食；溃疡反复发生，长期不愈，有时其发作时间与月经周期有一定关系。

(2)发生在生殖器的溃疡与口腔溃疡很相似，多发生在大、小阴唇，子宫壁或阴道壁，有时会阴及肛门附近亦有发生，溃疡常为多个，大小不等，外形也不完全相同；局部出现红肿，有明显的炎性反应。本病生殖器溃疡的发生率可高达 81.8%。

(3)眼部的损害也很常见，有时出现得早而且很重。眼部病变主要有虹膜睫状体炎，前房积脓，角膜溃疡，结合膜炎等。初起为单眼发病，以后双眼均受累。病变反复发作，顽固难治，有的人可发生视神经萎缩以致失明，但很少见。

在出现上述各症状的同时，有的患者的面部、颈部、四肢或躯干、出现很像结节性红斑样的皮疹或脓包病，伴有全身发热。发生本病不一定口、眼、生殖器3种病变同时发生，如果具备其中的2种并且经常反复发作，就应当疑为本病。当妇女外阴部出现溃疡时就应当到医院请妇科医生检查，如果口腔溃疡时好时发，或眼病顽固难治时，也应当到医院请口腔科及眼科医生诊治，他们将会做出明确的诊断。

五、阴道疾病

(一)阴道瘙痒

1. 妇女生殖道有哪几道天然防线

女性生殖道有两道天然防线,一道是“解剖防线”,由外至内有三道关卡,女士洁阴的范围往往涉及第一、第二道关卡。

第一道关卡:在外阴部,两侧大阴唇自然合拢,遮掩阴道口,使细菌难以进入。

第二道关卡:在阴道,由于骨盆底肌肉的作用,使阴道前后壁紧贴,阴道口闭合,可防止外界的污染。若为经产妇,产后阴道松弛,防御功能有所削弱。

第三道是“生理防线”:一方面,在雌激素的影响下,阴道上皮细胞不断新陈代谢、增生变厚,增加了对病原体的抵御力。另一方面,在阴道杆菌的作用下,阴道上皮细胞中富含的糖原可分解为乳酸,以维持阴道正常的酸性环境,使适应于弱碱环境中繁殖的病原体受到抑制,这在医学上称为阴道的自净作用。要注意在每天清洗外阴时,选用弱酸配方的女性护理液更适合。所以说,健康妇女的阴道内虽有一些细菌存在，但通常不引起炎症。

2. 为什么性交后会阴道瘙痒

（1）避孕套、外用避孕药物过敏：避孕套与外用避孕药物，都是化学的制品，有些朋友会对避孕套或外用避孕药物发生过敏的反应。一般女性表现为外阴部发痒，阴道口和阴道壁充血，阴道分泌物明显增加。男性表现为阴茎头发痒，严重情况出现阴茎头充血、水肿与糜烂。

（2）精液过敏：是女性朋友性生活之后，出现阴部发痒的重要原因之一。产生精液过敏的原因是，男子精液中，除含有精子外，还含有多种抗原物质。若女性是过敏体质，性生活之后，就会发生一系列过敏反应。症状较轻的，会出现外阴部的瘙痒，阴唇与阴道口充血，阴唇上出现风疹样皮肤。严重情况可出现全身性的反应，如呼吸困难、胸闷、面部潮红，出现大面积风疹样皮肤等。

（3）阴道炎症：女性朋友若是患有滴虫性或真菌性阴道炎，在过性生活的时候，因为刺激加强，会导致女性外阴发痒。

（4）白带过敏：女性朋友在性兴奋时，白带会增多，白带有许多的抗原性物质，若是男性是过敏性的体质，会导致过敏反应，其症状和避孕套、外用避孕药物过敏反应类似。

3. 阴道瘙痒的常见错误做法有哪些

错误做法一：有些人误以为外阴用清水洗最保险，甚至阴道瘙痒后用热水烫洗，还认为烫洗之后很舒服。其实，外阴就如口鼻一样受细菌侵入，口水也有自洁功能，口腔不会比阴道更脏，但我们为什么要早晚刷牙。同样道理，私处也要进行日常护理，每天清洗外阴时，选用弱酸配方的女性护理液更适合。违反者自以为是，反而会使外阴的菌群失调、局部发炎，使瘙痒更重，甚至引起肛周炎、膀胱炎、逆行性肾盂肾炎等。

错误做法二：对于外阴痒，有的医生不但不劝患者停止烫洗，反而建议其烫洗后外涂含有“松”类激素的药物，结果是临时有效，停后更痒，越治越顽固，甚至多年不愈。

专家支招：要想治愈顽固的外阴痒，首先要停止各种烫洗措施，其次要停用一切含“松”的药物。停药之初可能更痒，这时可用叠厚的冷毛巾湿敷外阴，每3分钟清洗毛巾一次，不使其变热。持续冷敷，直到不痒，再痒再敷。不涂任何药物，终可痊愈。

温馨提醒：平日大小便或性交之后，用女性护理液冲洗外阴即可，但勿将水冲入肛门或阴道内，以免影响机体组织的自洁作用。

4. 阴道瘙痒如何热水坐浴

(1)将盆子用肥皂与刷子刷洗干净。

(2)盆内放入清洁的温热水约八分满，勿加肥皂或沙威龙等；用手腕内侧放入水中测温度，以便确定温度不会过烫，以免烫伤外阴。

(3)先将外阴部清洗干净后，坐于温水盆中泡10～15分钟，每日泡1～2次，除非有医嘱，水里不必加药。

(4)建议穿着棉质内裤,以利于吸汗。

(5)有分泌物时,最好不要用护垫和卫生棉,这样会使阴道更不透气而引发感染。如果害怕弄脏内裤,建议穿着免洗内裤。

5. 阴道瘙痒是妇科病吗

随年龄增长,女性患妇科病的概率越来越高,如痛经、白带异常、阴道炎、阴道瘙痒等。专家指出,其中阴道瘙痒并不一定都是妇科病,有的阴道瘙痒是由阴道干涩引起的。还有的人性生活后阴道瘙痒症状会加重,认为是真菌引起的,从而产生很大的心理压力。

夏季天气高温闷热,是真菌性阴道炎的活跃期。因此,女性朋友要特别注意个人卫生及阴部卫生。然而,有些人仍会出现阴道瘙痒症状,并在性生活后症状加重,担心是否得了真菌性阴道炎。其实,专家指出,当出现阴道瘙痒后,不要盲目判断是妇科病,以免盲目用药,错误治疗,使病情恶化。

年轻女性的阴道瘙痒很少是由阴道干涩引起的,而绝经期或绝经后妇女则可能出现这一问题,特别是在性生活后症状会加重。建议这样的女性在性生活中使用润滑剂。

(二)非特异性阴道炎

1. 什么是非特异性阴道炎

非特异性阴道炎是由一般病原菌,如变形杆菌、链球菌、葡萄球菌、大肠埃希菌等引起的阴道炎，该病还与嗜血杆菌、支原体、各种厌氧菌的感染有关，又称为阴道嗜血杆菌性阴道炎、阴道棒状杆菌性阴道炎、加特纳杆菌性阴道炎，以及细菌性阴道炎。约50%的患者没有症状。

2. 非特异性阴道炎的病因有哪些

这是一种由于阴道内微生态平衡失调引起的阴道分泌物增多、白带有鱼腥臭味及外阴瘙痒灼热的综合征，阴道缺乏炎症，临床及病理特征均无炎症改变，故又称为阴道病。

3. 非特异性阴道炎的临床表现有哪些

炎症多发生于小阴唇内、外侧或大阴唇，甚至整个外阴部。急性期主要表现为外阴充血、水肿、糜烂，患者有灼热感、疼痛、瘙痒、行走困难等，严重者可以发生湿疹、溃疡或脓疱，甚至蜂窝织炎，有时可伴有腹股沟淋巴结肿大、压痛。慢性患者，由于长期刺激，可出现局部皮肤增厚、粗糙、皲裂，有时呈苔藓化或色素减退。

4. 非特异性阴道炎需要做哪些检查

实验室检查对本病的诊断是十分必要的，单有白带增多而没有实验室检查是不能诊断本病的。实验室检查包括涂片、胺试验培养法、生化法、荧光抗体法等。涂片法和胺试验是简单且易于操作的实验室方法，对诊断很有帮助。有条件的可以做培养法或荧光抗体法试验。

(1)涂片镜检:取分泌物做涂片可找到线索细胞。线索细胞是表面附着有大量的加特纳细菌的上皮细胞,特点是上皮细胞表面毛糙或有细小的颗粒,好像撒上了一层面粉,细菌为革兰染色阴性的球状杆菌。

(2)胺试验:取一滴10%氢氧化钾溶液加入阴道分泌物中,可闻到有“鱼腥”样味释出,这是因为分泌物中胺量较高,遇碱后可放出氨味来。

(3)培养法:应先分离后再做培养,可见到直径为0.5毫米、圆形、不透明、表面光滑的菌落。

(4)生化法:取阴道分泌液作生化测定,正常妇女乳酸盐量高,琥珀酸盐量低,而本病妇女测定值正相反。

(5)荧光抗体法:涂片后用荧光抗体染色镜检。

5. 如何诊断非特异性阴道炎

(1)阴道分泌物呈灰白色,很黏稠,甚至像面糊状均匀一致,但不是脓性分泌物,量多少不定。

(2)分泌物中胺含量特别高,故呈鱼腥味,性交时或活动后往往因促进胺释放而使气味加重,分泌物中加入10%氢氧化钾后也可释出胺味。

(3)阴道分泌物中的pH值增高,pH值范围为5.0～5.5,而正常人为3.7～4.5。

(4)阴道分泌物的湿涂片中可检出线索细胞。

上述4项标准中,具备3项以上者即可确诊,但强调第四项为必需诊断标准。

6. 非特异性阴道炎应如何治疗

非特异性阴道炎是一种常见的妇科疾病，它本身并不会引起很严重的后果，治疗也相对简单。但由于很多妇科疾病如阴道炎，甚至恶性肿瘤如宫颈癌等也有类似的症状，故女性朋友出现白带增多、阴道异味时，也不要掉以轻心。

(1)一般治疗：积极治疗可以消除易感因素。保持外阴清洁干燥，避免搔抓。不食用辛辣刺激性食品，效果很好。勤换内裤，并用温水进行洗涤，切不可与其他衣物混合洗，避免交叉感染。

(2)改变阴道酸碱度：阴道的弱酸性环境能保持阴道的自洁功能，正常人为 3.7～4.5，因此用 pH 值 4 弱酸配方的女性护理液除了适合日常的清洁保养外，治病期间使用娇妍弱酸配方的女性护理液对治疗阴道病的菌群紊乱有作用。外出如厕时要用女性卫生湿巾拭干外阴，保持外阴干燥，以抑制有害细菌的生长。

(3)西医治疗

①内服药疗法。目前较一致认为甲硝唑(灭滴灵)有可靠疗效。每日 2～3 次。如剂量大或为避免胃肠道反应，尚可选用氯洁霉素及氨苄西林。但不主张长期大量应用广谱抗生素，以避免造成正常阴道菌群失调。也有主张对无症状者不必治疗的。

②局部疗法。尚可使用一些药物治疗，如娇妍凝胶消毒剂，每晚上药 1 次。

③并发症治疗。有其他病原体检出者，须针对其他病原

体用药，但也要避免滥用抗生素。有生殖道或其他系统合并选药时，须注意全身情况用药，可同时应用支持及提高免疫力疗法，并注意药物的不良反应。

7. 治疗非特异性阴道炎有哪些中药外洗方

(1)蛇床子、苦参根、艾叶、明矾。用法与用量：以上药按3∶3∶3∶2的比例研成细末，用纱布袋包装，每包30克，开水冲泡后趁热先熏阴部，水温后洗阴部，坐浴15分钟。功效：清热解毒，燥湿止痒。

(2)蛇床子15克，苦参15克，百部15克，土大黄15克，苍术15克，川椒10克，艾叶10克，冰片(后溶)1克，大青盐一撮。功效：清热解毒，燥湿止痒。加减：搔破流水者，加枯矾10克，黄柏15克，煎水熏洗。

(3)止痒膏。丹参、鸡藤、赤芍、补骨脂、何首乌、淫羊藿各30克，冰片1克。以香油及鱼肝油加脂，调和冷却后制成，涂于患处表面，每日2次，每1周为1个疗程。适用于肝肾不足所致外阴瘙痒，皮肤黏膜干燥破溃者。

(三)老年性阴道炎

1. 如何定义老年性阴道炎

老年性阴道炎常见于绝经后的老年妇女，因卵巢功能衰退，雌激素水平降低，阴道壁萎缩，黏膜变薄，上皮细胞内糖原含量减少，阴道内 pH 值上升，局部抵抗力降低，致病菌易入侵繁殖而引起炎症。主要症状为阴道分泌物增多及外阴瘙痒、灼热感。检查见阴道呈老年性改变，上皮萎缩，皱襞消失，上皮变平滑、菲薄。阴道黏膜充血，有小出血点，有时见浅表溃疡。若溃疡面与对侧粘连，阴道检查时粘连可被分开而引起出血，粘连严重时可造成阴道狭窄甚至闭锁，炎症分泌物引流不畅可形成阴道积脓，甚至宫腔积脓，目前这种情况少见。

2. 老年性阴道炎的病因有哪些

女性绝经后体内性激素水平显著降低，引起阴道内 pH 值上升，阴道黏膜萎缩变薄，皱襞消失，而且阴道内的弹性组织减少，使阴道口豁开，壁膨出，这些都会使阴道黏膜对病原体的抵抗力减弱，容易造成细菌感染，引起阴道炎症。

另外，个人卫生习惯不良，营养缺乏，尤其是 B 族维生素缺乏，可能与发病有关。此外，手术切除双侧卵巢、卵巢早衰、盆腔放疗后、长期闭经及长期哺乳等，均可引起本病发生。

3. 如何明确诊断老年性阴道炎

根据临床表现，诊断一般不难，但应排除其他疾病才能确诊。应取阴道分泌物检查滴虫及念珠菌，排除特异性阴道炎。对有血性白带者，应与子宫恶性肿瘤相鉴别，妇科检查时注意子宫大小及形态、出血来源，须常规做宫颈刮片，必要时行分段诊刮术。对阴道壁肉芽组织及溃疡，须与阴道癌相鉴别,可行局部组织活检。

当形成慢性炎症后,可发生两种结果:一是阴道黏膜下结缔组织纤维化,阴道失去弹性,最后形成阴道狭窄和瘢痕;另一种情况为阴道壁粘连形成阴道闭锁,甚至在闭锁以上形成阴道积脓。此种情况虽属少见,但病情严重。

4. 老年性阴道炎的临床表现有哪些

(1)阴道分泌物增多、稀薄、呈淡黄色,严重者呈脓血性白带,有臭味。

(2)外阴瘙痒或灼热感。

(3)阴道黏膜萎缩,可伴有性交痛,有时有小便失禁。

(4)感染还可侵犯尿道而出现尿频、尿急、尿痛等泌尿系统的刺激症状。

(5)妇科检查可见阴道黏膜呈萎缩性改变,皱襞消失,上皮菲薄并变平滑,阴道黏膜充血,有小出血点,有时有表浅溃疡,溃疡面可与对侧粘连,检查时粘连可因分开而引起出血。粘连严重时造成阴道狭窄甚至闭锁,如炎性分泌物引流不畅可形成阴道积脓或宫腔积脓。

5. 老年性阴道炎应如何治疗

治疗原则为补充雌激素,增强阴道抵抗力,抑制细菌生长。

(1)增强阴道抵抗力:针对病因给予雌激素制剂,可局部用药,也可全身给药。妊马雌酮软膏局部涂抹,每日 2 次,或雌三醇乳膏,第一周内局部用药每日 1 次,然后根据缓解情况逐渐减低至维持量(如每周用2次)。

(2)抑制细菌生长:用1%乳酸或0.5%醋酸液冲洗阴道,每日1次,增加阴道酸度,抑制细菌生长繁殖。阴道冲洗后,局部应用抗生素治疗。

6. 老年性阴道炎如何预防

增加阴道酸度,提高阴道抵抗力。妇女绝经后约有30%的人会发生老年性阴道炎。因此,老年妇女在生活中要特别注意自我护理,讲究卫生,减少阴道感染的概率。

(1)用女性护理液清洗外阴:发生老年性阴道炎时不要因外阴瘙痒而用热水烫洗外阴,虽然这样做能暂时缓解外阴瘙痒,但会使外阴皮肤干燥粗糙,之后不久瘙痒会更明显。清洗外阴时宜使用弱酸配方的女性护理液。

(2)勤换内裤:患病期间每日换洗内裤,内裤要宽松舒适,选用纯棉布料制作。

(3)外阴出现不适时不要乱用药物:因为引起老年性阴道炎的细菌多为大肠埃希菌、葡萄球菌等,不像育龄期女性以真菌性阴道炎、滴虫性阴道炎最多见。因此,不要乱用治疗真菌或滴虫的药物,更不要把外阴阴道炎当作外阴湿疹而乱用激素药膏,这样会适得其反。

(4)平时注意卫生,减少患病概率:不要为了“消毒杀菌”就使用肥皂或各种药液清洗外阴。因为老年妇女的外阴皮肤一般干燥、萎缩,经常使用肥皂等刺激性强的清洁用品清洗外阴,会加重皮肤干燥,引起瘙痒,损伤外阴皮肤。清洗外阴时应用弱酸配方的女性护理液。选用的卫生纸应该带有

"消准"字样。勤换洗内裤。自己的清洗盆具、毛巾不要与他人混用。

(5)避免阴道擦伤:由于老年妇女阴道黏膜菲薄,阴道内弹性组织减少,因此过性生活时有可能损伤阴道黏膜及黏膜内血管,使细菌乘机侵入。解决方法:可以在性生活前将阴道口涂少量油脂,以润滑阴道,减小摩擦。

7. 老年性阴道炎的中医治疗有哪些

本病的治疗原则是以补虚扶正为主,佐以利湿除热。本病的治疗要根据症候表现特点,进行辨证施治。老年性阴道炎主要表现为阴部瘙痒、灼热、干涩,或黄水淋漓、溃疡、灼痛。其发病多与肝、脾、肾三脏功能失调关系密切,治疗上应以调理肝、脾、肾功能为主,结合伴见症状进行辨证和遣方用药。以带下量多、色黄、阴痒为主症者,应清肝泄热、除湿止痒;如以带下量少,赤白带下,阴部干涩、灼热瘙痒者,则应滋补肝肾之阴,养血祛风止痒。同时要采用内治与外治相结合、整体与局部相结合的方式进行施治。注意高年血虚生风,化燥作痒者,不用或慎用利湿之品;湿热蕴结作痒者,禁用刺激性大、腐蚀性强的外用药治疗。

(1)外洗药

①枸杞根 30 克,煎汤外洗,每日 1 次。

②复方桃仙合剂。鲜桃树叶 120 克(干桃树叶 70 克),仙鹤草 60 克,蛇床子 20 克,苦参 30 克,枯矾 60 克,黄柏 20 克。煎汤外洗,每日 2 次,每次 30 分钟。

(2)中成药

①知柏地黄丸。本方滋补肝肾清虚火，适用肝肾阴虚型阴痒带下病。每次1丸，每日2次，连服15日为1个疗程，温开水送服。

②愈带丸。本方益气补血，化湿热止带下，适用于带下黄白相兼者。每次3克，每日2次，连服15～30日。若带下纯属湿热所为者禁用。

(四)滴虫性阴道炎

1. 滴虫性阴道炎是怎么发生的

滴虫又叫毛滴虫，是一种原虫，它是厌氧性的，因此很容易寄生在阴道里，引起阴道炎，称为滴虫性阴道炎。滴虫存在于很多地方，对环境的适应能力很强，但在干燥或半干燥的环境中生活能力差，脱离人体后，仅能生存几个小时。

滴虫一般都是传染而来的，主要传染方式是：①由性交直接传播。多数患病妇女的性交对象患有生殖器滴虫病，通过性交随精液将滴虫传给妇女，因此现在已把滴虫传染列为性传播疾病。②再有一种传染方式是间接的，如滴虫原已存在于浴池、浴盆、浴巾、游泳池、马桶边等处，通过盆浴、游泳或坐马桶时，滴虫随即进入阴道内而受感染。③有的时候是接触已受污染的衣物或传染的器械而感染的。

2. 滴虫性阴道炎有哪些临床表现

滴虫一经感染就会生长繁殖而出现一些症状，只有少数妇女（占 3%～10%）的阴道内有滴虫而无炎症反应，不出现症状。患了滴虫性阴道炎的主要表现是：①白带增多，白带为灰黄或乳白色比较稀薄的脓性分泌物，并呈泡沫状，有腥臭或鼠臭味；有时白带内混有少量血液，因此呈粉色。②多数患者外阴瘙痒，阴道内及外阴部有灼热感，并有性交痛。③如果泌尿道也感染上滴虫时，则有尿频、尿痛，甚至尿血。但约有 1/2 的人在尿中虽已查到滴虫，却并无任何泌尿道的炎症。

由于滴虫能吞噬精子，并使阴道内异常分泌物增多，又能阻碍乳酸的生成，改变阴道内的酸碱度，因此可能妨碍精子的运动与存活，而造成不孕。

3. 滴虫性阴道炎应该做哪些检查

（1）分泌物检查：采用涂片显微镜检查或培养的方法，取阴道分泌物、前列腺液、尿液查阴道毛滴虫。阴道分泌物常呈黄色脓性。

（2）粪便检查：取粪便或胆汁查人毛滴虫。

（3）齿槽脓汁检查：取齿槽脓汁查口腔毛滴虫。

4. 怎样才能彻底治疗滴虫性阴道炎

感染了阴道滴虫，有的人出现一些症状，如白带增多、外阴瘙痒及灼热感等。但也有的人没有任何症状，这就要求妇科医生在做检查时，将白带内的滴虫检查列为常规。在进行双合诊之前，先取白带，检查有无滴虫，这样便可及时发现，而不漏诊。

怎样才能彻底治疗阴道滴虫是一个很重要的问题，如果治疗不彻底或不恰当，都会使疾病经久不愈。由于阴道滴虫常伴发泌尿系统及肠道内滴虫感染，滴虫还可隐藏在子宫颈腺体及泌尿道下段，故单纯局部用药不能彻底消灭，必须全身用药，才能获得根治。

(1)药物治疗：主要药物及其用法如下。

①杀灭滴虫的口服药物首推甲硝唑。此药疗效高、毒性小，夫妇双方、未婚妇女，都能应用。用法为每次口服 200 毫克，每日 3 次，共 7 日，治疗后检查滴虫已转为阴性时，于下次月经过后，最好再治 1 个疗程，以巩固疗效，因月经过后本病容易复发。近来有人主张大剂量顿服，一次服药 2.4 克，可收到与 7 日服法同样的功效。对急于做人工流产的人，可采用顿服法。

②除口服药外，还有栓剂。栓剂大部分都含有砷剂，常用的药有卡巴砷、乙酰胂胺(滴维净)。用法是将栓剂于每晚临睡前，自行放入阴道深处 1 枚，10 日为 1 个疗程。甲硝唑也可制成栓剂，每个药栓含药量为 500 毫克，每晚睡前放入阴道内 1 枚，连用 7 日。阴道内放药最好与口服药同时应用，效果更佳。为了增强阴道的防御能力，先用 0.5%～1% 乳酸或醋酸溶液冲洗阴道，然后放入药栓，效果更好。

(2)用药注意事项

①有的人服甲硝唑后,会出现食欲缺乏或恶心、呕吐,如果不重,仍可坚持用药。如果用药后发生皮疹或白细胞减少时,应立即停药。

②治疗期间应保持外阴清洁,勤洗外阴,勤换短裤,避免性交。短裤和毛巾等均应煮沸消毒,每次至少煮沸15分钟。

③妊娠早期服甲硝唑,有引起胎儿畸形的可能,故在妊娠20周以前不可服药,应以局部治疗为主。

④滴虫在夫妇之间互相传播,当一方查出滴虫时,应当检查对方,如为阳性时,亦应一并治疗。

5. 中医如何治疗滴虫性阴道炎

本病的治法除清热渗湿杀虫外,又当滋肝养血,补助脾土,养阴燥湿。主要根据症候表现特点,进行辨证施治。滴虫性阴道炎主要表现为外阴瘙痒灼痛,坐卧不宁,带下量多,色黄如脓,有泡沫或夹杂血丝等。其症状归属多与肝、脾两脏有关,治疗上以调理肝脾功能为主,结合其他表现进行辨证及遣方用药。以外阴瘙痒症状明显者,应以清泄肝热,利湿杀虫止痒为主要治法,佐以止带;如以带下表现突出者,则以清热利湿止带为主,佐以止痒。同时要注意"治外必本诸内"的原则,内服与外治、整体与局部相结合,在口服药物治疗的同时,重视局部治疗,如熏洗、外搽,或阴道坐药,内外合治,方能奏效。

(1)辨证选方

①湿热蕴结治法外洗药。黄柏30克,苦参30克,蛇床

子30克,明矾15克,白芷15克。煎汤坐浴。

②感染虫淫外洗方。蛇床子30克,白鲜皮30克,苦参30克,花椒30克,百部30克,明矾30克。煎汤坐浴,若阴部红肿疼痛者,可加野菊花20克,紫花地丁20克,紫草20克。

(2)专方验方

①决明子30克。煮沸15分钟,坐浴,每次15～20分钟,10日为1个疗程。

②三黄粉。黄连60克,黄芩60克,黄柏60克,紫草根60克,枯矾12克,去水硼砂120克,冰片2克。烘干研碎过120目筛,混匀密封备用。用时先以0.1%高锰酸钾冲洗阴道后,再取三黄粉2克撒布外阴、阴道,每日1次,5～7日为1个疗程。

(3)中成药

①妇宁栓。清热利湿止带。外用,每晚睡前洗净阴道,将栓剂一枚送入阴道深部,隔日1枚,连用7日为1个疗程。

②纸型止痒剂。药物卫生纸,外用。每日1张贴于内裤。用时忌食辛辣。

6. 中西医结合治疗滴虫性阴道炎有何优势

滴虫性阴道炎的发病率居各种阴道炎发病之首。然而,得到公认、疗效确切的西药却仅有甲硝唑等少数几种药物,而且这类药物存在着一定的不良反应。近年来大量的中西医结合临床研究证实,中西医结合治疗滴虫性阴道炎的效果确切，并且能够降低西药的不良反应。

(1)增强疗效：中西药联合杀虫灭菌，甲硝唑 200 毫克在阴道深部上药，上药前用蛇床子散等杀虫止痒中药煎剂外洗，同时口服龙胆泻肝汤等中药汤剂，能够收到良好的治疗效果。这种方法特别适用于口服甲硝唑有不良反应及有肝功能障碍的滴虫性阴道炎患者。

(2)不易复发：西药突击足量杀虫，中药清热利湿止痒。甲硝唑 2.0 克一次顿服后停药，继之每日用杀虫止痒的中药(如蛇床子散等)煎剂外洗，其治疗效果已得到肯定。这种方法发挥了甲硝唑特效作用，不但减少了用量，并且突出了中药清热利湿治带止痒，改变机体内外环境，不利于滴虫生长繁殖，从而达到不易复发的目的。

7. 怎样预防滴虫性阴道炎

滴虫性阴道炎的预防方法如下。

(1)加强卫生宣传，普及卫生知识。

(2)对工厂女工，居民，学校师生，尤其是保育员，要进行普查、普治，以消灭传染源。

(3)医疗单位要做好医疗器械及敷料的彻底消毒。

(4)严格隔离制度，防止交叉感染，妇科检查的垫单，要每人更换一件。

(5)禁止滴虫患者进入游泳池或公共浴池，不要出租游泳裤衩和浴巾。对于公众来说：①不要去公共浴池或浴盆洗浴，应洗淋浴。②不与他人共用浴巾，不租用游泳裤衩。③不坐公共马桶或浴池的湿椅子。④裤衩应经常煮沸消毒。

(6)患者应与家属隔离,并积极治疗;同时也要检查男方或性交对象,如为阳性应一起治疗。

(7)患病期间要禁止性生活;经过治疗后仍反复发作者,应再查男方的小便及前列腺液,如为阳性,应予治疗。

(五)细菌性阴道炎

1. 如何定义细菌性阴道炎

细菌性阴道炎症,可分为嗜血杆菌性阴道炎症,棒状杆菌阴道炎症、厌氧菌性阴道病炎症,加特纳菌性阴道炎症等。本病是由阴道加特纳菌和一些厌氧菌的混合感染所致,可通过性接触传染,在性关系混乱的人群中发病率较高。临床当中通过分泌物涂片检查可发现大量的脓球,并可找到致病菌,但分泌物中不会有滴虫和真菌。

细菌性阴道炎是一种由于阴道内微生态平衡失调引起的阴道分泌物增多,白带有鱼腥臭味及外阴瘙痒灼热的综合征,它有引发不孕、影响胎儿发育、诱发其他疾病等危害性。

2. 细菌性阴道炎有哪些症状

细菌性阴道炎患者一般会出现白带增多,呈白色或灰色,且有泡沫,有特殊的腥臭味,在月经期或性交时气味更严重,部分患者可没有症状。大多数来就诊的患者自觉外阴瘙痒、灼热感,但妇科检查时阴道壁又无炎症可见,这也是细菌性阴道炎的特点。在临床上,此病患者有10%～50%无症状,有症状者多诉有鱼腥臭味的灰白色的白带,阴道灼热感、瘙痒。

本病患者多为育龄妇女,起病缓慢,自觉症状不明显,主要表现为白带增多。白带增多并不是本病的特有症状,如淋病、真菌性阴道炎、滴虫性阴道炎都可以出现白带增多的临床症状。但检查阴道分泌物可有如下特点:

(1)pH 值比正常高,达 5.0～5.5。

(2)白带为灰色或灰绿色,均质,如面糊样黏稠度,可有许多气泡。

(3)有烂鱼样恶臭。妇女月经后或性交后恶臭加重,性伴侣生殖器上也可发出同样的恶臭味。

(4)少数合并滴虫或念珠菌感染者可出现外阴瘙痒、阴道烧灼感或性交疼痛等。

本病常可合并其他阴道性传播疾病,故其临床表现可受到并发症的影响而有所不同。如当合并淋球菌感染时,阴道分泌物可表现为明显脓性状并可出现尿痛、排尿困难等尿路刺激症状;合并滴虫感染时,可出现泡沫状阴道分泌物且瘙痒加剧,呈奇痒;合并念珠菌感染时,阴道分泌物可呈凝乳状或豆腐渣样。

3. 现代医学如何认识细菌性阴道炎

阴道的弱酸性环境能保持阴道的自洁功能。正常育龄妇女在内分泌激素的作用下,阴道上皮细胞增生,其表层细胞含有丰富的糖原非常有利于厌氧乳酸杆菌的生长,这种细菌占阴道的 90%以上。这种乳酸杆菌大量存在就抑制了其他致病菌的生长，在阴道形成了一个正常的生态平衡。

人体雌激素水平下降，可导致阴道上皮萎缩，细胞糖原减少，不利于乳酸杆菌生长；大量使用抗生素或用碱性液体过度冲洗阴道，可抑制乳酸杆菌的生长；性乱性交频繁（因精液 pH 值为 7.2～7.8）等导致致病性厌氧菌和加特纳菌大量繁殖，引起阴道微生物生态平衡失调；厌氧性乳酸杆菌减少，最终导致细菌性阴道病。

4. 中医学如何认识细菌性阴道炎

该病的发生，中医多责之于肝、脾、肾三脏及风、冷、湿、热之邪。

（1）肝肾阴虚：外阴、阴道为经络丛集之处，宗筋聚集之所，冲任与足三阴经（足太阴脾经、足少阴肾经、足厥阴肝经）均循此而过。肝藏血，主筋；肾藏精，主前后二阴。若因禀赋不足，房劳多产，精血耗伤，或七七之年，肾阴亏虚，天癸竭绝，冲任脉衰，阴血不足，不能德养阴户，或阴虚火旺，伤阴灼络而致。

（2）肝经郁热：足厥阴肝经绕阴器，若内伤七情，肝郁气滞，郁久化热，热灼经络；肝失疏泄，气机不利，水湿运化失常，水湿内停与郁热相搏结，致湿热下注，直犯阴部，而生阴痛、带下等证。《傅青主女科·带下》说："妇人忧思伤脾，又加郁怒伤肝，于是肝经之郁火内炽，下克脾土，脾土不能运化，致湿热之气蕴于带脉之间。"

（3）湿热下注：湿热为病，有内生和外感之分。内生者多与脾虚肝郁或恣食膏粱厚味有关；外感者，常因经行、产后胞室空虚，湿热之邪乘虚而入，直犯阴器胞宫而成带下、阴痛等症状。

5. 引起女性阴道炎的病原体有哪些

引起女性生殖道炎症的病原体不外乎两大来源，一是来自原本寄生于阴道内的菌群，二是来自外界入侵的病原体。由于厌氧菌产生的脱羧酶可激发加特纳菌产生某种氨基酸，产生挥发性胺类，释放出难闻的鱼腥臭味；胺类使 pH 值升高，又抑制乳酸杆菌繁殖，黏附有细菌的阴道表皮细胞脱落使阴道分泌物增加，从而导致本病。由于菌群紊乱，阴道炎症并不明显，分泌物中白细胞减少，因此称细菌性阴道病比阴道炎更恰当。

来自于外界的感染主要是接触被感染的公共场所的坐便器、浴盆、浴池座椅、毛巾，使用不洁卫生纸，都可以造成感染。弱酸配方的女性护理液适合日常的清洁保养。

6. 细菌性阴道炎如何检查

实验室检查对本病的诊断是十分必要的，单有白带增多而没有实验室检查是不能确诊本病的。实验室检查包括涂片、胺试验培养法、生化法、荧光抗体法等。涂片法和胺试验是简单易于操作的实验室方法，对诊断很有帮助。有条件的可以做培养或荧光抗体法试验，其检查方法基本同非特异性阴道炎。

7. 细菌性阴道炎的诊断标准是什么

其诊断标准可参照非特异性阴道炎。

(1)阴道分泌物呈灰白色,很黏稠,甚至像面糊状均匀一致,但不是脓性分泌物,量多少不定。

(2)分泌物中胺含量特别高,故呈鱼腥味,性交时或活动后往往因促进胺释放而使气味加重,分泌物中加入10%氢氧化钾后也可释出胺味。

(3)阴道分泌物中的pH值增高,pH范围为5.0~5.5,而正常人为3.7~4.5。

(4)阴道分泌物的湿涂片中可检出线索细胞。

上述4项标准中,具备3项以上者即可确诊,强调第四项为必需诊断标准。

8. 细菌性阴道炎有哪些危害性

(1)造成不孕:正常情况下,阴道内的菌群比较平衡,酸碱度比较均衡(pH值大概在3.8~4.5)。这种适宜精子暂时存留、通过的环境,是非常重要的,一旦这种环境被破坏,就容易发生不孕。

如果患了细菌性阴道炎,阴道的pH值会超过4.5,阴道内环境酸碱度的改变会使精子的活动力受到抑制。另外,致病菌会吞噬精子,且患细菌性阴道炎时,阴道内分泌物大量增多,分泌物中含有大量的白细胞,这些都会妨碍精子的成活,使精子数量减少。精子本来数量少、活动度差者,就很有可能引起不孕。另外,一旦炎症上行,感染到宫腔,造成输卵管炎、盆腔炎等，也会造成不孕。当然，如果积极治疗，是可以再次怀孕的。

(2)影响胎儿发育：细菌性阴道炎对于患者自身的危害是可想而知的，除了会给母体的生殖健康造成麻烦外，细菌严重感染的患者还会影响正常的工作和学习。在妊娠期间，这种危害自然增大，因为还会危及胎儿——轻则引起胎动不安，重则导致早产、流产。据报道，妊娠期罹患细菌性阴道病，发生产褥感染、新生儿感染、新生儿黄疸的百分比大大增加，分别为14.3%、9.5%、23.8%，比正常孕妇高出数倍，直接威胁着胎儿的发育和健康。此外，有学者通过大量的临床观察，认为本病与未足月胎膜早破及其宫内感染有直接关系。很显然，这种情况对优生优育是极其不利的，因此一定要积极治疗。目前，传统的治疗方法大多以药物治疗为主，且滥用抗生素的现象十分严重，而大量的抗生素药物可能会造成胎儿畸形、哮喘、湿疹等。

(3)诱发其他疾病：细菌性阴道炎可诱发生殖器感染，盆腔炎、肾周炎、性交痛等疾病。

(4)影响生活质量：得了细菌性阴道炎，会伴有外阴瘙痒等症状，对女性的生活和工作会造成诸多的不便和影响，也会影响到夫妻生活。

9. 细菌性阴道炎的治疗方法有哪些

积极治疗可以消除易感因素。保持外阴清洁干燥，避免搔抓。不宜食用辛辣刺激性食品，效果很好。勤换内裤，并用温水进行洗涤，切不可与其他衣物混合洗，避免交叉感染。

改变阴道酸碱度。阴道的弱酸性环境能保持阴道的自洁功能，正常人 pH 值为 3.7～4.5，因此用 pH 值 4 弱酸配方的女性护理液除了适合日常的清洁保养外，治病期间使用娇妍弱酸配方的女性护理液对引起细菌性阴道病的菌群紊乱有作用。外出如厕时要用女性卫生湿巾拭干外阴，保持外阴干燥，以抑制有害细菌的生长。

10. 细菌性阴道炎的预防措施有哪些

(1)不要滥用抗生素：不要一有咳嗽、发热、头痛，就吃抗生素。殊不知，抗生素可能抑制部分有益菌群，有害细菌就会乘机大量繁殖。因此，使用抗生素要慎之又慎。

(2)单独清洗内裤：有害细菌可以在皮肤表面、胃肠道、指甲内等地方大量繁殖。因此，内衣裤一定要单独洗，最好用专用的内衣裤除菌液浸泡几分钟。

(3)切忌过度清洁：频繁使用药字号洗液、消毒护垫等，容易破坏阴道弱酸性环境，阴道的弱酸性环境能保持阴道的自洁功能，pH 值 4 弱酸配方的女性护理液更适合日常的清洁保养。

(4)重视怀孕时的护养：妊娠时性激素水平、阴道内糖原和酸度都会增高，容易受真菌侵袭。对孕妇而言，不宜使用口服药物，而应选择针对局部的预防和辅助治疗方案。

(5)警惕洗衣机的污染：几乎每个洗衣桶内都暗藏有害细菌，而且洗衣机用得越勤，有害细菌越多。不过不用担心，对付洗衣机里的有害细菌只要用 60℃左右的热水清洗洗衣桶就可以，并定时用衣物除菌液清洗一下。

(6)注意公共场所卫生:公共场所可能隐藏着大量的有害细菌。出门在外,不要使用宾馆的浴盆、要穿着长的睡衣、使用马桶前垫上卫生纸等。

(7)正确避孕:避孕药中的雌激素有促进有害细菌侵袭的作用。如果反复发生细菌性阴道炎,就尽量不要使用药物避孕。

(8)伴侣同治:如果你感染了细菌性阴道炎,需要治疗的不仅是你本人,还有你的他,这样才会有预期的疗效。你平时日常使用女性护理液的同时也莫忘记准备一支男士护理液给他使用。

(9)穿着纯棉内裤:紧身化纤内裤会使阴道局部的温度及湿度增高,这可是有害细菌拍手称快的"居住"环境,还是选用棉质的内裤吧!

(10)控制血糖,正确清洗外阴:女性糖尿病患者阴道糖原含量高,糖原作用下发酵产生碱性物质,令正常的阴道酸值从3.5～4.5偏离致5.5,破坏了阴道的自洁功能,易于被有害细菌侵害。所以,在控制血糖的同时,还要注意在每天清洗外阴时,选用pH4弱酸配方的女性护理液更适合。

11. 细菌性阴道炎饮食禁忌有哪些

(1)忌辛辣食品:辛辣食品包括辣椒、姜、葱、蒜等,多食易生燥热,使内脏热毒蕴结,出现牙龈肿痛,口舌生疮,小便短赤,肛门灼热,前后阴痒痛等症状,从而使本病症状加重。

(2)忌海鲜发物与腥膻之品:如虾、桂鱼、黑鱼、带鱼、黄鱼、蟹等水产品可助长湿热,食后能使外阴瘙痒加重,不利于炎症的消退，故应忌食。

(3)忌甜腻食物：油腻食物，如猪油、肥猪肉、牛油、羊油、奶油等；高糖食物，如糖果、甜点心、巧克力、奶油蛋糕等，这些食物有助湿增热的作用，会增加白带的分泌量，并影响治疗效果。

(4)忌烟酒：吸烟会使本病加重，这是由于烟草中的尼古丁可使动脉血与氧的结合力减弱，酒能助长湿热，故应当禁忌。同样，含酒饮食如酒酿、药酒等均不宜饮用。

(5)注意饮食营养：宜多食新鲜蔬菜和水果，以保持大便通畅；多饮水，防止合并尿道感染。

患本病后要多食清淡的食物，不饮酒，不吸烟，不食辛辣之物，多食具有淡渗利湿的食物，如冬瓜、西瓜、赤小豆等有利于本病的康复。

下面介绍两道食疗方，供读者参考。

方1　鲤鱼赤豆汤(《外台秘要》)：鲤鱼1尾，赤小豆60克。用法：鲤鱼去头、尾及骨头，取肉与赤小豆共煮至豆烂，分2次服用。适应证：用于白带多，湿热有毒者。

方2　茯苓粳米粥(《家庭食疗手册》)：茯苓(研末)30克，粳米30～60克。用法：先将粳米煮粥，半熟时，加入茯苓末，和匀后，煮至米熟，空腹服用。适应证：中医辨证属脾虚湿重者。

12. 细菌性阴道炎有哪些并发症

(1)盆腔炎：手术证实，患有盆腔炎女性的上生殖道分泌物中最常分离出的菌群与细菌性阴道病(BV)的菌群一致，包括拟杆菌属、消化链球菌属、阴道加特纳菌和人性支原体。盆腔炎患者合并 BV 者为 61.8%。

(2)异常子宫出血和子宫内膜炎：异常子宫出血由子宫内膜炎所致，子宫内膜炎所致的子宫异常出血由感染的子宫内膜对卵巢激素的异常反应或由子宫内膜受到感染或炎症的直接破坏所致。

(3)妇科手术后感染：在手术终止妊娠的女性中，妊娠合并 BV 女性的盆腔炎发病率是未合并 BV 女性者的 3.7 倍。

(4)宫颈癌：BV、宫颈上皮内瘤样及生殖道人乳头状瘤病毒感染有着相同的流行病学关系，BV 的厌氧菌代谢产生了阴道分泌物中的氨及有致癌作用的亚硝酸氨。

(5)HIV(人类免疫缺陷病毒)感染：BV 患者可以增加异形的 HIV 传播的危险性。当 pH 值升高时，HIV 的生存能力和黏附能力也增加，并且可能使传播更为容易。

(6)不孕和流产：BV 患者输卵管因素不孕症发生率增高。在助孕治疗中，BV 患者和非 BV 患者胚胎种植率相似，但 BV 患者的早孕期流产率高于非 BV 者。

13. 患细菌性阴道炎可以同房吗

患细菌性阴道炎的女性，其主要的临床症状为阴道分泌物增多，白带具有异味，并伴有外阴瘙痒和灼热感，白带呈灰白色，稀薄水样，黏度很低。一旦出现细菌性阴道炎的症状，应该注意及时去进行有效的检查与治疗。

一些女性感染上细菌性阴道炎后，想通过自行用药达到治疗目的，其实这种做法是错误的。如果细菌性阴道炎治疗方式不当，便可能会导致盆腔炎、附件炎，致病菌更有可能会对女性输卵管产生影响，引起女性不孕。

细菌性阴道炎患者不但要注意治疗，还应注意治疗期间的身体保健工作，在患病治疗期间，切忌同房。如果在细菌性阴道炎尚未治愈的情况下同房，可能会加重病情，引起其他疾病。此外，细菌性阴道炎可通过性生活传染给性伴侣，从而交叉感染，对女性健康极为不利。

14. 导致细菌性阴道炎的原因有哪些

(1)老年妇女感染细菌性阴道炎的原因主要是因为老年妇女雌激素水平降低，局部抵抗力下降。当大量致病菌进入阴道或阴部处有外伤时，中年妇女也可能患此病。

(2)引起细菌性阴道炎的原因有经常使用碱性肥皂或消毒剂清洁外阴，由于阴道外连会阴，也可使阴道内菌群失调而患此病。

(3)当人体雌激素水平下降，导致阴道上皮萎缩，细胞糖原减少，不利于乳酸杆菌生长。大量使用碱性液体过度冲洗阴道，抑制乳酸杆菌的生长。

(4)经常穿紧裆、裹臀的三角内裤及高弹力紧身健美裤也是患病的因素之一。因为这类裤子的面料是化纤织物且密不透风，所以阴道分泌物和汗液不易散发，适宜厌氧菌繁殖，引发该病。

(5)月经期间，细菌可逆行进入阴道，而患细菌性阴道炎是由于不注意经期卫生，滥用不洁卫生纸，致使外阴受不洁卫生纸和月经棉塞污染，病菌乘机滋生进犯。

(6)正常育龄妇女，在内分泌激素的作用下，阴道上皮细胞增生，其表层细胞含有丰富的糖原，非常有利于厌氧乳酸杆菌的生长，这种细菌占阴道的 90% 以上。这种乳酸杆菌大量存在，就抑制了其他致病菌的生长。但由于厌氧菌产生的脱羧酶，可激发加特纳菌产生某种氨基酸，产生挥发性胺类，释放出难闻的鱼腥臭味，胺类使 pH 值升高，又抑制乳酸杆菌繁殖，黏附有细菌的阴道表皮细胞脱落，使阴道分泌物增加，从而导致细菌性阴道炎的发生。

(六)真菌性阴道炎

1. 什么情况下容易感染真菌性阴道炎

(1)真菌的感染主要是性交直接传播的。如果与已有真菌感染的男性发生性行为，女方便可感染本病。

(2)此病孕妇也很多见，因为孕妇的阴道上皮细胞内的糖原量增多，阴道内酸性增强，真菌的繁殖加快，所以发病率较高。

(3)此病亦多见于糖尿病患者，因排出的尿内含有多量的糖，适于真菌的生长及加速繁殖。

(4)长期应用广谱抗生素的人，由于体内的菌种和菌群紊乱，亦容易导致真菌的生长而发病。

(5)在身体其他部位的感染如口腔及肠道内已存在的真菌感染，或皮肤上的真菌，用手搔抓后，沾染在手指上，均可于不注意中带入阴道内。

(6)在厕所、浴池、游泳池、潮湿衣服和被褥上的真菌，如不注意，亦可传播至外阴及阴道，而发生真菌性阴道炎。

2. 患了真菌性阴道炎有何临床症状

真菌性阴道炎是妇科常见病之一，有80%～90%的真菌性阴道炎是白色念珠菌感染引起的。有10%～20%的正常妇女阴道内可能有少量白色念珠菌，但并不引起症状，仅在机体抵抗力下降，念珠菌达到相当数量时才发病而出现症状。

患了真菌性阴道炎最主要的表现是：①突然发生的阴部和阴道口剧烈的瘙痒及白带增多，白带常呈白色豆渣样或凝乳状。有的白带比较稀薄，但里面含有白色小片或小块。也有极少数人白带外观正常。②由于炎症，阴道黏膜红肿，患者感到阴道内灼痛感，排尿时更为明显，有时还有尿频、尿痛和性交痛。③在小阴唇内侧和阴道口黏膜处，有时可以看到白色成片状的凝乳状薄膜，其基底部颜色潮红，表面上的白膜不易擦除。

3. 怎样才能彻底治疗真菌性阴道炎

真菌性阴道炎一经发现就应当立即治疗，而且治疗必须彻底，否则容易反复发作，长期不愈。治疗方法及注意事项如下。

(1)消除诱因，治疗有关疾病：如糖尿病和口腔内或肠道真菌。如果正在应用广谱抗生素或激素治疗，应当停止用药，改用其他疗法。

(2)阴道栓剂治疗：常用的栓剂有制真菌素栓(每个药栓含量25万单位)，每日睡前自行放入阴道1枚，连用7日。市售的米可定泡腾，也是制真菌制剂，用法同上，但每个疗程为15日。此外，还有曲古霉素片、咪康唑、咪康唑或克霉唑栓等，均为睡前1枚纳入阴道深部，以改变阴道酸碱度，共7日。如果先用2%～3%的苏打液冲洗外阴及阴道，以改变阴道酸碱度，然后再放药，效果更好。

(3)采用碘仿或铬合碘局部治疗：方法为用棉球蘸碘仿或铬合碘涂搽阴道壁及阴道口，每日1次，连用2～3日，可较快的收到疗效。适合于急于施行人工流产手术的人。

(4)抗真菌治疗：如果肛门周围亦痒时，很可能有肠道真菌：应在上述用药的同时，口服制霉菌素片，剂量为每次50万单位，每日4次，共10日。

(5)妊娠期治疗：妊娠期间患有真菌性阴道炎更应积极治疗，以免分娩时感染新生儿。孕期治疗原则应以局部用药为主，阴道内放入栓剂或涂以碘仿，但手法应当轻柔，以防流产。

(6)夫妻应同时治疗：因本病主要为性交传染，治疗期间避免性生活，直到痊愈。

(7)防复发治疗：疗程结束后2～3日应再检查1次，此时大部分患者真菌多已转为阴性。为了彻底治疗，应于下次月经过后，再治疗一个疗程，用药方法同上。

(七)阿米巴性阴道炎

1. 患了阿米巴性阴道炎有哪些表现

阿米巴性阴道炎比较少见,是由阿米巴原虫引起的。患者多半先有肠道阿米巴感染,当患者大便时阿米巴滋养体随粪便排出后,由于污染或擦大便时不注意,使阿米巴滋养体沾染在外阴部或阴道口,并侵入阴道内,当身体抵抗力下降或阴道壁黏膜有损伤时,阿米巴滋养体便侵入上皮细胞内生长繁殖,而发生阴道炎。当阿米巴滋养体侵入后,借其伪足的活动,以及所分泌的溶组织酶,使阴道上皮细胞坏死,形成溃疡,因此就有血性浆液性或黄色黏液脓性分泌物由阴道排出,量较多,同时伴有阴道和外阴疼痛、外阴瘙痒等症状。

2. 怎样治疗阿米巴性阴道炎

治疗本病首先要注意个人卫生,保持外阴清洁,防止粪便继续污染外阴、阴道;注意消毒、隔离,禁止性生活;药物治疗,有以下几种常用药。

(1)甲硝唑:口服剂量为每次200～400毫克,每日3次,10～14日为1个疗程。

(2)喹碘方:此药能杀灭阿米巴滋养体,对包囊也有效。口服每次0.5～0.75克,每日3次,7日为1个疗程。

(3)鸦胆子:对急性阿米巴感染效果较好,亦可用于慢性及带虫者。剂量为鸦胆子仁口服,每次10～15粒,每日3

次,7 日为 1 个疗程。

(4)盐酸依米丁(吐根素):此药毒性较大,不应作为首选药物。孕妇、心肾疾病患者、年老体弱及低血压者,禁用此药。

3. 怎样正确使用阴道坐药

阴道坐药是治疗阴道、宫颈炎症的常用药物,只有正确地使用才能收到满意的效果。

用药前,对阴道的情况要有所了解。阴道的顶端是子宫颈,其四周形成阴道穹隆,前穹隆较后穹隆浅。正常阴道的平均深度为 7.5 厘米,整个食指深入后可触及顶端。不同种族的妇女体格发育有所差异,阴道的深浅也有区别,欧、美、非洲妇女的阴道较深些。

使用阴道坐药时要求:

(1)最好将药片放在阴道后穹隆处,药片崩解后随白带流出,可以接触整个阴道壁而充分发挥作用,而且缩小了药物的接触面。

(2)在每晚睡前放置,因为白天活动多,药片也容易掉出来。

(3)为保持阴道清洁,放药前应清洁外阴及双手;月经期停止使用。

六、子宫颈疾病

1. 如何认识宫颈糜烂

宫颈糜烂曾经是困扰了很多女性的一种疾病。去做体检，几乎十有八九会被诊断为宫颈糜烂。2008 年，本科生的第 7 版《妇产科学》教材取消“宫颈糜烂”病名，以“宫颈柱状上皮异位”生理现象取代。宫颈糜烂，说到底，实际上是过去对宫颈的一种正常表现的错误认识。

做妇科检查，医生能从阴道内看到的部分是那个黄色的部分，即是宫颈的外观。在宫颈的部位上，有两种不同类型的细胞，靠近阴道内的是鳞状上皮细胞，而靠近子宫那个方向的是柱状上皮细胞。两种上皮在外观上表现是不同的，是妇科检查所见到的宫颈外观。在中央的部分，有点看起来像是“糜烂”的宫颈的部分，就是柱状上皮覆盖了以后的外观，而外侧相对比较光滑的宫颈，则是鳞状上皮细胞覆盖的宫颈的部位。柱状上皮细胞和鳞状上皮细胞是处在一个动态的平衡，有点类似打仗起来的僵持区，这个区域在医学上被命名为“鳞柱交界区”，这个区域也是宫颈癌的好发区域（宫颈癌和宫颈糜烂没有必然的相关性）。

鳞柱交界区容易受雌激素的影响。女性在青春期之前，卵巢功能没有完善，雌激素低下，柱状上皮就靠内侧些，到了来月经以后，柱状上皮在受雌激素的影响下，更多地朝外侧发展，因此就有更多的类似“糜烂”一样的柱状上皮在宫颈口检查时被发现，绝经以后，女性雌激素水平下降，柱状上皮又开始退回内方，此时检查“糜烂”也就看不见了。所以，从本质上来说，所谓的宫颈糜烂，实际上是柱状上皮外翻。

在过去的医学教科书上，还有宫颈糜烂的所谓分度诊断，称之为轻度、中度和重度，认为范围的大小是炎症程度的轻重，面积小于1/3是轻度，1/3～2/3是中度，超过2/3是重度。如果理解前面所提到的所谓的“宫颈糜烂”的真正机制，则很好理解，其实是受雌激素影响后柱状上皮外翻的程度不同，都属正常生理现象。

2. 宫颈糜烂的临床表现有哪些

宫颈柱状上皮异位属正常生理现象，没有什么特殊的临床表现。有些人可能会有接触性出血的表现，但只是宫颈的个体差异，就像有些人嚼点硬东西，牙齿或者口腔就会出点血。

如果有白带增多、发黄，有异味时，则是宫颈炎症的表现。宫颈纳氏囊肿和肥大，也是宫颈慢性炎症的结果。

3. 宫颈糜烂如何治疗

宫颈柱状上皮异位不需要进行任何治疗，现在诸多治疗宫颈糜烂的方法，都是错误的。但对于有症状的宫颈炎，需要进行治疗。急性炎症用栓剂药物治疗，慢性炎症可以采用激光或者冷冻等物理治疗的方法。

4. 宫颈糜烂如何预防

宫颈的定期检查很有必要，不是为了预防宫颈糜烂，而是为了预防宫颈癌。宫颈癌的发生与人乳头状瘤病毒（HPV）的感染有关，有些高危型 HPV 感染患者，在宫颈鳞柱交界区持续感染时，容易发生癌前病变和宫颈癌。宫颈癌自从有了宫颈刮片以后，死亡率有了大幅度的下降，关键就是提前预防和治疗。目前推荐 21 岁以后的女性应该每年进行一次宫颈刮片检查，30 岁以后，可以联合做 HPV 检查，如果连续 3 次 HPV 和宫颈刮片检查都为阴性，可以间隔时间延长到 3 年检查一次，65 岁以后可以停止筛查。

5. 中药治疗宫颈糜烂有哪些优势

中药治疗宫颈糜烂好处多。中药大多具有清热解毒作用，在消除宫颈糜烂表面炎症的同时，还可改善白带症状。中药治疗宫颈糜烂真正做到既能改善症状，又不伤正气，无不良反应。

宫颈糜烂是妇女最常见的一种疾病。多由急、慢性宫颈炎转变而来，在已婚、体虚的妇女更为多见。其病因大多是由于性生活或分娩时损伤宫颈，使细菌侵入而得病。也有因为体质虚弱，经期细菌感染而造成。宫颈糜烂发生后，经常会出现白带增多、黏稠，偶尔也可能出现脓性、血性白带，腰酸、腹痛及下腹部重坠感也常常伴随而来，过性生活的时候也可能会引起接触性出血和异味的出现。

中药治疗宫颈糜烂的优点：根据患者的不同表现及身体

状况，辨证治疗，有针对性地选择用药，采取内服外用的方法，既能改善症状，又不伤正气，无不良反应。

6. 中药治疗宫颈糜烂适用于哪些人群

(1)轻中度患者：轻中度宫颈糜烂推荐使用中药治疗。一般轻度宫颈糜烂症状比较轻，治疗起来相对比较简单。使用中药治疗具有无不良反应，不复发，效果佳，治疗费用低等优点。

(2)未生育者：未生育患者强烈要求使用中药治疗。未生育患者由于对生育有着强烈的要求，而且患者一般年龄会相对较轻，若使用物理治疗，则有可能会造成不孕。所以，未生育患者治疗宫颈糜烂若要选择物理治疗应慎重。

7. 什么是子宫颈息肉，怎样治疗

子宫颈息肉是子宫颈受慢性炎症的长期刺激，由于子宫颈黏膜局部增生而逐渐形成的。其形状好像一个水滴，有一个细小的蒂，与子宫颈管相连，由子宫口向外脱出。息肉一般都很小，直径在1厘米以下，呈鲜红色，质软，容易出血，尤其是在性交或内诊检查时，容易发生接触出血。

子宫颈上长了息肉，因为没有症状，既不痛，又不痒，所以自己并不知道，多半是在医生用窥具检查时，偶然发现。一经查出息肉，当时就可以治疗。

宫颈息肉的治疗，只有将之切除。切除息肉的手术非常简单，在门诊检查台上就可进行，也不用准备更多的手术器械。当用窥具把宫颈暴露清楚后，局部消毒，用鼠爪钳子夹住息肉的根端,由蒂部将之切下。如果出血,用棉球压迫止血即可。如果息肉很小,用止血钳靠近子宫颈夹紧其根部,扭下即可,多半不出血,息肉切下后不论大小,均送病理检查,以便确定有无恶性变。

8. 什么是子宫颈纳氏囊肿,必须治疗吗

子宫颈纳氏囊肿又叫子宫颈腺体潴留囊肿。它是在子宫颈糜烂,经过治疗后或是在自愈过程中,子宫颈表面的鳞状上皮不断生长,并覆盖在子宫颈表面,或伸入于子宫颈腺管内,使腺管开口堵塞,分泌物不能外流而潴留在里面,所形成大小不等的小囊肿,就叫作纳氏囊肿。纳氏囊肿一般较小,只有米粒那么大,大的直径可达1厘米,因里面黏液潴留的量多,表面呈淡蓝色。

纳氏囊肿的治疗:如果纳氏囊肿很小,对人体又无任何影响,可不需治疗。较大的纳氏囊肿,明显向表面突出时,可将囊液排出。方法是用已消毒的手术刀尖,割开囊壁,使黏液流出,再用棉球将黏液拭净,创缘不需要缝合,但切口必须要够大,以免创缘迅速闭合,黏液再度滞留。

七、生殖器官肿瘤

1. 什么是阴道癌，如何治疗

阴道癌是阴道的恶性肿瘤，较少见，多为鳞状上皮癌。原发性阴道恶性肿瘤极少见，多为继发性，是由子宫颈、外阴、子宫内膜、直肠等处的癌转移而来。因阴道壁薄，淋巴丰富，癌发展较快，又因与膀胱、直肠相连，故易被累及。阴道局部病灶以乳头状或菜花型最多见，其次为溃疡状或浸润型，黏膜表面扁平病灶少见。因生长迅速，向阴道周围扩散快，淋巴结转移也快。临床主要表现为：阴道出血，月经不规则，性交出血，绝经后出血等，阴道有水样、血性或肉汁样分泌物，并有恶臭。晚期出现尿频、尿血、尿痛、肛门坠胀、便血、便秘和阴道痛等。严重者可形成膀胱阴道瘘或直肠阴道瘘。

阴道癌的治疗方法如下。

(1)手术切除：适于早期患者。如患原位癌者为青年妇女，手术时应考虑保留阴道功能；除原位癌外常需超根治性手术，此种手术危险性大，并发症多，疗效差。

(2)放射治疗：因阴道癌对放射线敏感，能取得较好的疗效，但因阴道与直肠、膀胱靠近，放射剂量受到限制，仍有人认为完善的放疗较手术治疗效佳。

2. 如何预防宫颈癌的发生

宫颈癌的病因尚未完全明了，但与其发病的有关因素，目前所知的已不少；也明确了如对宫颈癌的癌前病变予以控制，就可能达到预防宫颈癌的目的。具体预防方法如下：

(1)普及肿瘤知识，开展性卫生教育，提倡晚婚、晚育、少育。

(2)分娩时避免子宫颈撕裂。有性交出血、月经异常及绝经后出血者，要及时就医。患者丈夫有包皮过长或包茎者，应及早手术切除。

(3)健全防癌保健网，定期普查普治。凡30岁以上妇女到妇科门诊求治者，应常规做子宫颈刮片检查癌细胞。

及时治疗癌前病变，凡子宫颈病变有可疑时应做子宫颈刮片或活组织病理检查。积极治疗子宫颈糜烂，凡因妇科疾病做子宫切除时，应行全子宫切除以免发生子宫颈残端癌。

3. 子宫肌瘤有哪些常见的并发症，如何治疗

子宫肌瘤常见的并发症及其治疗如下。

(1)肌瘤变性：多因肌瘤长大后血运供给不足，组织水肿，肌纤维退化呈玻璃样变、透明变性或囊性变，使肌瘤呈囊肿样；肌瘤也可发生脂肪性变和钙化，使肌瘤更硬。绝经期或放疗后肌瘤可发生萎缩性变而缩小。无须特殊治疗。

(2)肌瘤红色变性：多发生于妊娠期或产褥期，表现为剧烈下腹痛，伴呕吐，体温上升，白细胞升高等。大多数可做保

守对症治疗，病情自行缓解。若保守治疗无效则行肌瘤摘除术，但能引起流产或早产。

(3)肌瘤扭转：多发生于浆膜下带蒂肌瘤，亦可因肌瘤使子宫重心变化引起子宫扭转，出现急性腹痛。这时须急症手术治疗。

(4)感染化脓：带蒂黏膜下肌瘤脱出宫颈口或阴道外，肌瘤表面感染、坏死，或内部感染，或合并子宫内膜炎和输卵管炎治疗除抗炎外，多需做肌瘤摘除，或子宫切除术。

(5)肌瘤恶性变：肉瘤样变时，肌瘤迅速增大，多见于较大年龄患者，应及时手术治疗。

(6)其他：肌瘤与其他生殖器官疾病常同时出现者，有子宫内膜增生或息肉，子宫内膜异位症，输卵管积水和卵巢囊肿等，有的疾病与肌瘤之间有一定的关系，同时使症状、体征也有些改变。

4. 子宫肌瘤都需要手术治疗吗

子宫肌瘤治疗方法分手术治疗及保守治疗两种。医生多根据患者年龄、生育要求、临床症状、肌瘤大小及位置等全面考虑治疗方案。一般而言，子宫肌瘤为良性肿瘤，手术切除子宫或剔除肌瘤就可达到治疗的目的。以下情况可考虑手术治疗：

(1)肌瘤体积大者(子宫体积超过 3 个月妊娠大小)。

(2)症状严重者。如经血过多经治疗效果不良，贫血较重者；出现压迫症状致大、小便困难等；若肌瘤位置低者，或子宫颈肌瘤，或阔韧带肌瘤，易压迫输尿管致输尿管、肾盂积水。

(3)黏膜下肌瘤脱出子宫颈口发生感染者。

(4)浆膜下有蒂肌瘤发生扭转者。

(5)肌瘤增大迅速，有恶性变可疑者。

(6)肌瘤与卵巢肿瘤相混不易区分者。

(7)有肌瘤的年轻不育妇女，考虑不育与肌瘤有关，为治疗不育可做肌瘤剔除术。

5. 子宫肌瘤不做手术行不行

根据临床经验，回答是可以的。因为肌瘤很少发生恶性变，所以可以采用保守治疗或进行观察，不需紧急处理，此适用于近绝经期的妇女、子宫体小于妊娠 3 个月大小、月经量不多、无压迫症状者。因为绝经后肌瘤可逐渐自然萎缩。但需要定期随诊，每 3～6 个月随访 1 次，期间可以根据情况用雄激素治疗，它能对抗雌激素使子宫内膜萎缩，减少经血量。也可用益母草、麦角新碱等子宫收缩药及助凝药物，或用中医中药防止肌瘤继续生长，减少月经量和达到止血作用。

6. 有子宫肌瘤的孕妇会出现哪些问题

子宫肌瘤是妇女中一种最常见的良性肿瘤，30 岁以上妇女中 20%～30%患有子宫肌瘤，因此肌瘤合并妊娠在临床上并不少见。至于肌瘤合并妊娠后相互之间是否产生影响，决定于肌瘤大小、位置、类型、并发症等因素。

小的肌瘤一般对妊娠和分娩都没有影响，但如有以下情况则可能带来一些问题。

(1)影响胚胎发育：如果肌瘤较大或数目多，可使子宫体或子宫腔变形，影响胚胎发育，引起流产、早产。

(2)妊娠后：①约有50%子宫肌瘤常随子宫增大而增大，肌瘤增大后压迫周围器官而产生症状如尿频、便秘等。②有时肌瘤生长过快而中心营养供应不足，产生出血、液化，发生"红色变性"，孕妇会有腹痛、发热及白细胞增高等现象。③如肌瘤较大，胎儿活动受限，产生胎位不正，或肌瘤位于子宫下部，可阻塞阴道，影响胎儿娩出，都增加了剖宫手术产率。

(3)分娩后：由于肌瘤的存在，使子宫收缩不好，引起产后出血、子宫复旧不佳及继发感染。

总而言之，对患有子宫肌瘤的妇女，怀孕后的要求是遵照医嘱，定期检查，出现不正常现象后及时到医生处咨询及诊治。

八、盆腔炎症性疾病

1. 妇女白带增多是哪些原因引起的

在正常情况下，妇女时常有些分泌物由阴道内流出，这就是白带，白带的量不应当很多，通常是白色或透明的，如果量多，而且其颜色、质和量都有改变，就属于异常。白带增多的原因可归纳为以下几方面。

(1)由炎症引起的白带增多：妇女生殖器官不论哪一部分发生炎症，如阴道炎、子宫颈炎、子宫内膜炎、输卵管炎、盆腔炎等，都可以引起白带增多，而白带增多往往是女性生殖器官炎症的一个主要症状。

(2)盆腔肿瘤：也可使白带增多，如某些卵巢瘤、输卵管瘤、子宫肌瘤；各种盆腔恶性肿瘤，也都有白带增多的症状。

(3)精神因素或过劳：如精神紧张、失眠、过度疲劳、身体不适等，也都可以有一时性白带增多。

(4)其他：阴道或子宫内异物，物理、化学性因素的刺激，药物过敏等均可使白带增多。

2. 为什么白带增多不可自行乱治

当发现白带量异常增多，或白带性状有改变时，就应当到医院，请医生查找原因并予以治疗。有的人白带增多，不去医院而认为是“寒大”，在民间或巫医处买些药丸，自行放入阴道内，企图使白带减少。这类药物中经常含有多量明矾或其他腐蚀性药物，放入阴道后，阴道壁往往被腐蚀，上皮脱落或溃烂，如不及时处理，可以使阴道壁互相粘连，造成阴道闭锁。如果完全闭锁则月经血排不出来，也不能过性生活，给患者带来莫大的痛苦，最终需要手术治疗，因此切不可有病乱投医，以致被庸医所误。

3. 什么是盆腔炎，治疗后还能生育吗

盆腔炎是指女性的盆腔，生殖器官（包括子宫、输卵管、卵巢），盆腔腹膜和子宫周围的结缔组织等处发生炎症，统称为盆腔炎。

盆腔炎也是一种较为常见的妇科疾病，在一些性生活紊乱，性病泛滥的国家中此病尤为多见。在我国，由性病引起的盆腔炎虽然少见，但由于个人卫生条件差、宫内节育器的广泛应用、产后感染和流产感染、对于妇科某些小手术的术前和术时的无菌操作重视不足、不洁的或经期性交等，都容易导致病原体的感染，而发生盆腔炎。

盆腔炎往往是由一种以上病原体所致的混合性感染。病原体虽然可以通过血液或淋巴传播，有时是由附近的组织或器官直接蔓延而来，但绝大多数的盆腔炎都是阴道内的病原体沿黏膜面上升达盆腔器官引起的。生殖器官及其周围组织的炎症往往不是孤立的，而是互相影响，同时发炎。

患盆腔炎后，如果输卵管也受累，造成宫腔粘连，以致完全闭塞，可影响日后的妊娠，引起不孕；如果炎症仅限于盆腔

结缔组织，输卵管并未受累，则不影响患者的生育功能。

4. 盆腔炎的病因有哪些

(1)产后或流产后感染：分娩后产妇体质虚弱，宫颈口因有恶露流出，未及时关闭，宫腔内有胎盘的剥离面，或分娩造成产道损伤，或有胎盘、胎膜残留等，或产后过早有性生活，病原体侵入宫腔内，容易引起感染；自然流产、药物流产过程中阴道出血时间过长，或有组织物残留于宫腔内，或人工流产手术无菌操作不严格等，均可以发生流产后感染。

(2)宫腔内手术操作后感染：如放置或取出宫内节育环、刮宫术、输卵管通液术、子宫输卵管造影术、宫腔镜检查、黏膜下子宫肌瘤摘除术等，由于术前有性生活或手术消毒不严格或术前适应证选择不当，手术后急性感染发作并扩散；也有的患者手术后不注意个人卫生，或术后不遵守医嘱，同样可使细菌上行感染，引起盆腔炎。

(3)经期卫生不良：若不注意经期卫生，使用不洁的卫生巾和护垫，经期盆浴、经期性交等，均可使病原体侵入而引起炎症。

(4)邻近器官的炎症直接蔓延：最常见的是阑尾炎、腹膜炎时，由于它们与女性内生殖器官毗邻，炎症可以通过直接蔓延，引起盆腔炎症；患慢性宫颈炎时，炎症也可通过淋巴循环，引起盆腔结缔组织炎。

(5)其他：慢性盆腔炎的急性发作等。

5. 盆腔炎的分类有哪些

(1)输卵管积水与输卵管卵巢囊肿:输卵管发炎后,伞端粘连闭锁,管壁渗出浆液性液体,潴溜于管腔内形成输卵管积水;有时输卵管积脓的脓液吸收后,也可形成输卵管积水;如果同时累及卵巢则形成输卵管卵巢囊肿。

(2)输卵管炎:这是盆腔炎中最为常见的;输卵管黏膜与间质因炎症破坏,使输卵管增粗、纤维化而呈条索状或进而使卵巢、输卵管与周围器官粘连,形成质硬而固定的肿块。

(3)慢性盆腔结缔组织炎:炎症蔓延到宫旁结缔组织和子宫骶韧带处最多见;局部组织增厚、变硬、向外呈扇形散开直达盆壁,子宫固定不动或被牵向患侧。

6. 盆腔炎有哪些临床表现

(1)急性盆腔炎症:其症状是下腹痛、发热、阴道分泌物增多,腹痛为持续性,活动或性交后加重。若病情严重可有寒战、高热、头痛、食欲缺乏。月经期发病者可出现经量增多,经期延长,若盆腔炎包裹形成盆腔脓肿可引起局部压迫症状,压迫膀胱可出现尿频、尿痛、排尿困难;压迫直肠可出现里急后重等直肠症状。急性盆腔炎进一步发展可引起弥漫性腹膜炎、败血症、感染性休克,严重者可危及生命。

(2)慢性盆腔炎症:是由于急性盆腔炎未能彻底治疗或患者体质较差,病程迁延所致。慢性盆腔炎症的症状是下腹部坠胀,疼痛及腰骶部酸痛,常在劳累、性交后及月经前后加剧。其次是月经异常,月经不规则。病程长时部分妇女可出现精神不振、周身不适、失眠等神经衰弱症状。往往经久不愈，反复发作，导致不孕、输卵管妊娠，严重影响妇女的健康。

7. 盆腔炎需要做哪些检查

(1)分泌物直接涂片：取样可为阴道、宫颈管分泌物，或尿道分泌物，或腹腔液（经后穹隆、腹壁，或经腹腔镜获得），做直接薄层涂片，干燥后以亚甲蓝或革兰染色。凡在多形核白细胞内见到革兰阴性双球菌者，则为淋菌感染。因为宫颈管淋菌检出率只有67%，所以涂片阴性并不能除外淋病存在，而阳性涂片是特异的。沙眼衣原体的镜检可采用荧光素单克隆抗体染料，凡在荧光显微镜下观察到一片星状闪烁的荧光点即为阳性。

(2)病原体培养：标本来源同上，应立即或在30秒内将其接种于Thayer-Martin培养基上，置35℃温箱培养48小时，进行细菌鉴定。新的相对快速的衣原体酶测定代替了传统的衣原体的检测方法，也可用哺乳动物细胞培养进行对沙眼衣原体抗原检测，此法系酶联免疫测定。细菌学培养还可以得到其他需氧和厌氧菌株，并作为选择抗生素的依据。

(3)后穹隆穿刺：后穹隆穿刺是妇科急腹症最常用且有价值的诊断方法之一。通过穿刺，所得到的腹腔内容或子宫直肠窝内容，如正常腹腔液，血液（新鲜、陈旧、凝血丝等），脓性分泌物或脓汁，都可使诊断进一步明确，穿刺物的镜检和培养更属必要。

(4)超声波检查：主要是B型或灰阶超声扫描、摄片，这一技术对于识别来自输卵管、卵巢及肠管粘连一起形成的包块或脓肿有85%的准确性。但轻度或中等度的盆腔炎很难在B型超声影像中显示出特征。

(5)腹腔镜检:如果不是弥漫性腹膜炎,病人一般情况尚好,腹腔镜检可以在盆腔炎或可疑盆腔炎及其他急腹症病人中施行。腹腔镜检不但可以明确诊断和鉴别诊断,还可以对盆腔炎的病变程度进行初步判定。

(6)男性伴侣的检查:这有助于女性盆腔炎的诊断。可取其男性伴侣之尿道分泌物做直接涂片染色或培养淋病双球菌,如果发现阳性,则是有力的佐证,特别是无症状或症状轻者,或者可以发现有较多的白细胞。

8. 盆腔炎的诊断标准是什么

(1)最低标准:宫颈举痛或者子宫压痛或者附件压痛。

(2)附加标准:体温超过38.3℃;宫颈或者阴道有黏液脓性分泌物;阴道分泌物0.9%NaCl涂片见到大量白细胞;红细胞沉降率升高;血C-反应蛋白升高;实验室证实的宫颈淋病奈瑟菌或衣原体阳性。

(3)特异标准:子宫内膜活检发现子宫内膜炎的组织学证据;经阴道超声检查或磁共振显像显示输卵管壁增厚、管腔积液、并发或不并发盆腔积液或输卵管卵巢脓肿;腹腔镜检查有符合盆腔炎的异常发现。

有急性盆腔炎症史及症状和体征者,诊断多无困难,但有时患者症状较多,而无明显盆腔炎病史及阳性体征。此时对慢性盆腔炎的诊断须慎重,以免轻率做出诊断造成患者思想负担。有时盆腔充血或阔韧带内静脉曲张也可产生类似慢性炎症的症状。慢性盆腔炎与子宫内膜异位症有时不易鉴别,子宫内膜异位症痛经较显著,若能摸到典型结节,有助于诊断。鉴别困难时可行腹腔镜检查。输卵管积水或输卵管卵巢囊肿需与卵巢囊肿相鉴别,前者除有盆腔炎病史外,肿块呈腊肠型,囊壁较薄,周围有粘连。而卵巢囊肿一般以圆形或椭圆形较多,周围无粘连,活动自如。盆腔炎性附件包块与周围粘连,不活动,有时与卵巢癌相混淆,炎性包块为囊性而卵巢癌为实性,B 型超声检查有助于鉴别。

9. 盆腔炎需要与哪些疾病鉴别诊断

(1)盆腔瘀血综合征:表现为腰骶部疼痛及小腹坠痛,向下肢放射,久站及劳累后加重。检查宫颈呈紫蓝色,但子宫及附件无异常,与盆腔炎的症状与体征不符。通过 B 超,盆腔静脉造影可以确诊。

(2)子宫内膜异位症:主要表现是继发渐进性痛经,伴月经失调或不孕。若在子宫后壁、子宫骶骨韧带、后陷凹处有触痛性结节,即可诊断。此外,慢性盆腔炎久治无效者,应考虑有内膜异位症的可能。

(3)卵巢肿瘤:卵巢恶性肿瘤亦可表现为盆腔包块,与周围粘连,不活动,有压痛,与炎性包块易混淆。但其一般健康情况较差,病情发展迅速,疼痛为持续性,与月经周期无关。B 超检查,可见腹部包块,有助于诊断。

10. 盆腔炎应该怎样治疗

(1)药物治疗:抗生素为急性盆腔炎的主要治疗措施,包括静脉输液、肌内注射或口服等多种给药途径。应使用光谱抗生素并联合抗厌氧菌药物,要注意疗程足够。并且可以联合中药治疗,以期取得更好的疗效。

(2)手术治疗:有肿块如输卵管积水或输卵管卵巢囊肿可行手术治疗;存在小的感染灶,反复引起炎症发作者亦宜手术治疗。手术以彻底治愈为原则,避免遗留病灶再有复发的机会,行附件切除术或输卵管切除术。对年轻妇女应尽量保留卵巢功能。慢性盆腔炎单一疗法效果较差,宜采用综合治疗。

(3)物理疗法:温热的良性刺激可促进盆腔局部血液循环。改善组织的营养状态,提高新陈代谢,以利于炎症的吸收和消退。常用的有短波,超短波,离子透入(可加入各种药物如青霉素、链霉素等),蜡疗等。

(4)心理治疗:应解除患者思想顾虑,增强治疗的信心,增加营养,锻炼身体,注意劳逸结合,提高机体抵抗力。

11. 中医学如何辨证治疗慢性盆腔炎

(1)气滞血瘀:小腹刺痛或胀痛,疼痛放射至腰骶部,下腹部有包块,压之疼痛,带下量多,月经不调,色暗有块,舌暗边有瘀点,苔薄白,脉弦细。

中成药:①妇女痛经丸,每次 30 粒(约重 5.4 克),每日 2 次,温开水送服。②桂枝茯苓丸,每次 10 丸,每日 3 次,饭前温开水送服。

食疗:①山楂 30 克,佛手 15 克,苦荬菜 60 克,加水同煎,每日 1 剂,连服 7～8 剂。②败酱草 30 克,佛手、玫瑰花各10克，以水1000毫升，水煎45～60分钟，取汁400毫升，分早、晚饭后服用，每天1剂，连服5～6日。

(2)肝肾阴虚：小腹隐隐作痛，带下量多，色黄黏稠腥臭，伴腰膝酸软，头晕，或月经提前，色淡红，舌红少苔，脉细数。

中成药：①茸坤丸，每次6克，每日3次，温开水送服。②乌鸡白凤丸，每次10丸，每日2次，温开水或黄酒送服。

食疗：①生地黄30克，粳米30～60克。将生地黄洗净，切片，用清水煎煮2次，共取汁100毫升。把粳米煮粥，待八成熟时入药汁，共煮至熟，食粥，可连服数日。②鸽蛋5个，阿胶30克。先将阿胶置碗中，入清水适量，无烟火上烊化，趁热入鸽蛋和匀即成，分早晚2次食用，可连续服用至病愈。

(3)脾肾阳虚：小腹坠胀，隐痛，带下量多，清稀，伴腰酸肢软，畏寒肢冷，面肿，舌淡体胖，苔薄白，脉沉细。

中成药：①妇科白带丸，每次3克，每日3次，温开水送服。②止带丸，每次3～6克，每日2～3次，饭后温开水送服。

食疗：①韭菜根50克，鸡蛋2个，白糖50克。煮汤食，连服数天。②核桃仁20克，芡实18克，莲子18克，粳米60克。煮粥常食。

12. 盆腔炎的家庭自疗方法有哪些

(1)按摩：病人仰卧，双膝屈曲，用双手提拿小腹部数次，痛点部位多施手法，然后双腿伸直，用手掌揉按大腿内侧数次。病人坐位，用手掌按揉腰骶部数次，提拿两侧带脉，并按压气海、关元、血海、三阴交，每穴各1分钟。

(2)拔罐：主穴为归来、关元；配穴为三阴交、足三里、合谷。首先在选用的主穴处拔罐4～5个，配穴处拔罐4～6个，留罐时间为10～20分钟。

(3)刺血疗法：气滞血瘀型，取关元、三阴交、大椎、肾俞、第十七椎下、腰眼；寒凝湿滞型，取肾俞、第十七椎下、腰眼、关元、气海、三阴交。每日选2穴进行1次，14日为1个疗程。

(4)保健功法：姿势取仰卧式，平身仰卧床上，头微前俯，躯干正直，两臂自然舒伸，十指舒展，掌心向内，放于身侧，下肢自然伸直，脚跟相靠，足尖自然分开，双目微闭。呼吸用吸—呼—停闭法，吸气时舌抵上腭，默念“吸”字，呼气时舌落下，默念“呼”字，停闭时舌不动，默念“停闭”二字。意守下丹田即气海穴，可以想象为一个在小腹表面的圆形面积，也可想象为在小腹内的球形体积。每日睡前练习30分钟。

13. 如何预防盆腔炎

本病是不孕症的常见病因，对于未生育的妇女来说，预防本病尤为重要。预防本病，最重要的是避免计划外怀孕而做人工流产术，在三期(月经期，妊娠期和产褥期)严禁性生活。在农村地区，产妇应到医院分娩，提倡新法接生，不要在家土法接生，以防感染。这也是预防本病复发和加重的关键。本病为慢性病，给病人带来的痛苦一般较轻，容易被忽视。而不坚持治疗，会使病程日久，缠绵难愈。为便于长期治疗，可以在辨证的基础上选用中成药和食疗方，常能取得满意的疗效。严重者应到医院治疗。

14. 什么是附件炎

妇女生殖器官和盆腔组织炎症中，以输卵管炎最多见。由于输卵管与卵巢邻近，输卵管发生炎症时，卵巢往往亦同时受累，一般把输卵管和卵巢统称为附件，因此输卵管卵巢炎又叫附件炎。慢性附件炎非常多见，常常是先有急性炎症过程再转为慢性，也有的急性炎症过程不明显，一经发现就已经是慢性的了。

附件炎发生的原因：

(1)常常因产后或流产后感染所引起的。

(2)有时与实施无菌操作不严格的小手术有关，如宫内避孕器的安放、输卵管通液、碘油造影或刮宫手术等，病原体便可由子宫腔进入输卵管；有时是病原体原已寄生在子宫颈或阴道内，借手术操作的机会而上行感染。

(3)如果性生活发生过早、过频，月经期性交等，也都可以引起感染而发生输卵管炎。

由于以上原因而发生急性输卵管炎后，宫腔内的炎性分泌物往往经输卵管伞端外溢，波及卵巢，而发生卵巢周围炎，输卵管和卵巢遂互相粘连，日久则形成慢性附件炎。输卵管发生炎症后，其黏膜或浆膜层多处发生粘连，而将输卵管口封闭，或宫腔闭塞不通。因绝大多数附件炎都是双侧的，故而造成不孕。

慢性附件炎虽然经过中西药物、理疗等方法治疗后，可以收到消炎散肿的效果，使症状减轻，但只有少数患者的输卵管可以复通，却通而不畅，易发生输卵管妊娠，这种情况在临床上并不少见。大部分患者治疗后不久症状又复发，很难达到根治效果。

15. 输卵管不通有办法治疗吗

输卵管是输送精子、卵子或受精卵的要道，对生育来讲是一个十分重要的环节。凡是先天发育异常或后天的病变造成输卵管炎症，产生输卵管粘连阻塞，或影响输卵管的正常蠕动和通畅，都能影响卵子的输送和精子的上行，使精子与卵子无法结合而造成不孕。常见的是化脓性、结核性、淋菌性输卵管炎症或其他盆腔炎症、子宫内膜异位症。此外，有的卵巢肿瘤、子宫肌瘤也会压迫或牵拉输卵管，使之变形或异位，均可造成不孕。

治疗因输卵管因素造成不孕的病人，一般有以下几个方面。

(1)宫腔内输卵管注射药物：当输卵管轻度粘连或闭塞时，可从阴道向子宫腔、输卵管注入药物，使药物和输卵管病灶直接接触，可减轻局部充血，水肿，抑制纤维组织形成及发展，达到溶解软化粘连的作用；并通过注射时的一定压力分离粘连。常用药物以西药为主，包括抗生素、激素、蛋白水解酶等药物，用 20 毫升生理盐水稀释成混合液注入宫腔，一般在病人月经干净后 3 日，每隔 2～3 日注射一次，经期停止治疗，可连续治疗 2～3 个周期。

(2)物理治疗：可用超短波、短波透热、离子透入等方法，以促进局部血液循环，消除组织水肿，缓解粘连。

(3)中医中药治疗：可用中药方剂，以活血化瘀、通气通络为主。常用少腹逐瘀汤、桂枝茯苓丸等为主方再加减选用，亦可用中药膏药敷贴等方法。

(4)手术治疗：在用上述方法治疗无效，而经子宫输卵管碘油造影明确输卵管阻塞部位者，有的可考虑手术恢复通畅。方法有输卵管伞端粘连分离术、输卵管造口术、输卵管吻合术、输卵管移植术等手术。

(5)试管婴儿：经上述各种方法治疗均无效者，条件允许的夫妇，可考虑采用“试管婴儿”的形式受孕。

16. 日常生活中如何预防生殖器官炎症

妇女生殖器官炎症大部分都是一般细菌感染引起的。正常健康妇女由于阴道及子宫颈等的组织解剖学及生物化学特点，对病原体的侵入有自然防御功能，当这种防御功能遭到破坏时，病原体易于侵入而引起生殖器官炎症。如果有良好的生活习惯，不使机体的正常防御功能遭到破坏，就不发生或少发生生殖器官炎症，日常生活中应注意以下事项。

(1)注意外阴部的清洁卫生，每日至少清洗外阴 1 次，清洗时只用清洁的温水或冷水，或用少量溶液即可。有的人不但清洗外阴，也自己清洗阴道内部，将手伸入阴道内胡乱触摸，应予禁止。

(2)性生活要有节制。每 3～4 日性交 1 次较为合适。有的人不但每晚有，甚至月经期也过性生活 ，这是非常有害的。

(3)生活要有规律，适当劳逸结合，不要使自己经常处于高度紧张状态，以免抵抗力下降，因为妇女平时阴道内就有致病菌生长,容易引起感染而发病。

(4)便后应当用柔软的手纸向肛门侧方擦或由前向后擦,以免将病原体带入阴道内。擦时用力不可过大,手纸不可过硬,以免擦破外阴皮肤。

(5)不可用旅店、浴池、游泳池等的公共毛巾或浴巾,以免受某些病原体感染。坐式马桶边也可能被污染,应加注意。

(6)妊娠期间要按医生指示,定期产前检查,以保证安全分娩。妊娠的最后1个月禁止性交,以免发生产后感染。

九、子宫疾病

(一)子宫内膜炎

1. 什么是子宫内膜炎

子宫是由3层组织构成的,最外面的是浆膜层,中间是肌层,覆盖在子宫内面的是黏膜层,也就是子宫内膜。这3层中炎症最常发生于子宫内膜,称为子宫内膜炎。

子宫内膜炎分为急性和慢性两种。急性子宫内膜炎的发生原因如下:

(1)大部分与妊娠有关,如产褥感染或感染性流产,常常发生子宫内膜炎,并且是子宫内膜炎中最重的类型。

(2)在子宫内放置节育器、刮宫术、宫颈电烙、放置镭针等。

(3)子宫腔内病变,如子宫内膜息肉、黏膜下子宫肌瘤、子宫内膜癌等,均有可能发生子宫内膜炎。

引起感染的病原体多为寄生于阴道及子宫颈上的病菌,如大肠埃希菌、葡萄球菌、副大肠杆菌等。

慢性子宫内膜炎不太多见,因为子宫内膜每月有一次剥脱,炎症性内膜均可随月经周期而排出体外。但是,子宫内膜的基底层并不随月经周期剥脱,而长期保留在子宫内,以备生长出新的内膜，如果基底层发生炎症，新生的内膜也会受到感染，成为慢性子宫内膜炎并长期不愈。

2. 子宫内膜炎有哪些临床表现

（1）症状

①盆腔区域疼痛。在月经间歇期间出现下腹部坠胀痛及腰骶部酸痛。

②白带增多。因内膜腺体分泌增加所致。一般为稀薄水样，淡黄色，有时为血性白带。老年性子宫内膜炎呈脓性白带，并常含少量血液。当子宫积脓时分泌物呈脓性伴臭味。

③月经过多。经期规则而经血量倍增，流血期显著延长。不规则出血较少见。

④痛经。多见于未产妇女，但严重痛经者少见，可能由于内膜过度增厚，阻碍组织正常退变坏死，刺激子宫过度痉挛性收缩所致。

（2）体征：轻度炎症时，双合诊可无异常发现。当子宫积脓时，查子宫呈球形增大，柔软并压痛，窥阴器检查可见宫颈排出血性脓液，奇臭。

3. 子宫内膜炎需要做哪些检查

（1）窥器检查：应尽量采取宫腔排液送细菌培养及药敏，同时涂片检菌，供用药时参考。窥器检查可见子宫口有大量脓性或污秽血性臭味分泌物外溢。双合诊时子宫颈举痛。宫体因充血水肿而胀大，柔软，压痛明显。检验则白细胞总数及中性白细胞计数增多。

(2)诊断性刮宫:可明确发病原因及排除恶性病变。术前应控制炎症3天,术后继续给予抗生素消炎。术中操作应轻柔,因感染的宫壁脆弱,易致子宫穿孔。老年性子宫内膜炎其内膜菲薄,刮取时更应注意。流产后子宫内膜炎可能残留胚胎组织,应仔细全面刮取,往往可同时起到治疗作用。

4. 子宫内膜炎如何治疗

(1)一般处理

①饮食以流质或半流质易消化并含有高热能、高蛋白、多种维生素的食物为宜。不能进食者,应静脉补充营养及水分,并注意纠正电解质紊乱及酸中毒。

②急性子宫内膜炎患者应卧床休息,宜半卧位,以有利于炎症的局限及宫腔分泌物的引流。

③做下腹部热敷以促进炎症的吸收并止痛。

④要保持大便通畅以减轻盆腔充血,有利于毒素排泄。

⑤高热时可物理降温。

⑥应避免过多的妇科检查,以防止炎症扩散。

(2)药物治疗

①宫腔内给药。对已婚患者可采用宫腔内给药的方式,操作前先以双合诊查清子宫大小及位置,外阴阴道消毒、探测宫腔深度后,将灭菌导尿管自宫口送入宫腔,以小于宫腔深度0.5厘米即可,将选定的药品,经导尿管缓慢注入宫腔,待药液全部进入宫腔后,拔出导尿管,平卧或臀垫高1~2小时,每日1次,经期停用。由于本方法能使药物直接作用于病灶处,往往疗效显著。

②抗生素治疗并清理宫腔。发生于分娩或流产后的子宫内膜炎，如疑有胎盘组织残留，应在使用抗生素的同时，立即予以清除，待抗生素达到一定剂量、炎症得以控制时，方可行刮宫术，以防炎症扩散。如果子宫有活动性出血时，可在应用大量抗生素的情况下清理宫腔。

5. 中医学如何认识子宫内膜炎

中医学认为，急性子宫内膜炎的发生一般都有明显的诱发因素，如分娩或是流产、宫腔操作、经期同房等，此时女人胞宫、胞脉空虚，血室正开，气血耗伤，而余血未尽，若调摄失当，或是手术消毒不严格，湿、热、毒邪乘虚而入，与气血相搏结，蕴积胞宫、胞脉、胞络，冲任损伤，正邪交争而成急性发作。至于慢性子宫内膜炎，中医学认为与温热瘀结、气滞血瘀、寒湿凝滞、脾虚湿瘀或肾阳虚有关。

本病的治疗，首先当辨别寒热与虚实，属热属实者，急当清热解毒、利湿止带、化瘀止痛，以防病势深入；属寒属虚者，当以温肾助阳、散寒除湿、化瘀止痛之法，以利扶正祛邪。在具体疗法上，可选用内服汤剂、外敷、针刺、灌肠等法，根据不同的病情配合应用。

6. 子宫内膜炎的常用中医疗法有哪些

子宫内膜炎的常用治法如下。

(1)针刺疗法

体针：主穴：关元、气海、三阴交；配穴：气冲、蠡沟、足三里、阴陵泉。一般行中刺激，不留针或留针 15 分钟，也可以以手代针按压。

耳针:取子宫、卵巢、内分泌,穴位埋针或王不留行敷贴并按压。

(2)灌肠疗法

方1　蒲公英、金银花、红藤、败酱草、鱼腥草各30克,当归、桃仁、三棱、莪术各15克,加水1 000毫升,浓煎至100毫升,保留灌肠,每晚1次,适用于急慢性子宫内膜炎。

方2　丹参、鸡血藤、连翘各30克,赤芍、牡丹皮、三棱、莪术各15克,加水1 000毫升,浓煎至100毫升,每日1次,保留灌肠。

(3)贴敷疗法

组成:千年健、地追风、羌活、独活、川椒、白芷、乳香、没药、红花、血竭各6克,续断、桑寄生、五加皮、赤芍、当归、防风各20克,透骨草、祁艾叶、蛤蟆草各100克。上药共研细末,入布袋内,蒸热后敷于下腹部,每日1次,每次30～40分钟。

(4)物理疗法:高热患者可推拿降温、酒精浴,或下腹部艾灸等。

(二)子宫积脓

1. 什么是子宫积脓

急性或慢性子宫内膜炎所导致的宫颈阻塞,如宫腔内的炎性分泌物不能外流或引流不畅,即可形成宫腔积脓。宫腔积脓因不多见而易被忽略或误诊。可见于老年妇女或子宫内膜癌患者和宫腔放射治疗后，以及宫颈和宫腔手术后。子宫内膜癌患者、宫腔放射治疗后，以及宫颈和宫腔手术后妇女可出现下腹痛，伴发热、寒战等全身症状。但由于慢性子宫内膜炎而逐渐形成的宫腔积脓也可以无明显症状。一旦诊断确立，积极治疗后，一般性炎性宫腔积脓可治愈；癌性宫腔积脓预后不良。

妇科检查时可发现子宫呈球形增大，柔软，有触痛，压痛明显，宫旁结缔组织可有明显增厚，并可有附件的炎性包块同时存在，宫颈管可见脓性分泌物。老年妇女如有以上情况尤应想到有宫腔积脓的存在。

2. 子宫积脓应如何治疗

一旦宫腔积脓诊断确立，将宫颈扩张，脓液即可顺利外流。如引流不够满意可在宫颈管内放置橡皮管引流，以防止颈管在短期内又发生阻塞，影响脓液的排出。

如引流通畅，症状即迅速消失，抗生素的应用与否，可根据引流后的疗效而定。对老年患者，可给予结合雌激素（倍美力）或戊酸雌二醇/环丙孕/环丙孕酮（补佳乐）口服 7～10 日。

对感染性疾病应早期诊断、积极治疗；对于恶性病患者，应做好肿瘤患者的“三级”预防工作。

（三）子宫脱垂

1. 什么是子宫脱垂

子宫从正常位置沿阴道下降，宫颈外口达坐骨棘水平以下，甚至子宫全部脱出于阴道口以外，称为子宫脱垂，子宫脱垂常合并有阴道前壁和后壁膨出。

分娩造成宫颈、宫颈主韧带与子宫骶韧带的损伤及分娩后支持组织未能恢复正常为导致子宫脱垂主要原因。此外，产褥期产妇多喜仰卧，且易并发慢性尿潴留，子宫易成后位，子宫轴与阴道轴方向一致，遇腹压增加时，子宫即沿阴道方向下降而发生脱垂。产后习惯蹲式劳动（如洗尿布、洗菜等），可使腹压增加，促使子宫脱垂。未产妇发生子宫脱垂者，系因生殖器官支持组织发育不良所致。

2. 子宫脱垂有哪些临床表现及分度

（1）临床表现：患者自觉腹部下坠，腰酸、走路及下蹲时更明显，严重时脱出的块物不能还纳，影响行动。子宫颈因长期暴露在外而发生黏膜表面增厚、角化或发生糜烂、溃疡。患者白带增多，并有时呈脓样或带血，有的发生月经紊乱，经血过多。

（2）子宫脱垂分度：子宫脱垂为子宫沿阴道向下移位，根据脱垂的程度可分为 3 度。

Ⅰ度：无须治疗，注意休息即可恢复。

Ⅱ度:指子宫颈已脱出阴道口之外,而子宫体或部分子宫体仍在阴道内。但因包括范围过大,轻者仅宫颈脱出阴道口外,重者可因宫颈延长,以致延长的宫颈及阴道壁全部脱出阴道口外。

Ⅱ度子宫脱垂又分轻、重两型。轻Ⅱ度,子宫颈及部分阴道前壁翻脱出阴道口外;重Ⅱ度,宫颈与部分宫体及阴道前壁大部或全部均翻脱出阴道口外。

Ⅲ度:指整个子宫体与宫颈,以及全部阴道前壁和部分阴道后壁均翻脱出阴道口外。

3. 子宫脱垂应做哪些检查

嘱患者不解小便,取膀胱截石术位。检查时先让病人咳嗽或屏气以增加腹压,观察有无尿液自尿道口溢出,以判明是否有张力性尿失禁,然后排空膀胱,进行妇科检查。

首先注意在不用力的情况下,阴道壁脱垂及子宫脱垂的情况,并注意外阴情况及会阴破裂程度。

阴道窥器观察阴道壁及宫颈有无溃烂,有无子宫直肠窝疝。内诊时应注意两侧肛提肌情况,确定肛提肌裂隙宽度,宫颈位置,然后明确子宫大小,在盆腔中的位置,以及附件有无炎症或肿瘤。

最后嘱患者运用腹压,必要时可取蹲位,使子宫脱出再进行扪诊,以确定子宫脱垂的程度。

4. 子宫脱垂如何治疗

因手术后对再次阴道分娩有一定影响,故手术仅适用于严重病例及不再生育的妇女。

子宫托治疗:①子宫托及其作用。子宫托很早就被用来治疗子宫脱垂,能使患者自行掌握,但重症子宫脱垂阴道过度松弛者不宜用托。②托号选择以稍大于生殖(耻骨尾骨肌)裂隙为宜,一般裂隙横径以4厘米最多,故多采用中号子宫托。经过一段时间,耻骨尾骨肌逐渐恢复其弹力,脱出部复位后组织水肿消失,重量减轻,子宫即可不再脱出。③使用时间一般晨起劳动前放托,晚间取出,洗净。月经期最好不用。塑料托表面光滑,遇酸碱不易变质,对组织刺激性小。上托后,症状即消失,可参加各项劳动而无痛苦。

5. 子宫脱垂的自疗注意事项有哪些

(1)注意卧床休息,睡时宜垫高臀部或脚部,抬高2块砖的高度。

(2)产后不过早下床活动,特别不能过早地参加重体力劳动。

(3)避免长期站立或下蹲、屏气等增加腹压的动作。

(4)保持大小便的通畅。

(5)及时治疗慢性气管炎、腹泻等增加腹压的疾病。

(6)哺乳期不应超过两年,以免子宫及其支持组织萎缩。

(7)适当进行身体锻炼,提高身体素质。

(8)增加营养,多食有补气、补肾作用的食品,如鸡、山药、扁豆、莲子、芡实、泥鳅、淡菜、韭菜、大枣等。

(9)节制房事。

6. 治疗子宫脱垂有哪些中成药

数据显示,妇女子宫脱垂的发病率为1%～4%,子宫脱垂严重影响患者生活。通过临床观察,中医学治疗子宫脱垂有良好的效果。

中医学认为,子宫脱垂多由身体虚弱,正气不足,气虚失于收摄所致。依据临床症状与表现可分为:气虚型,治疗原则为益气升提;肾虚型,治疗原则为补肾固脱;湿热型,治疗原则为清热利湿兼以固脱。中医治疗子宫脱垂的中成药如下。

(1)补中益气丸:每次6克,每日3次。

(2)人参健脾丸:每次6克,每日3次。

(3)健脾资生丸:每次9克,每日3次。

7. 中医治疗子宫脱垂之外治法有哪些

(1) 熏洗法:黄芪30克,枳壳30克,艾叶10克,五倍子10克,葱白5～10根,煎水趁热先熏后洗。

(2)坐浴法:枯矾9克,海螵蛸15克,五味子9克,五倍子9克,冰片3克,煎水坐浴。

(3)外敷法:五倍子、煅龙骨各12克,冰片3克,共研细末,用香油调匀,外敷脐中及脱出之子宫;也可用五倍子与覆盆子等量,共研细末,用香油调匀,外敷于脱出之子宫及阴道膨出部位。

(4)艾灸法:用艾条灸百会、足三里、气海、长强等穴。

8. 中医治疗子宫脱垂的验方有哪些

方1　取金樱子根60克,以水1 000毫升,水煎45～60

分钟,取汁400毫升,分早、晚饭后服用,每日1剂,每日2次。

方2　用白背根30克,以水1 000毫升,水煎45～60分钟,取汁400毫升,分早、晚饭后服用,每日1剂,每日2次。

方3　用白前、山药、桔梗、土牛膝、广木香、丹参、天花粉各30克,山茄、土大黄各15克,铁菱角60克,以水1 000毫升,水煎45～60分钟,取汁400毫升,分早、晚饭后服用,每日1剂,每日2次。

9. 中医治疗子宫脱垂有哪些食疗方

方1　用荔枝1 000克,黄酒1 000毫升。共浸7日后,每日早晚各饮酒30毫升。

方2　用鸡蛋1只,何首乌30克。以水煎何首乌,取浓汁,再入鸡蛋共煮至熟,吃蛋喝汤,每日2次。

10. 针灸能治疗子宫脱垂吗

针灸治疗子宫脱垂,主要对象是Ⅰ度和Ⅱ度脱垂的患者。目前的有效率在90%左右。主要针法有芒针法、体针法、电针法、穴位埋线等。

目前,中医治疗子宫脱垂多用于轻度和中度脱垂的患者,重度子宫脱垂患者一般需要手术治疗。在应用中医治疗子宫脱垂时,一定要在专业医生的指导下治疗,分清虚实,辨明病症,切忌自我治疗。

十、女性性功能障碍

(一)性交出血

1. 如何定义性交出血

女性性交出血是指性交时或性交后,阴道或外生殖器局部发生出血现象,一般出血量都不很多,只有极少数可以引起大出血。

性交出血是妇科疾病的常见症状,原因很多,大致可分为性交不当和女性生殖系统局部器质性病变两大类,而以后者为多。

(1)宫颈炎(糜烂):婚后的女性 90%患有宫颈炎。宫颈炎根据宫颈糜烂的程度分轻、中、重 3 种。中度以上宫颈糜烂者,性生活时男方阴茎龟头摩擦子宫颈,可引起损伤出血。因为这种出血量少,不是马上流出来,而是积存在阴道内,血的颜色由新鲜而变为陈旧。故次日流出时,血呈暗红色。

(2)宫颈息肉:子宫颈受到慢性炎症的长期刺激,可发生宫颈息肉。在子宫颈口长出单个或多个带蒂的小肉芽组织,看上去像黄豆芽瓣,大者如一节指头。息肉质地脆嫩,一碰就出血,所以房事后可有出血。这种出血一般为鲜红色。

(3)宫颈癌:性交后的出血是其最早期的症状。由于癌肿病灶处小血管较多,组织较脆弱,因此每当性交后,毛细血管就会由于损伤破裂而出血。如果癌肿进一步发展,就更容易出血。

(4)子宫内膜异位症:有的子宫内膜异位生长在子宫颈,呈蓝紫色结节状,房事中如果碰到这种蓝紫色异位结节灶,就会引起出血。出血一般量少,色暗红,房事后还常会出现腹痛。

(5)盆腔炎:盆腔的炎症可使盆腔充血。如果子宫内膜充血水肿,性生活之后可使充血的内膜出血,不过这种概率很少。

(6)性交损伤:性交损伤常见的部位就是阴道后穹隆,有时可造成几厘米长的口子,严重者可达到腹膜或者穿过腹膜达腹腔。有些人误认为在外阴部压些纱布或用些月经纸就会止血,实际上这是无济于事的。因此,一旦发生这种情况,需尽早到医院检查治疗,妇科医生会根据损伤的具体情况,采取适当治疗措施,如阴道内填塞纱布压迫或者用肠线缝合止血。

2. 上节育环可以导致性交出血吗

上环后性交出血的原因主要是因为宫内环在宫腔内是一个异物,它的机械性压迫可导致子宫内膜的局部损伤、坏死和溃疡,同房的刺激必然会引起出血。但是一般过一段时间后,身体适应了避孕环,出血现象就会缓解或消失。如果上环后同房出血的情况总是发生,那就要警惕感染等不良情况的出现。

3. 引起性交出血还有哪些原因

(1)子宫颈发育不正常:子宫颈发育不正常是子宫颈上皮细胞癌变的征兆。有多个性伴侣,18岁前就性交,16岁前怀孕,或有性病的历史等都会增加子宫颈发育不正常的可能。通常通过进行冷冻手术进行治疗。

(2)衣原体感染:病毒感染通常是通过性行为、精子、阴道液体或血液传染的。

(3)淋病:一种由病毒引起的性病。很多药物治疗能治愈这种病。

(4)阴道炎:可能是阴道发炎。还有可能是肿瘤或病毒感染引起炎症。治疗方法根据病因而定。

(5)滴虫病:一种通常由原生动物引起的性病,也可以在分娩的时候,由带病的母亲传染给新生婴儿。也有时候从自来水、尿液、厕所坐便、游泳池传播病毒。这种病会引起阴道炎。

(6)阴道酵母传染病:阴道的真菌生长过度。病症通常有:阴道瘙痒、疼痛、有臭味、白带异常等。

(7)子宫内膜炎:子宫内膜炎即子宫内膜感染。

(8)子宫息肉:当子宫内膜过度生长,而导致子宫内膜伸出,伸进子宫,就会引起子宫息肉。患有子宫息肉的妇女会在经期之间出现出血。其他症状包括:性交后出血,月经过多,更年期后出血,在服用激素类药物期间出现出血等。在子宫镜检查术帮助下进行刮除手术,是一个较好的处理方法。

(9)纤维瘤:一般来说,纤维瘤是一种良性肿瘤,是纤维性的实体瘤,只有少数的纤维瘤是恶性的。纤维瘤的病症有很多种,有些妇女会不出现任何症状。到了更年期后,当雌性激素停止分泌,纤维瘤会自动缩小,并且慢慢消失。

4. 宫颈糜烂会导致性交出血吗

当宫颈的糜烂面积占整个宫颈面积 2/3 以上者为宫颈糜烂Ⅲ度,又叫重度宫颈糜烂,也有人称之为重度宫颈炎。宫颈糜烂Ⅲ度会出现白带增多,颜色发黄,黏稠并有臭味,刺激外阴引起瘙痒。有时在性交后会出现接触性出血或不规则阴道出血,也可出现尿频。当炎症扩散到盆腔时,还会出现腰骶酸痛、小腹坠胀及痛经,在经期、排便或性交时症状加重。

5. 女性排卵期性交出血是怎么回事

女性排卵期性交出血是很多女性朋友遇到过的情况,排卵期出血量少,两三天即可停止,这属于正常现象。由于很多夫妻对排卵期出血不了解,在排卵期不敢同房,造成很多不孕的现象发生。女性排卵期性交出血,没有其他异常症状的时候属于正常现象,不必过分担心。但是,如果排卵期性交出血过多,并伴有其他并发症的时候,就要及时采取措施,到医院进行检查,看是不是有其他器质性病变的可能,找到原因,积极治疗。

6. 宫颈肥大会导致性交出血吗

妇科检查:急性炎症可见宫颈充血水肿,或糜烂,有脓性分泌物自宫颈管排出,触动宫颈时可有疼痛感。慢性宫颈炎可见宫颈有不同程度的糜烂、肥大、息肉、腺体囊肿、外翻等表现,或见宫颈口有脓性分泌物,触诊宫颈较硬。如为宫颈糜烂或息肉,可有接触性出血。

7. 女性性交出血有哪些保护方法

女性性交出血,首先要找出导致性交出血的原因。因女性外生殖器局部器质性病变引起的性交出血,治愈局部病变,性交出血也就能痊愈。如外阴溃疡、外阴湿疹、外阴疱疹引起的性交出血,应先用抗生素消除炎症,并治愈湿疹、疱疹,性交出血自然痊愈。如阴道滴虫引起的性交出血,应先用甲硝唑治疗滴虫,滴虫治愈后性交出血自然痊愈。

如因性交不当引起的性交出血,则应该夫妇共同学习性知识,相互体贴,充分合作,采取适当的性交方式和体位。女性要在精神上放松,不要紧张忧郁,消除不必要的顾虑。男性对女性进行充分的爱抚等事前准备工作,以激发女性兴奋。性交时动作要轻柔,切忌粗暴,切忌在阴道没有充分湿润前插入。绝经后的老年妇女,性交时外阴可适当涂油膏,以改善阴道的滑润和防止萎缩。要适当节制性生活,女性月经期禁止性交。40 岁以上女性性交出血应警惕生殖器恶性病变的可能。

(二)阴道痉挛

1. 什么是阴道痉挛

阴道痉挛是指性交时阴道和盆底肌肉系统不自主的剧烈而持续的收缩,使勃起的阴茎无法插入,或虽能插入,但在性交时或性交后阴道口或深部产生疼痛及不舒适。引起阴道痉挛的原因与心理因素有关。多数患者因对性知识的缺乏,对性交的极端恐惧与焦虑而产生,遭受过性暴力或外阴和阴道有创伤史的女性也易产生。夫妻感情不和,对配偶的不满也有影响。

2. 阴道痉挛的病因是什么

大多数阴道痉挛系心理生理综合征,是女性的一种功能障碍,任何年龄的女性都可发生。引起性交阴道痉挛的因素,大体上有以下几种。

(1)精神心理因素:①女性对性生活缺乏正确认识,过度紧张,或有强烈的怕刺破处女膜、怕性交、怕外物冲击阴道和怕怀孕的恐惧心理。②夫妻长期不和睦,妻子对性生活十分厌恶。③患者视性交是一种肮脏、罪恶和羞耻行为,或为幼年时有过严重的损伤性性生活史。④过去因被强迫或暴力强奸而产生了严重的精神创伤,也易发生阴道痉挛。

(2)体位、方式等不当:体位不当,过度压迫阴道前壁,尤其是尿道,可引起疼痛而致阴道痉挛。这样的情况反复发生，可能造成女性精神心理上的病态发展，以致发生性交时阴道肌肉痉挛。

(3)房事前缺少准备动作：阴道口干涩，而男性的动作又急躁粗暴，产生疼痛。同房前男方没有充分的刺激女方性敏感区，强行性交，性交时动作过于鲁莽、粗暴，使女方因厌恶、恐惧，而产生阴道痉挛。

(4)阴道的器质性病变：女性因生殖器官感染，如宫颈炎、阴道炎、局部有炎症、畸形、肿瘤等，也可诱发阴道痉挛，这种情况少见。

(5)其他：①处女膜不正常，如处女膜紧密、缺乏张力，或入口太小。②处女膜有过创伤、感染或裂缝。③处女膜坚韧，初婚性交时处女膜破裂过于疼痛，引起阴道反射性和防御性的痉挛。④阴道先天性狭窄、阴道手术瘢痕。经过会阴重整术或会阴切开术，遗留下瘢痕，引起阴道入口紧密及变小。

3. 阴道痉挛的临床表现有哪些

阴道痉挛可为外阴或阴道器质性病变引起的一种保护性活动，由于反复疼痛形成条件反射，即使原发病灶已消失或治愈，阴道痉挛仍持续存在。症状轻者能勉强同房，但男女双方都感不适，女方感到疼痛；症状重者，阴茎不能插入阴道，无法进行性生活。大多数阴道痉挛症发生于女性新婚期，也可发生在已婚多年的女性。

痉挛部位仅限于阴道口周围的肌肉，有时则表现为阴道全部肌肉的紧缩，产生外阴部、大腿内侧及下腹部的感觉异常，对这些部位的任何刺激都将加重阴道的痉挛。

4. 阴道痉挛分为几级

详细了解夫妻双方的婚姻、性生活史及社会心理背景，分析痉挛的发生原因，排除器质性疾病因素。凡是在性交前或性交时，阴道发生不自主的持续性痉挛性收缩，即可诊断。阴道痉挛可分为4级。

Ⅰ级：阴道痉挛在某些特定的情况下发生。如性交前爱抚时间过短，性交粗暴，或性交的环境不安全等。发生阴道痉挛的肌肉仅限于会阴部的肌肉和肛提肌群。

Ⅱ级：发生痉挛的肌肉，不仅局限于会阴部肌肉，波及整个骨盆的肌群，或者在多种境遇下都可发生阴道痉挛，不能性交。

Ⅲ级：阴道痉挛时不仅骨盆肌群发生痉挛，整个臀部都不由自主地抬起，臀部肌肉发生频繁性、痉挛性收缩。臀部肌群频繁痉挛，使性交无法进行。

Ⅳ级：痉挛发生时，不仅臀部肌群痉挛性收缩，臀部不由自主地上抬，患者双腿内收并极力向后撤退整个躯体，大叫大喊，出现惊恐反应。这不是由实际性交或妇科检查所致，而是对性伴侣或检查者的靠近和预感产生的反应。每当预感到有性活动或检查时即产生惊恐反应。

5. 阴道痉挛应如何治疗

在明确诊断、查明原因的基础上，可以对阴道痉挛有针对性的治疗。如果是生殖器官的畸形或病变所致，治疗和改善原因后，阴道痉挛可以解除；如果阴道痉挛是心理因素或性交操作不当所致，夫妇双方应进行性知识的学习，必要时在医生的协助下进行阴道扩张治疗。

阴道扩张治疗是为证实阴道的容纳能力，增强信心。阴道扩张治疗，可先由医生做示范。首先让患者做骨盆肌肉的绷紧－松弛练习，在松弛时医生用涂滑润剂的扩张器或带着消毒手套的手指轻轻插入阴道。当患者掌握后，可自行或让丈夫协助扩张，每天 3～4 次，每次 10～15 分钟，每天增大扩张器的号码，直到扩张器达到 4 号（4 号扩张器与阴茎的直径相近）或用两手指能进入阴道而不感觉疼痛时，夫妇双方可以开始试验过性生活。

（三）性交疼痛

1. 什么是性交疼痛

性交疼痛是指夫妻性交时未感到愉快而是不适甚至疼痛。疼痛或发生在婚后不久，或很久才发生，也有的到更年期才发生。疼痛的部位有时仅在外阴部，有时在阴道内部，还有的影响到腹部、腰部、背部。性交痛可以在性交时发生，也可以在性交以后发生，甚至一直持续到性交后几小时或几天。一旦发生了这种情况，未能及时纠正和治愈，不仅会影响到夫妻间的正常性生活，而且会影响到彼此的感情。

2. 引起性交疼痛的原因有哪些

引起性交疼痛的原因很多，有生殖器官和泌尿系统的疾病、先天性畸形等。典型的病变是接近阴道后穹隆的子宫骶骨韧带上有内膜异位结节，盆腔内炎症和腹膜脏器粘连，阴茎插入触到结节上，在与阴道黏膜的摩擦过程中，使腹膜摇动而牵动脏器引起疼痛。另外，阴道特殊性过敏，如避孕工具的使用过敏，也会出现疼痛。新婚第一次交媾撕裂处女膜和扩张阴道口，也可使最初几日产生痛楚和交媾稍有困难。新婚精神兴奋及带来的忙碌劳累，也会使交媾不完全满意，因而新婚后一般已过 3～4 周后才能达到满意交媾的程度。仓促交媾，即在女性性兴奋没有完全唤起之前，阴道缺乏膨胀和润滑，这时将阴茎插入，或动作稍猛地插入，常会引起暂时的疼痛，性兴奋便会受到抑制，随着阴茎的抽插摩擦，疼痛可能会加重，尤其是高度敏感的阴蒂部位。它具有丰富的血管和神经组织，在没有性兴奋和干燥情况下，不仅会产生疼痛，而且心理上还会产生一种难以忍受的厌恶感。

在无器质性病变的情况下，性交疼痛主要是阴道润滑不足造成的。性唤起不够的原因主要有两个方面：一是交媾准备工作不充分，即拥抱、接吻、爱抚等调情动作不够；二是有交媾焦虑、恐惧、思想不集中，以及工作生活中带来的抑郁不快等。

3. 性交疼痛临床表现有哪些

先天性生殖器发育异常，如处女膜肥厚、处女膜伞、阴道闭锁、狭窄或短小、阴道纵隔或横隔，疼痛为表浅性钝性撞击痛，伴有阴道插入困难；阴唇及阴道口粘连、瘢痕、外阴炎、前庭大腺炎、囊肿等，常有局部烧灼样痛、锐痛或撞击疼痛；阴蒂敏感时，疼痛呈牵拉性或接触性疼痛。肛门直肠疾病时，疼痛常呈弥漫性；阴道感染性疾病或阴道创伤及阴道萎缩时，缺乏雌激素等因素，引起阴道、子宫颈内黏液的酸碱度改变，疼痛多在阴道口、阴道内，呈锐痛或轻度疼痛。子宫后倾或伴有子宫肌瘤，表现为月经前期深部性交疼痛。子宫内膜异位常致经前期性交疼痛，随性交动作而深部疼痛。慢性盆腔炎等盆腔病变时多为深部性交痛，膀胱炎时有随性交动作的阴道前壁性交痛；脂肪膨出也可引起性交时阴道前壁疼痛。外阴皮肤由于性传播的疱疹性外生殖器炎症，性交时可引起阴道外部或内部灼痛；尖锐湿疣引起性交时外阴或阴道口烧灼样疼痛；其他如单纯疱疹、带状疱疹、阴虱、疥疮、皮炎等，均可引起性交浅部疼痛。

4. 与性交疼痛相伴的常见器质性疾病有哪些

(1)子宫内膜异位：有典型的经期下腹部疼痛病史，疼痛呈进行性加重，盆腔检查时有阴道后穹隆触痛、子宫或附件的压痛、宫颈举痛、摇摆痛等，有时可触及内膜异位形成的巧克力囊肿。

(2)生殖道畸形：先天性无阴道、阴道短小或狭窄、阴道隔膜、处女膜闭锁或肥厚等，妇科检查可明确诊断。

(3)阴道、外生殖器疾病：各种原因导致的外生殖器萎缩、阴道干涩、外阴瘙痒、白带少，多有尿频、尿急、尿痛等泌尿道感染症状。检查可见外阴阴道皮肤、黏膜变薄，缺乏弹性，阴道分泌物减少或性状发生改变，常有反复发作的泌尿生殖道感染史;外阴阴道炎症包括螺旋体类性传播疾病(STDs),有性传播疾病时白带异常、外阴瘙痒,妇科检查局部充血、红肿溃破及 STDs 典型的外阴疱疹或赘生物增生等病理损害。

5. 性交疼痛应如何治疗

治疗性交疼痛,除器质性疾病需进行治疗之外,其他一般应进行心理治疗。

(1)克服恐惧心理:放松法可采用渐进放松训练,通过对肌肉进行反复"收缩－放松"的循环训练,消除紧张,达到松弛的目的。

(2)树立男女平等心理:女性的性交疼痛和困难,常因心理不平等造成。一些性心理学专家强调:成功的交媾必须打破缄默和隔膜的重围,抛弃传统的和令人压抑的羞怯感。提倡交媾中男女心理平等,即平等的性欲要求,平等的性欲表示方式,平等的主动权等。

(3)创造好的性爱环境氛围:做爱的环境是否合适,对于治疗交媾障碍是必不可少的条件。人类交媾不但是合法的也是文明的,但也要选择适宜的环境来做爱。适宜的环境是交媾成功的重要条件之一。

(4)合理进行性爱抚:许多妻子的性交困难与疼痛就是因丈夫第一次粗暴进入造成的。性爱抚可以引起女性的高度性兴奋,稍微地疼痛常觉察不到。性爱抚的快感并无衡定标准,与心理因素及生活经历、教养等有关,因人而异。

(5)进行阴道肌肉松弛技术练习:这一行为治疗方法对

阴道痉挛所引起的性交疼痛尤为有效。阴道痉挛是阴道周围肌肉发生的不自主反射性痉挛,甚至包括股内收肌群。它有3种类型:原发性阴道痉挛、继发性阴道痉挛、境遇性阴道痉挛。

阴道肌肉松弛技术:让女方做腹部、大腿内侧和阴道口肌肉的连续收缩和放松活动,使其对肌肉的松紧有控制感。方法是女方将手指尖插入阴道口,体验阴道肌肉的收缩与松弛。

(四)性冷淡

1. 什么是性冷淡

性冷淡是指性欲缺乏,通俗地讲即对性生活无兴趣,也有说是性欲减退。性冷淡与性快感缺乏是两个不同的概念,两者可以同时出现,亦可不同时出现,因此性冷淡又分两种类型:有性感缺乏、性冷淡综合征和无性感缺乏、性冷淡综合征。

调查受过良好教育而身体健康的夫妇中,16%的男性和35%的女性有性冷淡症。在未育夫妇中,性冷淡占2%,但是真正毫无性欲的人很少见。

2. 性冷淡的病因有哪些

(1)精神起因:①慢性疲乏,工作紧张,或社会事物繁忙,或脑力劳动过分,影响高级神经系统的功能状态。②禁欲或纵欲过分,日久使脊髓中枢功能紊乱,逐渐厌恶,抑制了性欲。③夫妻关系不和或对性的见解不一样,或缺乏正确的性知识,或女士长期得不到高潮快感,从而厌倦了性生活。

(2)器质性起因:几乎一切的慢性传播疾病都有可能引发性冷淡,其机制主要是影响神经、内分泌,降低了血液中的性激素水平。

(3)药物起因:口服某种药物可降低性欲。如抗组胺药、大麻、苯妥英钠、利舍平、螺内酯及抗雄激素药类等。

(4)过早开始性生活:幼小年龄受过性伤害致使对性的厌弃。

(5)健康因素:过度劳累。和谐美满的性生活,需要建立在身体健康、精力充沛的基础上。

(6)避孕措施不当:不当的避孕措施会给性生活带来疼痛或不适,故而对性生活产生厌恶。

(7)外在因素影响:①情绪。人在情绪不佳时,性欲容易暂时减退,尤其是在极度悲伤、恐怖、消沉和绝望等恶劣状态下,性欲会受到显著影响,甚至可完全丧失。②营养。这是性爱的物质基础。③嗜烟酒。长期大量吸烟与不吸烟者相比,更容易引起阳痿;长期嗜酒可使性功能减退,性欲下降。④药物。长期或大量服用某些药物,可致性功能减退,甚至可以引起男子阳痿和女子性冷淡。⑤居住条件。居住在杂乱无章、通风不良、过于拥挤的环境里,不仅会引起心绪不佳,而且由于室内新鲜空气不足,导致大脑供氧不足,影响性功能,使性欲降低。⑥季节、气温。据调查,在气温偏低的冬春季节,多数人性欲较强,尤其是春季被认为是求爱季节,而汗流浃背的盛夏,性欲常暂时减弱。⑦年龄。这是影响性欲的重要因素。⑧诱因、性生活史。性欲的发生除了内在原因、性激素作用之外,外界的刺激也很重要。⑨感情。人类与其他动物不同，性欲的产生并不是单纯的生物本能，多由爱情所引发。⑩健康状况。健康状况对性欲的影响既重要又复杂。因为，只有身心都健康的人才能长期保持较高的性欲水平。

3. 性冷淡有哪些临床表现，如何治疗

性冷淡的症状表现在两个方面：生理症状和心理症状。

(1)生理症状：性爱抚无反应或快感反应不足；性交时阴道无爱液或少爱液分泌，干涩，紧缩，疼痛；无性爱快感或快感不足，迟钝，缺乏性高潮；性器官发育不良或性器官萎缩，老化，细胞缺水，活性不足等。

(2)心理症状：对性爱恐惧，厌恶及心理抵触；对性爱有洁癖症及严重的心理阴影；对性爱认识不足，当作义务或程序，投入程度不够；受传统观念、意识影响，性爱时不主动，感觉羞耻，肮脏。

(3)治疗：性冷淡患者要消除压力，集中精力，提高自身和对方的乐趣，寻找并消除性欲低下的原因。男子不仅要摆脱自己的消极情绪，还要帮助伴侣一起超越这种心理障碍。让伴侣认识到问题的性质和可能原因，让她避免向自己施加压力，促进双方的交流。

4. 性冷淡应如何预防

(1)消除消极的心理因素，纠正错误认识。

(2)夫妻之间的性生活应该互相配合，达到性爱和谐，才能在性生活中取得“双赢”。

(3)积极治疗引起“败性”的疾病，只有祛除“败性”的病患，才有高质量的性生活。

(4)停用“扫性”药物，多数人在停药后“冷却”的性欲就会再度“点燃”。

(5)多看有关性知识的读物，多向医生咨询，提高性欲望，改善性生活技巧，让女性能够真正地享受性爱。

(五)性欲亢进

1. 如何定义性欲亢进

性欲亢进是指性欲过旺，超过正常性交欲望，出现频繁的性兴奋现象，对性行为迫切要求、性交频度增加、性交时间延长。青年人正常性生活为每周1～3次，新婚夫妇或婚后久别重逢性生活频数稍有增加，性兴奋较频则是完全正常的。性欲亢进的原因，主要是性中枢兴奋过程增强所致，但大多数属生理性改变，或对性知识认识不足，其次为内分泌不足；如少部分垂体功能亢进的男性患者有性欲减退，但在病变早期反而有性欲亢进。此外，精神病或某些慢性疾病、热恋、受性刺激过多也可导致性欲亢进。

2. 性欲亢进的病因有哪些

引起性欲亢进的原因可分为体因性和心因性两类。前者包括颞叶病变、脑梅毒，大量使用睾酮，使用大麻叶或可卡因过量等。女性患肾上腺肿瘤或卵巢肿瘤时，有时出现性欲亢进。心因性者可见于某些强迫症、躁狂症、精神分裂症及偏执性精神病，也可见于并无精神疾病，但具有潜意识心理变态的人。

一般认为，一个人的性兴奋和性行为在夫妻双方是满意的，虽然有增多现象，但没有不良后果，就不能视为病态。由于每个人所处的环境不同，尤其是很难区别正常的性欲与亢进的性欲，至今尚无确切的判断标准。

诊断时应注意性交频率与持续时间不是性欲亢进的诊断指标，有些夫妻适应高频度的性交方式，只有当患者由于性张力过高而按捺不住，以致产生一系列情绪、行为或性对象的改变时，才能视为病态。

3. 性欲亢进的临床表现有哪些

性欲亢进的表现是成天沉湎于性欲冲动之中，严重者成为色情狂，无休止地要求性交，如所求不能满足，则情绪不稳定、焦虑、烦躁、手淫，常伴有性关系紊乱，性交频率过高，甚至卖淫、嫖娼、强奸等。

有不少女性会因得不到性满足而精神恍惚，性欲产生时完全不能自制，这种性兴奋出现得过频、过快、过剧，就是性欲亢进，需要专业治疗。

4. 性欲亢进如何治疗

首先要查明引起性欲亢进的原因，若未发现器质性病变，可适当地夫妻分开一段时间，以减少性刺激，同时进行心理治疗和性教育，多参加文娱体育活动，将精力应用于工作、学习中去。

另外，可应用适当的药物治疗，如选用镇静类的药物，解除患者的性冲动，用地西泮、甲丙氨酯（眠尔通）或氯丙嗪，亦可用性激素疗法，以拮抗其作用，如男性性欲亢进用雌激素，对器质性病变引起的性欲亢进，可针对器质病变治疗。

青春期性欲亢进，多属生理性的，但必须从心理上给予正确指导，使之掌握一定的性知识；成年人性欲亢进，可能与一些疾病有关，必须仔细检查，找出病因，加以治疗，以防因为纵欲无度，引起性抑制；讲解性知识，教育未婚青年戒除手淫，远离色情刺激读物、画刊等，参加健康文体活动，把注意力转移到健康的生活、学习中去；对患性欲亢进者，应用抑制性欲的中西药物，宜暂不宜久，以免抑制过度，引起性欲减退。

对于男性患者可给予较大剂量的雌激素，但容易引起男性乳房发育，近年来多采用环丙氯孕酮。对于女性患者可给予大剂量的黄体酮，利舍平也有一定疗效。

5. 中医如何治疗性欲亢进

本病以火“盛”为其主要病机，治疗之法当以泻火为原则，阴虚火旺者，当滋阴降火；肝郁化火者，以疏肝泻火为主。

常用中成药

(1)龙胆泻肝丸：每服 6 克，每日 3 次。适用于肝郁化火型性欲亢进者。

(2)知柏地黄丸：每服 6 克，每日 3 次。适用于阴虚火旺型性欲亢进者。

(六)不孕症

1. 不孕不育的诊断标准是什么

不孕不育分为不孕症和不育症。育龄夫妇同居一年以上,有正常性生活,在没有采用任何避孕措施的情况下,未能成功怀孕称不孕症。虽能受孕,但因种种原因导致流产、死胎而不能获得存活婴儿的称为不育症。因男性原因导致配偶不孕者,称男性不育症,习惯称男性不育。

2. 女子不孕的病因有哪些

(1)阴道因素:因阴道闭锁或阴道中隔等先天因素引起性交障碍或困难,从而影响精子进入女方生殖道。再者,由于真菌、滴虫、淋球菌等感染造成阴道炎症改变了阴道生化环境,降低精子活动力和生存能力,从而影响受孕机会。

(2)宫颈因素:宫颈狭窄、息肉、肿瘤、粘连等,均可影响精子通过;宫颈糜烂,其炎性渗出物有杀精作用;宫颈黏液中存在抗精子抗体,不利于精子穿透宫颈管或完全使精子失去活动能力,其中值得引起注意的是未婚先孕人工流产后所致的宫颈粘连,尤其是反复人工流产时更容易造成这一严重合并症,把精子拒之于宫颈口之外。宫颈管的先天性异常多伴有月经异常或痛经,女孩子在初潮后一旦发现应去医院检查。而淋球菌等所致宫颈炎则是通过性生活感染的,常导致宫颈管闭锁或狭窄。宫颈内口松弛症是引起习惯性晚期流产而致不育的常见原因之一。当妊娠月份增大，胎囊重量增加超过宫颈管的承受能力时，颈管扩张，胎囊鼓出并破水，胎儿及胎盘相继排出，常发生在妊娠 3 个月以后。

(3)子宫因素：先天性无子宫、幼稚型子宫及无宫腔的实性子宫等发育不良或畸形都会影响女子的生育能力。子宫后位或严重后屈、子宫内膜炎症、宫腔粘连都是造成不孕的原因。约 75%的子宫内膜异位症患者有不孕史，这是因为它会引起子宫后位粘连，活动差，也可引起输卵管粘连，导致蠕动能力下降。

(4)输卵管因素：输卵管过长或狭窄，输卵管炎症引起管腔闭塞、积水或粘连，均会妨碍精子、卵子或受精卵的运行。输卵管疾病可占女性不孕的 25%，是不孕的重要原因，造成炎症的疾病包括结核、内膜异位症、滴虫、淋病及其他病原菌感染。阻塞的输卵管可以通过通液、显微外科整形手术获得再通，也可采用“试管婴儿”(体外受精和胚胎移植)技术帮助患者获得妊娠机会。

(5)卵巢因素：卵巢内滤泡发育不全、不能排卵并形成黄体、卵巢早衰、多囊性卵巢、卵巢肿瘤等影响卵泡发育或卵子排出因素都会造成不孕。

(6)内分泌因素：当下丘脑发育成熟不全或下丘脑周期中枢成熟延迟，使下丘脑-垂体-卵巢轴三者之间的调节不完善，于是表现为无排卵月经，闭经或黄体功能失调，这些都是不孕症的可能原因。另外，甲状腺功能亢进或低下，肾上腺皮质功能亢进或低下，也能影响卵巢功能并阻碍排卵。

(7)先天性因素：严重的先天性生殖系统发育不全。这类病人常伴有原发性闭经、性染色体异常。例如，特纳综合征、真假两性畸形、染色体异常造成的习惯性流产等。

(8)全身性因素：营养障碍、代谢性疾病、慢性消耗性疾病、单纯性肥胖等。服用生棉子油、有毒化学试剂、放射线照射、微波等物理因素。

(9)精神神经因素：自主神经系统功能失调、精神病、环境性闭经、神经性厌食、假孕等。

(10)其他免疫性不孕：血型不合(如 Rh 因子或 ABO 溶血造成的习惯性流产或死胎)。

附：男性因素。主要是生精障碍与输精障碍。应行外生殖器和精液的检查，明确有无异常。

(1)精液异常：如无精子或精子数过少，活力减弱，形态异常。

(2)精子运送受阻：附睾及输精管结核可使输精管阻塞，阻碍精子通过；阳痿、早泄不能使精子进入女性阴道。

(3)免疫因素：精子、精浆在体内产生对抗自身精子的抗体可造成男性不育，射出的精子发生自身凝集而不能穿过宫颈黏液。

(4)内分泌功能障碍：男性内分泌受下丘脑-垂体-睾丸轴调节。垂体、甲状腺及肾上腺功能障碍可能影响精子的产生而引起不孕。

(5)性功能异常：外生殖器发育不良或阳痿致性交困难等。

3. 女子不孕需要做哪些检查

女子排查技术：阴道检查、宫颈检查、子宫检查、输卵管检查、卵巢检查、盆腔检查、内分泌检查、性激素检查、免疫因素检查、全身性因素检查、精神因素及心理因素检查、先天性因素检查、排卵功能检查、超声波B超检查,四项常规检查。

男方也应做相应的检查,如尿道检查、前列腺检查、精囊输精管检查、附睾检查、睾丸检查、性激素检查、性功能检查、射精功能检查、免疫因素检查、内分泌检查、精索静脉曲张检查、创伤检查、放射因素检查、精子质量检查。

4. 不孕不育应如何治疗

(1)无排卵的药物治疗

①雌激素。用以诱发排卵和改善宫颈黏液质量。方法有单纯雌激素周期治疗和雌-孕激素联合的人工周期治疗。

②孕激素。在月经周期后半期使用孕激素或雌-孕激素联合治疗,可以改善卵巢功能,促使下一周期排卵。

③雌-孕激素周期治疗。有复合法和序贯法两种,两种方法均模拟月经生理周期,使垂体休息,调节下丘脑-垂体功能,停药后卵巢功能反跳,使下次周期排卵。前者使用雌-孕激素的联合治疗如口服避孕药,后者先用雌激素,后半周期时加用孕激素。

④非固醇类雌激素类似药物的治疗。

(2)无排卵的手术治疗

①卵巢楔形切除术。行卵巢楔形切除术后,85%患者月经变规则,妊娠率为63%,多毛消退率为16%。

适应证:有适当的雌激素水平,用孕激素治疗后有撤药性阴道出血;药物治疗无效;无其他不孕原因,迫切要求生育者。

②经蝶窦显微手术。经蝶窦显微手术是神经外科的一种重要手术，手术范围小，避免开颅，不引起术后脑萎缩和损伤视神经。手术安全，瘢痕小，死亡率低，小于0.27%。

(3)黄体功能不足的治疗：请在医生指导下用氯米芬(克罗米酚)。

(4)输卵管阻塞的治疗：剖腹手术是输卵管阻塞的首选治疗。显微整形手术比在通常的肉眼观察下手术治疗效果为好。手术治疗适用于年龄在35岁以下的患者；确诊为输卵管结核者，一般不再做整形手术；双侧输卵管积水直径在3厘米以上者，术后即使管道通畅，受孕机会极小。

①非手术治疗。是输卵管通而不畅或部分阻塞的首选疗法。用于治疗输卵管阻塞所引起的不孕，输卵管内注射药物可使药物和输卵管病灶直接接触，并通过注射时产生的压力分离粘连，一般自月经净后3～5日开始，隔日1次或每周2次，每周期3～5次为1个疗程，2～3个疗程后休息1个月，以后再重复治疗。常用药液有：无菌生理盐水20毫升＋庆大霉素8万单位。

②手术治疗。

(5)宫腔粘连综合征不孕的治疗：治疗原则是分离粘连，防止创面的再次粘连；促进内膜的及早修复。

①宫腔镜分离粘连。宫腔镜下直视分离粘连后，有73%～92%患者月经恢复。

②药物促进内膜修复。促进子宫内膜修复常用雌激素。雌激素可以促进内膜生长，由于宫腔粘连综合征残留的基底层子宫内膜中所含雌激素受体少，雌激素必须长时间大量使

用，停药后等待撤药性阴道出血，而后再重复上述周期治疗。共用3～4个周期，以促进子宫内膜增生，覆盖创面。

(6)子宫肌瘤不孕的治疗

①药物治疗。米非司酮(RU-486)对子宫肌瘤有良好的治疗作用。

②手术治疗。一般术式为：经腹子宫肌瘤剔除术，宫腔镜下子宫肌瘤剔除术，腹腔镜下肌瘤剔除术，经阴道子宫肌瘤摘除。

(7)发育异常的处理

①子宫畸形。可在宫腔镜直视下做纵隔矫治手术。术后妊娠率可高达68%，获得活婴率可高达80%，分娩方式以于妊娠36周后做选择性剖宫产为宜，以防自发性子宫破裂。

②子宫发育不全。轻度子宫发育不全可予小剂量雌激素治疗，亦可用人工周期治疗3个周期或应用假孕治疗等，可促进子宫发育。

③外阴阴道发育畸形。处女膜闭锁切开术。

十一、小儿妇科疾病

（一）婴幼儿阴道炎

1. 婴幼儿阴道炎有哪些症状

婴幼儿阴道炎多发生在2～9岁的幼女，是女性婴幼儿的常见病。因阴道炎多伴有外阴炎，因此常统称为婴幼儿外阴阴道炎。

主要是外阴、阴道瘙痒，阴道分泌物增多。外阴、阴蒂、尿道口、阴道口黏膜充血、水肿。分泌物增多，甚至有脓性分泌物。大量分泌物刺激引起外阴痛痒，患儿哭闹、烦躁不安，甚至用手搔抓。通过手指及抓伤处，感染进一步扩散。部分可伴有尿急、尿频。急性期后可造成小阴唇粘连，粘连时上方或下方留有小孔，尿由小孔流出。

阴道异物：引起阴道分泌物特多，为血性、脓性，有臭味。

若蛲虫所致，外阴及肛门外有奇痒，阴道流出量多、稀薄的黄脓性分泌物。

2. 婴幼儿阴道炎由哪些原因引起

（1）外阴局部卫生不佳：患儿家长不注意患儿外阴清洁，

大便后处理不当,或用污染的纸擦抹肛门,使肠道细菌侵入阴道,引起阴道炎。

(2)异物塞入阴道:如花生仁、豆类、发夹、别针、小石头等塞入阴道,由于异物造成阴道上皮损伤,而发生继发性感染。

(3)蛲虫性外阴阴道炎:肠道蛲虫通过粪便传入阴道,引起炎症。粪便处理不当,通过人或物件等将蛲虫卵污染幼女外阴而引起炎症。

(4)继发性外阴、阴道炎:幼女在上呼吸道感染或泌尿道感染后,细菌通过灰尘直接传入阴道而引起感染。

(5)特异性阴道炎:滴虫或真菌性阴道炎在婴幼儿罕见。可能是由于婴幼儿的阴道 pH 值呈碱性,不适于真菌繁殖。滴虫是以糖原为食物,在此年龄的阴道糖原很少,故也不适于滴虫生长。嗜血性阴道炎在婴幼儿中极为少见。

3. 婴幼儿阴道炎需要做哪些检查

(1)检查外阴:用中、食二指轻轻分开大阴唇,仔细观察外阴、尿道及阴前庭等处。

(2)阴道窥镜检查:最好的检查器械是凯莱空气膀胱镜。也可用支气管镜或鼻镜作阴道窥器。较大的女孩可采用特制的小型阴道鸭嘴器。通过上述窥器,可以比较清楚地看到阴道及宫颈情况,检查阴道上皮及分泌物情况,有无异物,同时,用小棉棒取阴道分泌物做涂片用革兰染色,还可取分泌物做培养,并做药物敏感试验,如此便可确定病原菌。但婴幼儿做阴道窥镜检查要严格掌握适应证。

(3)直肠、腹部双合诊检查:用左手中指及食指分开双侧大阴唇,以右手食指(较小幼儿进入食指有困难时,也可用小指)伸入患儿肛门与腹部,另一手互相配合触摸阴道内有无异物、子宫大小及盆腔情况。直肠检查还可协助取阴道分泌物。方法是触及直肠的手指向前挤压阴道后壁,另一手拿已消毒的玻璃管,边挤压直肠边抽吸阴道分泌物。

4. 婴幼儿阴道炎应如何治疗

注意保持外阴清洁。外阴可用洁阴洗液坐浴。阴道内异物,必须尽快取出。小阴唇粘连,可用小弯钳沿着上边或下边小孔轻轻插入予以分离,这种分离手术容易进行,不需要麻醉。阴道用0.5%~1%乳酸溶液,通过插入阴道的橡皮导尿管灌洗阴道,并可通过导尿管注入磺胺或抗生素乳剂,每日1次,5~7日为1个疗程。局部使用雌激素软膏,可促进炎症消退,先用女性护理液洗净外阴,再应用含0.1毫克己烯雌酚软膏,以小棉棒涂于阴道深处,每日1次,共2周,以后每3~4日一次,共治疗4~6周。用药时间过久,可引起第二性征发育。婴幼儿蛲虫性阴道炎的治疗,可用恩波吡维铵(扑蛲灵),晚上一次服用;如有复发,可隔2~3周再服一次。该药毒性低,少数患儿服后可有恶心、呕吐、腹痛、腹泻。此药能使粪便染成红色,可染污衣服。

5. 中医学是如何诊治婴幼儿阴道炎的

婴幼儿阴道炎属中医"阴痒"范畴。有虚实之分,小儿多实证,虚证少见。实则清热利湿,解毒杀虫;虚者补肝肾,养气血。《医宗金鉴·妇科心法要诀》:“妇人阴痒,多因湿热生虫,甚则肢体倦怠,小便淋沥,宜服逍遥散、龙胆泻肝汤。”阴痒者局部痒痛,在内治的同时,应重视局部治疗护理,采用外阴熏洗等法,有益于早日康复。《外科正宗·杂疮毒门》:“一妇人肝经风湿下流阴器,浮肿痒甚,致抓出血不痛。以消风散加苦参、胆草、泽泻、木通、山栀,外以蛇床子汤熏洗,搽擦银杏散,十余日痒止肿消而愈。”

治疗上中医一般采取中药坐浴的方式。因中药坐浴无痛苦,所以根据症状辨证选用适当中药进行熏洗是较受欢迎的疗法之一。但是对于症状较重的患者还应内外同治,以达到良好效果。常用中药有:蛇床子 15 克,百部 30 克,苦参 30 克,地肤子 15 克,蜀羊泉 30 克,白鲜皮 30 克,首乌藤 30 克,土茯苓 30 克,黄柏 20 克,荆芥(或薄荷)20 克(后下)。亦可选用市售洁尔阴等中药制剂。

6. 婴幼儿阴道炎如何预防

(1)注意保持婴幼儿的外阴清洁和干燥,每天除洗澡外,还要用温开水清洗外阴 1～2 次,夏天炎热季节,更应勤洗和勤换内衣裤,清洗外阴后洒些爽身粉。

(2)幼儿不要穿开裆裤。

(3)托儿所、幼儿园都应加强预防,保育人员应当定期检查,发现患者立即隔离,以免交叉感染。

(二)儿童性早熟

1. 如何定义儿童性早熟

性早熟是儿科内分泌系统的常见发育异常,是指女童在8岁前,男童在9岁前呈现第二性征发育的异常性疾病。中枢性性早熟(CPP)是缘于下丘脑提前增加了促性腺激素释放激素(GnRH)的分泌和释放量,提前激活性腺轴功能,导致性腺发育和分泌性激素,使内、外生殖器发育和第二性征呈现。CPP又称为GnRH依赖性性早熟,其过程呈进行性发展,直至生殖系统发育成熟。

2. 儿童性早熟由哪些因素引起

(1)中枢神经系统器质性病变。

(2)外周性性早熟转化而来。

(3)特发性CPP(ICPP)无器质性病变。女性患儿80%~90%为ICPP;男性患儿则相反,80%以上是器质性的。据推测,这部分性早熟病儿与环境内分泌干扰物的刺激有很大关系。

3. 儿童性早熟有哪些临床表现

女性表现有乳房发育、小阴唇变大、阴道黏膜细胞的雌激素依赖性改变,子宫、卵巢增大,阴毛出现,月经初潮。男性表现为睾丸和阴茎增大，阴毛出现，肌肉发达，声音变粗。男女性均有生长加速，骨成熟加速，最终可导致终身高低于靶身高。在伴有颅内肿瘤等中枢神经系统病变时，可有头痛、呕吐、视力改变或其他神经系统症状、体征。

4. 如何诊断儿童性早熟

应首先确定是否为 GnRH 依赖性性早熟。

(1)第二性征提前出现。女童 8 岁前，男童 9 岁前。

(2)血清促性腺激素水平升高达青春期水平。

①促性腺激素基础值。如果第二性征已达青春中期程度时，血清促黄体生成素(LH)基础值可作为初筛，如＞5.0 单位/升，即可确定其性腺轴已发动，不必再进行 GnRH 激发试验。

②GnRH 激发试验。本试验对性腺轴功能已启动而促性腺激素基础值不升高者是重要的诊断手段，GnRH 可使促性腺激素分泌释放增加，其激发峰值即可作为诊断依据。

诊断 CPP 的 LH 激发峰值的切割值：LH 峰值＞5.0 单位/升、LH 峰/FSH 峰＞0.6，可诊断为 CPP；如 LH 峰/FSH 峰＞0.3，但＜0.6 时，应结合临床密切随访，必要时重复试验，以免漏诊。

(3)性腺增大。女童在 B 超下见卵巢容积＞1 毫升，并可见多个直径＞4 毫米的卵泡；男童睾丸容积≥4 毫升，并随病程延长呈进行性增大。

(4)身高线性生长加速。

(5)骨龄超越年龄 1 年或 1 年以上。

(6)血清性激素水平升高至青春期水平。

以上诊断依据中,(1)(2)(3)条是最重要而且是必有的。但是如就诊时的病程很短,则 GnRH 激发值可能与青春前期值相重叠,达不到以上的诊断切割值;卵巢大小亦然。对此类患儿应随访其副性征进展和线性生长加速情况,必要时应复查以上检测。女性患儿的青春期线性生长加速一般在乳房发育开始后 6~12 个月出现,持续 1~2 年;但也有较迟者,甚至有 5%左右患儿在初潮前 1 年或初潮当年始呈现。男童生长加速发生在睾丸容积 8~10 毫升时或变声前一年,持续时间比女童长。骨龄提前只说明性激素水平增高已有一段时间,并非是诊断 CPP 的特异性指标,病程短和发育进程慢的患儿可能骨龄超前不明显,而外周性性早熟亦可能有骨龄提前;性激素水平升高不能分辨中枢和外周性性早熟。综上,CPP 的诊断是综合的,核心问题是必须符合为 GnRH 依赖性,临床随访性征发育呈进行性有重要意义。

须注意收集与 CPP 病因有关的病史,如感染、中枢神经系统病变等相关症状;对所有确诊为 CPP 的患儿应排除肿瘤,需做头颅鞍区的 MRI 检查。MRI 对下丘脑和垂体器质病变的分辨度优于 CT。

5. 儿童性早熟需要与哪些疾病相鉴别

虽然 GnRH 激发试验能大体上鉴别中枢性性早熟和外周性性早熟,但应鉴别以下情况。

(1)单纯性乳房早发育:即部分中枢性性早熟(PICPP),GnRH 激发后 FSH 明显升高(正常青春前期女童激发后也会升高)，但 LH 升高不明显，且 FSH/LH>1。但值得注意的是，在无任何临床先兆表现的情况下，PICPP 会转化为 CPP。因此，诊断 PICPP 后需定期随访，尤其是对乳房反复增大或持续不退者，必要时重复激发试验。

(2)由非中枢性性早熟转化而来的 CPP：如先天性肾上腺皮质增生症、McCune-Albright 综合征等，必须在治疗原发疾病过程中注意监测 CPP 的发生。

(3)先天性甲状腺功能减低症伴发的性早熟：是性早熟的特殊类型，早期患儿的血 LH 基础值升高，但在 GnRH 激发后不升高，病程较长后才转化为真正的 CPP。身材矮小是其重要特征。

6. 儿童性早熟如何用药物治疗

药物治疗 CPP 的目的是以改善患儿的成年期身高为核心，还应注意防止早熟和早初潮带来的心理问题。一般应用促性腺激素释放激素(GnRH)类似物(GnRHa)治疗 CPP。国内目前可供应儿童用的缓释型 GnRHa 制剂有曲普瑞林和醋酸亮丙瑞林。

GnRHa 能有效抑制 LH 分泌，使性腺暂停发育、性激素分泌回至青春前期状态，从而延缓骨骺的增长和融合，尽可能达到延长生长年限、改善最终成年期身高的目的。

(1)GnRHa 的应用指征：为达到改善成年期终身高的目的，适用指征为生长潜能明显受损和同时还有剩余生长潜能的患儿，即骨龄明显超前而骺端尚未开始融合者，具体建议如下：①骨龄≥年龄 2 岁；女童≤11.5 岁，男童≤12.5 岁。

②预测成年期身高女童＜150厘米，男童年龄＞1，骨龄/身高年龄＞1，或以骨龄判断的身高SDS年龄增长＞1。

(2)GnRHa慎用的指征：改善成年身高的疗效差，有以下情况时应酌情慎用：①开始治疗时骨龄女童＞11.5岁，男童＞12.5岁。②遗传靶身高低于正常参考值2个标准差者，应考虑其他导致矮身材原因。

(3)GnRHa不宜应用的指征：有以下情况者单独应用GnRHa治疗对改善成年期身高效果不显著：①骨龄女童≥12.5岁，男童≥13.5岁。②女童初潮后或男童遗精后1年。

(4)不需应用的指征：①性成熟进程缓慢（骨龄进展不超越年龄进展）者对成年期身高影响不大时，不需要治疗。②骨龄虽提前，但身高生长速度快，使身高年龄大于骨龄，预测成年期身高不受损。然而，由于青春成熟进程是动态的，对每个个体的判断也应是动态的，一旦CPP诊断确立，对初评认为暂时不需治疗者均需定期复查其身高和骨龄变化，定期再评估治疗的必要性，按需制定治疗方案。

(5)GnRHa应用方法

①剂量。首剂80～100微克/千克，2周后加强1次，以后每4周1次（不超过5周），剂量为60～80微克/千克。剂量需个体化，根据性腺轴功能抑制情况（包括性征、性激素水平和骨龄进展），抑制差者可参照首剂量。为确切了解骨龄进展的情况，临床医师应亲自对治疗前后的骨龄进行评定和对比，不宜仅凭放射科的报告作出判断。

②治疗中的监测。在治疗过程中，每2～3个月检查第二性征及测量身高；首剂3个月末复查GnRH激发试验，如

LH 激发值在青春前期值则表示剂量合适。此后，对女童只需定期复查基础血清雌二醇(E_2)浓度或阴道涂片(成熟指数)；男童则复查血清睾酮基础水平以判断性腺轴功能的抑制状况。每 6～12 个月复查骨龄 1 次，女童同时复查子宫、卵巢 B 超。

③疗程。为改善成年期身高，GnRHa 的疗程一般至少需要 2 年，女童在骨龄 12.0～12.5 岁时宜停止治疗，此时如延长疗程常难以继续改善成年期身高。对年龄较小即开始治疗者，如其年龄已追赶上骨龄，且骨龄已达正常青春期启动年龄(≥8 岁)，预测身高可达到遗传靶身高时可以停药，使其性腺轴功能重新启动，应定期追踪。

(6)停药后的监测：治疗结束后应每半年复查身高、体重和副性征恢复及性腺轴功能恢复状况。女童一般在停止治疗后 2 年内呈现初潮。

(7)GnRHa 治疗中生长减速的处理：GnRHa 治疗头半年的生长速度与治疗前对比改变不明显，半年后一般回落至青春前期的生长速率(5 厘米/年左右)，部分患儿在治疗 1～2 年后生长速度＜4 厘米/年，此时 GnRHa 继续治疗将难以改善其成年期身高，尤其是骨龄已≥12.0 岁(女)或 13.5 岁(男)时。减少 GnRHa 治疗剂量并不能使生长改善，反会有加速骨龄增长的风险。近年来，国际上多采用 GnRHa 和基因重组人生长激素(rhGH)联用以克服生长减速，但应注意的是，对骨龄≥13.5 岁(女)或 15 岁(男)的患儿，因骨生长板的生长潜能已耗竭，即使加用 rhGH，生长改善亦常不显著。使用 rhGH 应严格遵循应用指征，一般仅在患儿的预测成年期身高不能达到其靶身高时使用;GH 宜采用药理治疗量[0.15～0.20 单位/(千克·日)],应用过程中需密切监测不良反应(rhGH 应用的禁忌证及治疗中的不良反应监测同其他生长迟缓疾病)。

7. 儿童性早熟如何针对病因治疗

对于非特发性 CPP,应强调同时进行病因治疗(如鞍区肿瘤的手术治疗,对先天性肾上腺皮质增生症合并 CPP 者应同时给予激素等治疗)。但是,下丘脑错构瘤和蛛网膜囊肿患儿,如无颅压升高表现则暂缓手术,仅按 ICPP 处理。

综上所述,性早熟是多病因的性发育异常,病因的鉴别至关重要。确定 GnRH 依赖性性早熟后应排除中枢器质病变,尤其是对男童和 6 岁以下发病者(两性)。特发性 CPP 可考虑首选 GnRHa 治疗,但需合理掌握应用指征,治疗中应监测、判断、掌握生长/成熟的平衡,才能达到改善成年身高的目的。治疗过程中还应该注意尽量避免有雌激素作用的物质的接触,清淡饮食,多运动,避免肥胖等。

8. 中医学是如何认识幼儿性早熟的

中医学无“性早熟”这一病名,根据临床症状,本病散见于中医学“小儿阳亢”“小儿相火旺”“乳疬”“月经先期”等论述中。本病近年来发病率呈逐渐上升趋势。特发性真性性早熟以女孩多见,女孩发病率为男孩发病率的 4～5 倍。性早熟可使患儿产生自卑、恐惧和不安等不良心理,也可影响患儿的体格发育,使其成年后身高较一般人矮。因此,本病已越来越受到社会的重视。

中医药治疗多用滋阴降火等法，疗效确切，能够改善激素水平，延缓第二性征发育，且安全性高。

性早熟的论治以补其不足、泻其有余为原则。虚者补其不足，清其虚火，调节阴阳；实者清泻其火；虚实夹杂者攻补兼施、标本兼顾。临床常用治法有：①滋补肾阴，清泻相火，为肾阴不足，相火偏亢而设，此法重在滋阴降火，“壮水之主，以制阳光”。蔡德培研究发现，益肾填精中药可调节下丘脑-垂体-性腺轴的功能。②清热利湿，疏肝泻火，为肝经湿热而设，此法重在清泻肝经湿热。③疏肝解郁，理气散结，为肝郁气滞而设。

9. 哪些中成药可以治疗性早熟

(1)逍遥丸与左归丸：同服，每次各 3～6 克，每日 2 次。功能为疏肝理气，滋补肾阴，用于乳房发育提早，胀痛明显者。

(2)知柏地黄丸：每次 3～6 克，每日 2 次。功能为滋阴降火，用于肾阴不足，相火偏旺证。

(3)大补阴丸：每次 3～6 克，每日 2 次。功能为滋阴降火，用于肾阴亏虚者。

(4)龙胆泻肝丸：每次 3～6 克，每日 2 次。功能为清肝胆湿热，用于肝经湿热，带下较多者。

10. 哪些单方验方可以治疗性早熟

(1)薅田藨合剂。薅田藨、荔枝草、甜菜子、卤地菊各 30

克，泽兰、蒲公英、白背叶、赤地利各15克，丹参、香附各9克，炙甘草5克。以水1 000毫升，水煎45～60分钟，取汁400毫升，分早、晚饭后服用，每日1剂。用于女孩性早熟属肝经湿热，肝气郁结，气血失调者。

(2)柴胡、黄柏、栀子、生地黄、牡丹皮、知母、泽泻各9克，萆薢12克，青皮6克，薄荷3克。以水1 000毫升，水煎45～60分钟，取汁400毫升，分早、晚饭后服用，每日1剂。用于乳房发育提前、胀痛者。

(3)知母、生地黄、茯苓、牡丹皮、泽泻、炙龟甲、夏枯草各9克，黄柏、生甘草各6克。以水1 000毫升，水煎45～60分钟，取汁400毫升，分早、晚饭后服用，每日1剂。用于相火偏旺者。

11. 如何预防儿童性早熟

(1)家长应注意少给孩子吃鸡肉、牛肉、羊肉、蚕蛹等食物；不要盲目服用蜂王浆、花粉制品、鸡胚等补品；妥善存放避孕药物、丰乳美容品等，以免孩子误服或接触。

(2)家长应该懂得基本的医学常识，了解患儿的症状表现，早期发现，及时就医，以免留下后遗症，如身材矮小等。教育患儿要正确认识自己的疾病，解除其思想顾虑，做好精神安慰，使患儿懂得保护自己。家长也要注意保护患儿，避免其遭受凌辱，产生身心的创伤。